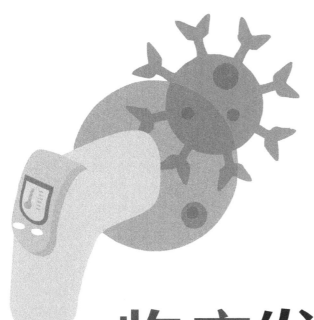

LINCHUANG
FAREXING
JIBING
GAISHU
JI
DIANXING
BINGLI

临床发热性疾病概述及典型病例

姚运海　龙现明　刘　晓　主编

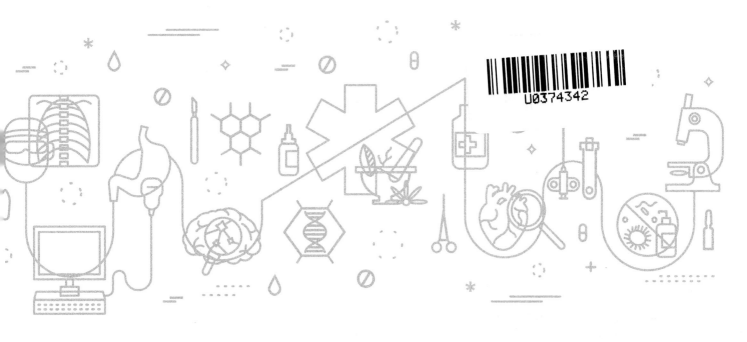

苏州大学出版社
Soochow University Press

图书在版编目(CIP)数据

临床发热性疾病概述及典型病例/姚运海,龙现明,刘晓主编. --苏州:苏州大学出版社,2024.12.
ISBN 978-7-5672-5150-2

Ⅰ.R441.3

中国国家版本馆CIP数据核字第20253BX162号

书　　名:	临床发热性疾病概述及典型病例
主　　编:	姚运海　龙现明　刘　晓
责任编辑:	王晓磊
助理编辑:	王明晖
装帧设计:	吴　钰

出版发行: 苏州大学出版社(Soochow University Press)
社　　址: 苏州市十梓街1号　邮编:215006
印　　装: 苏州文星印刷有限公司
网　　址: www.sudapress.com
邮　　箱: sdcbs@suda.edu.cn
邮购热线: 0512-67480030
销售热线: 0512-67481020

开　　本: 890 mm×1 240 mm　1/16　印张:14.75　字数:478千
版　　次: 2024年12月第1版
印　　次: 2024年12月第1次印刷
书　　号: ISBN 978-7-5672-5150-2
定　　价: 55.00元

凡购本社图书发现印装错误,请与本社联系调换。服务热线:0512-67481020

编写组

主　　编：姚运海　龙现明　刘　晓
副 主 编：曲孝龙　刘玉平
编写人员：姚运海　苏州大学附属第一医院感染科
　　　　　龙现明　苏州大学附属第一医院风湿免疫科
　　　　　刘　晓　苏州大学附属第一医院烧伤整形科
　　　　　曲孝龙　上海交通大学医学院附属仁济医院心内科
　　　　　刘玉平　上海市浦东新区公利医院营养科
　　　　　王诗轩　南昌大学第一附属医院血液病诊治中心
　　　　　李雨薇　中国科学技术大学附属第一医院风湿免疫科
　　　　　马智萍　苏州大学附属第一医院感染科
编写秘书：龚　艳　南京医科大学附属苏州医院康复医学中心
　　　　　郭祉良　苏州大学附属第一医院风湿免疫科
　　　　　顾皓楠　苏州大学附属第一医院风湿免疫科

主编简介

姚运海 苏州大学附属第一医院感染科副主任医师,硕士研究生导师。中西医结合专家志愿者委员会肝病科专业组委员,苏州医学会感染病学分会委员,苏州医学会肿瘤学分会靶向免疫学组委员。2018年中华医学会肝病学会青年肝病知识大赛冠军,2018及2019年度苏州大学附属第一医院"白求恩先进个人"。主持江苏省预防医学会血地寄防科研基金1项,肝病学科及感染病学科研基金7项,2023年度苏州大学附属第一医院参政议政课题。以第一作者和通讯作者发表中文核心期刊论文8篇,SCI论文3篇,参编著作2本。擅长慢性乙型肝炎、疑难肝病、脂肪肝、其他病毒性肝炎、自身免疫性肝病、肝硬化、肝癌等各种急慢性肝病及临床疑难重症感染性疾病的诊治。

龙现明 苏州大学附属第一医院风湿免疫科副主任医师,医学博士,硕士研究生导师。中国医药教育协会骨质疾病专业委员会委员,江苏省免疫学会自身免疫专业委员会委员,苏州市医学会风湿病学分会青年委员。长期从事风湿病的临床、教学、科研工作,擅长类风湿关节炎、强直性脊柱炎、系统性红斑狼疮、银屑病关节炎、白塞病等风湿病的诊治,以及风湿病引起的重要脏器受累和并发症如风湿病继发性噬血细胞综合征、强直性脊柱炎合并主动脉病变、类风湿关节炎继发肺间质病变、结缔组织病合并血小板减少、结缔组织病合并皮肤结核等疾病的诊治,此外对不明原因关节痛、水肿、发热等疑难罕见疾病的诊治有较深入的研究。主持国家自然科学基金1项,苏州市科教兴卫基金1项,苏州大学附属第一医院博习临床研究课题1项,参与国家级及省、市级课题多项。参编著作1部,发表论文20余篇(其中SCI论文7篇,中华核心期刊论文7篇),获国家实用新型专利2项。

刘晓 苏州大学附属第一医院烧伤整形科主治医师,医学博士。中华医学会整形分会创面修复学组委员。毕业于中南大学湘雅医学院,长期工作在临床一线,擅长复杂瘢痕治疗、皮肤肿瘤与黑痣治疗、伤口创面及糖尿病足修复重建、头面部微创整形及注射美容、烧烫伤与外伤综合治疗等。在国内及国际权威期刊发表多篇论文,主持或参与多项国家级及省、市级课题,参编多部专著。

序

发热性疾病是临床医生最常遇见的一类疾病,临床表现形式千变万化,考验临床医生能否根据病史及相关检查迅速地找出病因,做出正确的诊断,并进行针对性治疗,尤其对于不明原因发热的疑难病例,如不能明确发热的原因,往往造成患者病情迁延,反复发热,极大地影响患者的预后。

不明原因发热的诊断需要临床医生具备扎实的临床知识和技能,同时也需要多学科、跨专业医生的合作参与。为此,我们组织了感染科、风湿免疫科、烧伤科、心血管内科、血液内科等科室的一线临床医生共同编写本书,针对成人发热疾病,编者先进行疾病诊疗等基础知识的概述,再通过典型病例展开论述。本书的亮点在于对其中的疑难少见病例进行了抽丝剥茧般的分析,层层递进,犹如警察探案一般,最终明确发热的病因,这也体现了医生在疑难病例的诊治过程中缜密的思维和环环相扣的逻辑。

感谢各位编者在繁忙的临床工作之余投入了大量的时间和精力完成本书。尽管我们反复修改完善,但由于编写比较匆忙,难免有疏漏或不足,敬请读者批评指正。

姚运海　龙现明　刘　晓

2024 年 5 月

目 录
Contents

第一章　感染性疾病引起发热及典型病例 ... 1
第一节　非结核分枝杆菌感染 ... 1
第二节　终末期肝病与感染 ... 11
第三节　脊柱感染 ... 20
第四节　糖尿病合并肝脓肿 ... 35
第五节　发热伴血小板减少综合征 ... 45
第六节　噬血细胞综合征 ... 58

第二章　风湿性疾病引起发热及典型病例 ... 67
第一节　皮肌炎 ... 67
第二节　复发性多软骨炎 ... 77
第三节　抗中性粒细胞胞质抗体相关血管炎 ... 82
第四节　反应性关节炎 ... 87
第五节　类风湿关节炎 ... 92
第六节　成人斯蒂尔病 ... 99
第七节　原发性干燥综合征 ... 107
第八节　强直性脊柱炎 ... 116
第九节　大动脉炎 ... 125
第十节　系统性红斑狼疮 ... 134

第三章　心血管系统疾病引起发热及典型病例 ... 145
第一节　风湿热及风湿性心脏病 ... 145
第二节　新型冠状病毒感染相关心肌炎 ... 155
第三节　成人感染性心内膜炎 ... 160
第四节　心脏黏液瘤 ... 174
第五节　川崎病 ... 181

第四章 烧伤科疾病引起发热及典型病例 191

第一节 烧伤 191

第二节 褥疮 202

第三节 坏死性筋膜炎 208

第四节 糖尿病足 219

第一章 感染性疾病引起发热及典型病例

第一节 非结核分枝杆菌感染

一、非结核分枝杆菌概述

非结核分枝杆菌（non-tuberculous mycobacteria，NTM）是指除结核分枝杆菌复合群[包括结核分枝杆菌（mycobacterium tuberculosis，MTB）、牛分枝杆菌、非洲分枝杆菌、田鼠分枝杆菌]和麻风分枝杆菌以外的一大类分枝杆菌的总称，已发现超过190种物种和14个亚种，其中有一些对人致病。NTM感染是指感染了NTM但未发病，NTM病是指感染了NTM并引起相关组织、脏器的病变。近年来，NTM引起的相关疾病发病率呈上升趋势，研究表明亚洲人群年发病率已增长到约39.6例/10万人，并且仍以每年19例/10万人的速度增长。但因其临床特点缺乏特异性，常与结核病混淆，易出现漏诊、误诊，现已成为威胁人类生命安全的一类隐形杀手。

NTM广泛存在于自然界，如土壤、水、灰尘等中。在适宜的条件下，NTM可生长繁殖并导致疾病的发生。某些NTM如鸟分枝杆菌复合群（mycobacterium avium complex，MAC）、蟾蜍分枝杆菌、偶然分枝杆菌和龟分枝杆菌对消毒剂及重金属的耐受性良好，使其可生存于饮水系统中，其中大部分是腐物寄生菌。NTM病在潮热地带多见，病理改变可表现为肉芽肿及干酪样坏死。由于NTM与MTB的菌体成分和抗原有共同性，但NTM的毒力较MTB弱，所以NTM病的病理所见与结核病很难鉴别，区别在于NTM病的干酪样坏死较少，机体组织反应较弱。细菌学检查及菌种鉴定是NTM病确诊的"金标准"，痰或支气管肺泡灌洗液、坏死组织及分泌物培养为最常见的检查方法。NTM的感染途径主要是通过呼吸道吸入，但皮肤接触、饮用被污染的水也可能导致感染。NTM差异性很大，有很少引起人类疾病的戈登分枝杆菌，也有通常被视为致病菌的堪萨斯分枝杆菌，还有的NTM需要长期多次重复病原学检查并结合临床及影像学检查方可确定其是否引起疾病，更为重要的是有些NTM并不需要治疗。

NTM可引起人体多个组织和器官的病变，包括肺部、淋巴结、皮肤、骨骼等。多数NTM感染者症状较轻，表现为慢性咳嗽、咳痰、发热、乏力等，但部分患者病情较重，可出现呼吸衰竭、皮肤溃烂等严重并发症。NTM病的诊断和治疗与结核病类似，需要进行细菌培养、药物敏感试验等检查，并根据结果选择合适的抗菌药物治疗。由于NTM的种类繁多，且不同菌种的耐药性不同，因此治疗方案需要根据具体病情制订。虽然与MTB同为分枝杆菌属，但NTM菌株对大多数一线抗结核药品具有高度耐药性，导致NTM病治疗效果差，治疗困难和相关药物的研发十分匮乏且进展缓慢是其特点。预防NTM感染的主要措施是加强卫生管理，避免接触被污染的环境和物品，以及提高自身免疫力。对于高危人群，如患有免疫系统疾病、长期使用激素等药物的人群，应定期进行NTM感染的筛查。如果出现NTM感染的症状，应及时就医并接受治疗，避免病情进一步加重。同时，患者应遵循医生的建议，按时服药，定期复查，以便及时调整治疗方案。

二、临床表现

NTM 病的临床表现因感染部位和菌种不同而有所差异。NTM 病具有与结核病临床表现相似的全身中毒症状和局部损害表现,主要侵犯肺,在无菌种鉴定结果的情况下,可长期被误诊为结核病。根据《非结核分枝杆菌病诊断及治疗专家共识》,NTM 病常见的临床表现主要有以下 4 类。

(1) NTM 肺病:NTM 病中以 NTM 肺病最为常见,近年来引起肺部病变的主要菌种有 MAC、脓肿分枝杆菌、偶然分枝杆菌。女性患病率明显高于男性,老年患者居多,尤其以绝经期妇女患者最为常见。大多数患者肺部已有基础病如慢性阻塞性肺疾病、支气管扩张症、囊性纤维化、肺尘埃沉着症、肺结核病及肺泡蛋白沉着症等。NTM 肺病的临床症状和体征与肺结核病相似,全身中毒症状等比肺结核病轻。其临床表现差异很大,有的由体检发现,发现时并无症状;有的已进展到肺空洞,情况严重。多数发病缓慢,常表现为慢性肺部疾病的恶化,亦可急性起病。可有咳嗽、咳痰、咯血、胸痛、气急、盗汗、低热、乏力、消瘦、萎靡不振等症状。胸片显示炎性病灶及单发或多发薄壁空洞,纤维硬结灶、球形病变及胸膜渗出相对少见。病变多累及肺上叶尖段和前段。胸部 CT 尤其是高分辨 CT 可清楚显示 NTM 肺病的肺部病灶情况,可表现为结节影、斑片及小斑片样实变影、空洞尤其是薄壁空洞影、支气管扩张影、树芽征、磨玻璃影、线状及纤维条索影、胸膜肥厚粘连等,且通常以多种形态病变混杂存在。

(2) NTM 淋巴结病:NTM 淋巴结病多见于儿童,是儿童最常见的 NTM 病。近年来,NTM 淋巴结病也呈增多趋势。引起 NTM 淋巴结病的主要菌种有 MAC、嗜血分枝杆菌。该病的发病率在一些国家和地区已远远超过结核性淋巴结炎。儿童 NTM 淋巴结病以 1~5 岁患儿最多见,10 岁以上患儿少见,男女比为 1∶1.3~1∶2.0。最常累及的部位是上颈部和下颌下淋巴结,耳部、腹股沟、腋下淋巴结也可受累。单侧累及多见,双侧少见。大多无全身症状及体征,仅有局部淋巴结受累的表现,无或有轻度压痛,可迅速软化、破溃并形成慢性窦道。

(3) NTM 皮肤病:NTM 可引起皮肤及皮下软组织病变。引起皮肤病变的主要菌种有偶然分枝杆菌、脓肿分枝杆菌、龟分枝杆菌、海分枝杆菌、溃疡分枝杆菌。局部脓肿多由偶然分枝杆菌、脓肿分枝杆菌、龟分枝杆菌引起,往往发生在针刺伤口、开放性伤口或骨折处,易迁延不愈。医院内皮肤软组织 NTM 病也常由这 3 种快速生长分枝杆菌引起。

(4) 播散性 NTM 病:播散性 NTM 病主要见于免疫受损患者,是一种新发传染性疾病,最常见于人类免疫缺陷病毒(human immunodeficiency virus, HIV)感染的个体。引起播散性病变的主要菌种有 MAC、堪萨斯分枝杆菌、脓肿分枝杆菌、嗜血分枝杆菌、瘰疬分枝杆菌、戈尔登分枝杆菌,可表现为播散性淋巴结病、骨病、肝病、胃肠道疾病、心内膜炎、心包炎及脑膜炎等。其临床表现多种多样,不易与其他感染区别,最常见症状为发热(不明原因的,持续性或间歇性),多有进行性体重减轻、夜间盗汗。需要注意的是,NTM 感染的临床表现可能与 MTB 感染相似,但其病情进展相对较慢,症状可能较为轻微。对于疑似 NTM 感染的患者,应及时进行相关检查和诊断,以明确病因并制订相应的治疗方案。

三、实验室检查

实验室检查包括以下几种方法。

1. 细菌培养

这是诊断 NTM 感染的"金标准"。通过采集痰液、血液、组织等标本进行细菌培养,检查是否可以培养出 NTM,并进行菌种鉴定。

2. 分子生物学检测

实时荧光聚合酶链反应(real-time fluorescence polymerase chain reaction, RT-PCR)、DNA 测序、基因芯片技术(gene chip technology, GCT)等分子诊断方法克服了传统检测方法的缺点,检测迅速,提高了菌种鉴定的准确性。《肺结核诊断》(WS 288—2017)已将分枝杆菌核酸检测纳入结核病病原学检查范畴。中国防痨协会发布的《非结核分枝杆菌病诊断》将基于同源或序列比较的分子生物学方法作为目前鉴定分枝杆菌菌种的"金标准"。

3. 组织病理学检查

对于疑似 NTM 感染的组织样本,可以进行病理学检查,观察是否存在炎症反应和肉芽肿形成等特征性改变。

4. 药敏试验

对于培养出的 NTM,可以进行药敏试验,以确定哪种抗生素对其最有效,为治疗提供依据。

5. 血清学检查

部分 NTM 感染可以引起血清抗体的产生,可以通过检测血清中的特异性抗体来辅助诊断。需要注意的是,NTM 的血清学检查方法需要专业的实验室设备和技术,通常由医疗机构的微生物实验室或专业的检测机构进行。

6. 影像学检查

(1) NTM 肺病影像学表现特点:① 以肺上叶尖段和前段、右肺中叶、左肺舌叶为主;② 结节影、斑片及小斑片样实变影、空洞影、支气管扩张影、树芽征、磨玻璃影、线状及纤维条索影、肺气肿、肺体积缩小等多形态并存;③ 胸膜肥厚粘连、心包受累、纵隔淋巴结肿大少见;④ 空洞影以多发、薄壁空洞为多见;⑤ 结节影以小叶中心小结节为主;⑥ 支气管扩张可呈柱状及囊状,呈多发性、多灶性,以右肺中叶、左肺舌叶为多见;⑦ 树芽征边缘模糊,可伴有磨玻璃影、线样阴影,以肺下叶为主;⑧ NTM 肺病的典型影像学表现为小叶中心结节影与支气管扩张影混合存在。

(2) 肺外 NTM 病影像学表现特点:① 淋巴结受累,包括颈部、纵隔、腋窝及腹股沟等部位,CT 显示淋巴结肿大,早期密度均匀,增强后呈结节状强化,可伴有脓肿,此时表现为脓肿边缘环形强化,其内可见分隔,中央密度降低,与淋巴结结核相似。② 脑部受累,形成脓肿,MRI 可表现为脑内多发结节影,大小不等,边缘较为清楚,增强 MRI 可见边缘环形强化,中央密度降低或明显降低,与脑内结核相似。③ 累及肝脏和脾脏,腹部 CT 早期表现为肝脾肿大,腹腔淋巴结轻度肿大,多呈均匀软组织密度,中央密度降低少见,增强后可无环形强化;当形成肝、脾脓肿时,CT、MRI 可表现为肝、脾内多发大小不等的结节影,增强 MRI 可见边缘环形强化,中央密度降低或明显降低。

7. 新技术

(1) 聚合酶链反应(polymerase chain reaction, PCR):包括 RT-PCR 和巢式 PCR(nested PCR, N-PCR),是检测分枝杆菌的有效且简便方法,仅需 3~5 h,较抗酸杆菌培养有更高的特异度和灵敏度。

(2) 多重聚合酶链反应(multiple polymerase chain reaction, mPCR):mPCR 是在 RT-PCR 基础上发展的简单快速且可靠的鉴定技术,其原理为在同一 PCR 反应体系中加入多种 DNA 序列的特异性引物进行 PCR 扩增,可同时检测多种病原体,提高检测效率。

(3) PCR 反向斑点杂交法(PCR-based reverse blot hybridization assay, PCR-REBA):该方法不仅检测快速、灵敏度高、特异度高,还弥补了限制性核酸内切酶分析法混合带型复杂而不能鉴定 NTM 菌种的局限性。

(4) 病原微生物宏基因组学第二代测序技术(metagenomics next-generation sequencing, mNGS):mNGS 具有检测快、准确性高、覆盖面广等特征。mNGS 通过检测临床样本中的全部核酸片段,经生物信息学分析鉴定样本中核酸的种类,从而获得病原体的序列数、覆盖度等定量数据,完成病原菌的鉴定及分型。mNGS 无须培养,无须特异引物,灵敏度高,且利于发现新的病原体。

8. NTM 菌群鉴定

(1) 临床上有意义的 NTM 分离株应该常规鉴定到菌种水平。MAC 是一个重要的特例,因为目前对鸟分枝杆菌和胞内分枝杆菌的鉴别没有临床意义,但这种鉴别在流行病学上和在将来的治疗上可能是重要的。

(2) 快速生长分枝杆菌(偶然分枝杆菌、脓肿分枝杆菌和龟分枝杆菌)应鉴定到菌种水平。使用公认的、可接受的方法,如限制性核酸内切酶分析法或生化检测法,不能只用高效液相色谱法。

（3）用于快速生长分枝杆菌敏感性测定的8种药物，包括阿米卡星、头孢西汀、克拉霉素、环丙沙星、多西环素、利奈唑胺、磺胺甲噁唑和妥布霉素，也可用于偶然分枝杆菌、脓肿分枝杆菌和龟分枝杆菌的鉴定。

（4）mNGS检测的灵敏度较高，可直接鉴定至菌种水平，但特异度较低，应重点提高检测特异度，以更好地服务于临床工作，对快速诊断NTM病提供较好的帮助。

（5）临床医生和实验室人员之间的交流有助于NTM分离株鉴定分析。

9. NTM的抗微生物药物敏感性测定

（1）对于新的、以前未治疗的MAC分离株，推荐行克拉霉素敏感性试验。因为克拉霉素和阿奇霉素有交叉的耐药性和敏感性，推荐将克拉霉素作为更新的大环内酯类检测药物。

（2）对于来自大环内酯类药物治疗或预防方案失败患者的MAC分离株，推荐行克拉霉素敏感性试验。

（3）对于以前未治疗的堪萨斯分枝杆菌，推荐行利福平敏感性试验，研究显示对利福平敏感的堪萨斯分枝杆菌分离株也会对利福布汀敏感。

（4）对利福平耐药的堪萨斯分枝杆菌，应行二线药物敏感性试验，试验药物包括利福布汀、乙胺丁醇、异烟肼、克拉霉素、氟喹诺酮、阿米卡星和磺胺类药物。

（5）海分枝杆菌分离株不要求敏感性试验，除非患者治疗几个月后仍未愈。

（6）对于培养的NTM菌种和某些不常分离到的NTM菌种，目前尚不推荐特殊方法的体外敏感性试验。

（7）对所有NTM菌种的抗菌药物敏感性试验应做效力和质量控制。

四、诊断

NTM病的诊断和鉴别诊断主要依据临床表现、实验室检查和影像学检查等综合判断。根据《非结核分枝杆菌病诊断与治疗指南》和 *Treatment of Non-tuberculous Mycobacterial Pulmonary Disease: An Official ATS/ERS/ESCMID/IDSA Clinical Practice Guideline*（NTM肺病的ATS/ERS/ESCMID/IDSA官方临床实践指南），简单介绍其诊断标准如下。

1. NTM肺病

具有呼吸系统症状和（或）全身性症状，经胸部影像学检查发现空洞性阴影、多灶性支气管扩张及多发性小结节病变等，已排除其他肺部疾病，在确保标本无外源性污染的前提下，符合以下条件之一者可诊断为NTM肺病：①2份分开送检的痰标本NTM培养阳性并鉴定为同一致病菌，和（或）NTM分子生物学检测均为同一致病菌；②支气管冲洗液或支气管肺泡灌洗液NTM培养和（或）分子生物学检测1次阳性；③经支气管镜或其他途径肺活组织检查发现分枝杆菌病组织病理学特征性改变（肉芽肿性炎症或抗酸染色阳性），并且NTM培养和（或）分子生物学检测阳性；④经支气管镜或其他途径肺活组织检查发现分枝杆菌病组织病理学特征性改变（肉芽肿性炎症或抗酸染色阳性），并且1次及以上的痰标本、支气管冲洗液或支气管肺泡灌洗液中NTM培养和（或）分子生物学检测阳性。

2. 肺外NTM病

具有局部和（或）全身性症状，经相关检查发现有肺外组织、器官病变，已排除其他疾病，在确保标本无外源性污染的前提下，病变部位穿刺物或活检组织NTM培养和（或）分子生物学检测阳性，即可诊断为肺外NTM病。

3. 播散性NTM病

具有相关的临床症状，经相关检查发现有肺或肺外组织与器官病变，血NTM培养和（或）分子生物学检测阳性，和（或）骨髓、肝脏、胸内或腹内淋巴结穿刺物NTM培养和（或）分子生物学检测阳性。需要强调的是，无论NTM肺病、肺外NTM病或播散性NTM病，均需进行NTM菌种鉴定及药敏试验。另外，有些NTM菌种如戈登分枝杆菌、产黏液分枝杆菌、不产色分枝杆菌、土分枝杆菌等一般不致病或致病性弱，分离到该菌株可能系污染或短暂的定植，临床上要注意判别。

4. 疑似 NTM 病

① 痰抗酸杆菌检查阳性而临床表现与肺结核不相符者；② 痰或其他标本显微镜检查发现菌体异常的分枝杆菌；③ 痰或其他标本中分枝杆菌培养阳性，但其菌落形态和生长情况与 MTB 复合群有异；④ 痰或其他标本抗酸杆菌检查阳性而 MTB 分子生物学检查阴性者；⑤ 接受正规抗结核治疗无效而反复排菌的患者，且肺部病灶以支气管扩张、多发性小结节以及薄壁空洞为主；⑥ 有免疫缺陷但已排除肺结核的肺病患者；⑦ 医源性或非医源性软组织损伤、外科术后伤口长期不愈找不到原因者。具备以上条件之一，即可疑诊为 NTM 病。

五、鉴别诊断

NTM 病需要与其他引起类似症状的疾病进行鉴别，如肺结核、肺癌、肺炎、真菌感染等。鉴别诊断主要依赖于临床表现、实验室检查和影像学检查的综合分析。对于疑似 NTM 感染的患者，医生会根据具体情况选择相应的检查和诊断方法，并结合临床经验进行综合判断。如果确诊为 NTM 病，应根据药敏试验结果选择合适的抗生素进行治疗。

六、治疗

NTM 病的治疗主要包括药物治疗和手术治疗，治疗方案的选择需要根据感染的部位、菌种、药敏试验结果以及患者的具体情况进行个体化制订。药物治疗通常需要联合使用多种抗生素，以提高治疗效果和减少耐药的发生。常用的抗生素包括大环内酯类（如阿奇霉素、克拉霉素）、喹诺酮类（如环丙沙星、左氧氟沙星）、氨基糖苷类（如阿米卡星、庆大霉素）、碳青霉烯类（如亚胺培南、美罗培南）等。药物治疗的疗程一般较长，可能需要数月甚至数年。现将临床致病性较强、最为常见的几种 NTM 病的治疗作以下简单介绍。

1. MAC

对于有结节或支气管扩张疾病的多数 MAC 肺病患者，推荐每周 3 次方案：克拉霉素 1 000 mg 或阿奇霉素 500 mg、利福平 600 mg 联合乙胺丁醇 25 mg/kg。对于有纤维空洞，严重的结节或支气管扩张症的 MAC 肺病患者，推荐每日方案：克拉霉素 500~1 000 mg 或阿奇霉素 250 mg、利福平 600 mg 或利福布汀 150~300 mg 联合乙胺丁醇 15 mg/kg，并考虑在治疗早期每周予阿米卡星或链霉素 3 次。患者须坚持治疗直至痰培养阴性持续 1 年。

播散性 MAC 病患者的治疗应包括克拉霉素 1 000 mg/d 或阿奇霉素 250 mg/d 和乙胺丁醇 15 mg/(kg·d) 联合或不联合利福布汀 150~300 mg/d。当症状缓解，并且细胞介导的免疫功能重建时可停止治疗。艾滋病伴有 $CD4^+T$ 淋巴细胞计数少于 50/μL 的成年患者应给予播散性 MAC 病的预防性治疗。阿奇霉素每周 1 200 mg 或克拉霉素 1 000 mg/d 有肯定的疗效。利福布汀 300 mg/d 也有效，但耐受性差一些。

2. 堪萨斯分枝杆菌

对于堪萨斯分枝杆菌肺病的患者，推荐每日方案：异烟肼 300 mg/d、利福平 600 mg/d 联合乙胺丁醇 15 mg/(kg·d)。患者须坚持治疗直至阴性痰培养持续 1 年。

3. 脓肿分枝杆菌

没有肯定的或可以预测疗效的治疗脓肿分枝杆菌肺病的方案。包括克拉霉素 1 000 mg/d 的多药方案可能使症状改善和疾病消退。外科切除局部病灶联合以克拉霉素为基础的多药治疗最有可能治愈这种疾病。

4. 快速生长分枝杆菌（偶然分枝杆菌、脓肿分枝杆菌和龟分枝杆菌）

对这些微生物的治疗方案基于体外药敏试验。对脓肿分枝杆菌病，以大环内酯类为基础的方案是经常使用的。外科清创术可能也是治疗成功的一个重要因素。

NTM 颈部淋巴腺炎多数是由 MAC 引起的，外科切除是首选的治疗方式，治愈率可超过 90%。对有广泛的MAC淋巴腺炎或对外科治疗反应差的患者应考虑采用以大环内酯类为基础的方案。对于NTM引起的局部化脓性病变、脓肿或瘘管等,可能需要进行手术治疗,以清除病灶和引流脓液。在治疗过程中,患者可能需要接受营养支持、呼吸支持等辅助治疗,尤其是肿瘤及肝硬化等免疫力低下患者应提高免疫力和改善整体健康状况。

在NTM病治疗过程中,应密切监测患者的病情变化,根据药敏试验结果及时调整治疗方案。需要指出的是,在临床实践中发现一些药品对于NTM病具有较好的治疗作用,并得到了基础研究的印证,但尚没有治疗NTM的适应证;也有部分药品通过改变剂量或改变用药途径取得了较好的治疗效果,这里不作进一步讲解,如临床遇到具体病例,建议参照《非结核分枝杆菌病治疗药品超说明书用法专家共识》。

七、预防

预防NTM引发院内感染的关键是抓好医院用水和医疗器械的消毒工作。消毒液的配制必须严格按要求进行,规范操作。外科手术时应注意:① 在手术室不使用自来水或自来水来源的冰块,特别是心脏外科手术或扩大的乳房成形术;② 不用自来水冲洗或污染开放伤口;③ 门诊设备行整形外科手术,如抽脂术,必须认真遵循推荐的无菌操作指南。对于艾滋病患者,可以考虑预防性使用抗生素,以减少发生播散性MAC病的概率。所有$CD4^+T$细胞$<50/\mu L$的患者均需进行预防性治疗,尤其是有机会感染病史的患者。应密切关注城市饮用水中NTM污染问题,保障饮用水的消毒与卫生,预防NTM从环境传播到人。在做好预防工作的同时,还要注意加强NTM的检测工作。各省级结核病专科医院应具备检测NTM的条件,做好NTM菌种的鉴定工作并逐渐推广,使NTM能及时检出,并能开展各种NTM致病菌种的药敏试验,以提高对NTM病的诊治水平。

针对特殊免疫功能低下的患者或者长期有慢性病等基础性疾病的患者,预防措施主要包括以下几个方面。

(1) 个人卫生:保持良好的个人卫生习惯,如勤洗手、勤换衣服、保持居住环境清洁等,以减少感染的机会。

(2) 环境卫生:加强环境卫生管理,定期对居住环境、工作场所进行清洁和消毒,特别是对于可能存在NTM污染的场所,如医院、养老院、监狱等。

(3) 免疫力:保持良好的生活习惯,如均衡饮食、适量运动、充足睡眠等,以提高自身免疫力,降低感染的风险。

(4) 预防接种:对于一些高风险人群,如医务人员、养老院工作人员等,可以考虑接种NTM相关的疫苗,以降低感染的风险。

(5) 医疗操作规范:在医疗机构中,严格遵守消毒隔离制度,规范操作流程,防止交叉感染。

(6) 疾病监测:加强对NTM感染的监测和报告,及时发现和处理感染病例,防止疫情的扩散。需要注意的是,NTM的种类较多,不同菌种的预防措施可能有所差异。因此,具体的预防措施应根据感染的菌种和感染途径进行针对性地制订。

典型病例

肝硬化合并肺空洞性病变

【病史简介】

老年男性,70岁,农民赋闲在家,苏州人。

主诉:间断咳嗽4月余,乏力、纳差1月①。

现病史:入院前4个月(2020年6月左右)无明显诱因出现间断咳嗽,干咳为主,少量白黏痰,无胸闷气急,无午后低热,无盗汗等不适,一直未加重视。1个月前逐渐出现乏力,同时出现食欲减退、尿量减少及腹胀不适,每日尿量不足1 000 mL,后至外院呼吸内科就诊,查血常规示白细胞计数3.63×10^9/L,血小板计数65×10^9/L;生化全套示总胆红素(total bilirubin,TBIL)28 μmol/L,直接胆红素(direct bilirubin,DBIL)14.2 μmol/L,天门冬氨酸氨基转移酶(aspartate amino transferase,AST,也叫谷草转氨酶)90 U/L,白蛋白(albumin,ALB)25 g/L;肿瘤全套示铁蛋白605 ng/mL(正常值4.63~204 ng/mL),余正常;痰涂片抗酸染色3次结果均为强阳性;胸部B超示右侧可见胸腔液性暗区,56 mm×66 mm,内见肺组织活动,左侧见液性暗区59 mm×66 mm,内见分隔样回声。诊断考虑"继发性肺结核,慢性乙型肝炎,血吸虫肝病,失代偿期肝硬化",制订抗结核治疗方案"4HRZE/6HR(异烟肼、利福平、乙胺丁醇、吡嗪酰胺强化治疗4个月/异烟肼、利福平巩固治疗6个月)"。按方案治疗2个月,同时予以保肝、抗乙肝病毒治疗,症状未见好转,遂转入苏州大学附属第一医院感染科进一步诊疗。查胸腹部CT(图1-1-1):左肺上叶后壁空洞,两肺多发病灶,继发性肺结核可能,肺癌待排,纵隔多发淋巴结,左侧胸腔积液,腹水,肝硬化表现,脾大。

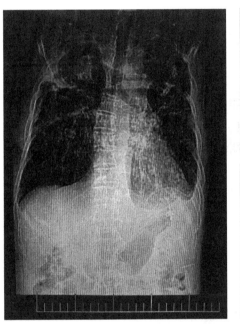
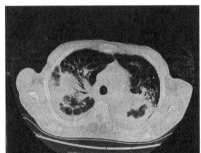
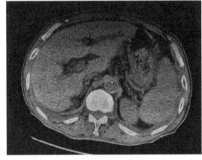

图1-1-1 胸腹部CT结果

【既往史及个人史】

既往史:苏州太湖沿岸居民,自幼有血吸虫肝病病史,有血吸虫肝硬化、慢性乙型病毒性肝炎20余年病史,未予抗病毒治疗。否认高血压、糖尿病、伤寒、结核等病史。

个人史:生于江苏省苏州市,久居出生地,无烟酒不良嗜好,无毒物接触史,幼年时生活在血吸虫疫区,诊断为血吸虫肝病患者。

【入院体征】

体温36.8 ℃,脉搏71次/分,呼吸20次/分,血压122/68 mmHg(1 mmHg≈133.32 Pa),血氧饱和度(SpO_2)99%,神志清楚,无贫血貌,全身浅表淋巴结未触及肿大。

(1)慢性肝病面容,全身皮肤、巩膜未见明显黄染,可见肝掌、蜘蛛痣。

(2)双肺可闻及少许湿啰音,中上肺呼吸音减低,叩诊浊音。

---

① 本书"典型病例"中关于时间的描述如"×月前""×天前"等指每位患者入院之日起往前推算的时间段。

(3)腹部膨隆,可见腹壁静脉显露,移动性浊音阳性,无压痛、反跳痛,肠鸣音正常,3~5次/分,双下肢轻度凹陷性水肿。

【辅助检查】

(1)凝血功能:凝血酶原时间(prothrombin time,PT)14.3 s,国际标准化比值(international normalized ratio,INR)1.26。

(2)胸腔积液常规:有核细胞513×10^9/L,中性粒细胞占比18%,淋巴细胞占比76%。

(3)胸腔积液生化:ALB 16.5 g/L,腺苷脱氨酶(adenosine deaminase,ADA)10.3 U/L,葡萄糖(glucose,GLU)6.37 mmol/L。

(4)降钙素原(procalcitonin, PCT):0.174 ng/mL(正常值<0.046 ng/mL)。

(5)乙肝两对半:乙型肝炎病毒表面抗原(HBsAg)205.4 IU/mL,乙型肝炎 E 抗体(HBeAb)阴性,乙肝表面核心抗体(HBcAb)阳性。

(6)乙型肝炎病毒脱氧核糖核酸(HBV-DNA):5.23×10^5 IU/mL。

(7)体液免疫:κ-LC 1 730 mg/dL(正常值629~1 350 mg/dL),λ-LC 921 mg/dL(正常值313~723 mg/dL)。

(8)血 β_2-微球蛋白(β_2-MG):3.97 mg/L(正常值0.9~2.7 mg/L);尿 β_2-MG:14.9 mg/L(正常值0~0.195 mg/L)。

(9)自身免疫性肝病组套:阴性。

(10)血清铁含量、铁蛋白含量、转铁蛋白饱和度、铜蓝蛋白含量:正常。

(11)IgG4:1.66 g/L(正常值0.03~2.01 g/L)。

(12)真菌检测试验(G 试验)、半乳甘露聚糖检测试验(GM 试验):阴性。

(13)结核抗原、抗体:阴性。

(14)T 淋巴细胞斑点试验(T-SPOT):阴性。

(15)结核分枝杆菌核酸检测(X-pert):阴性。

【病例特点】

(1)患者老年男性,慢性病程4个月余,近1个月病情加重。

(2)间断咳嗽,无呼吸困难,无午后低热表现。

(3)既往有慢性乙型肝炎、血吸虫肝硬化病史20余年。

(4)体格检查有慢性肝病表现,肺部查体可闻及湿啰音及呼吸音减低等肺部感染、肺部积液征象,腹部查体有移动性浊音阳性、腹部静脉显露等肝硬化门脉高压表现。

(5)血常规提示白细胞、血小板低;生化检查提示胆红素升高,白蛋白低;胸部超声及 CT 检查提示肺空洞形成合并胸腔积液;多次痰涂片抗酸染色阳性。

(6)既往外院抗结核治疗效果不佳。

【初步诊断】

(1)继发性肺结核浸润(增殖空洞,痰涂片抗酸染色阳性,痰培养未做)。

(2)慢性乙型肝炎,血吸虫肝病,失代偿期肝硬化。

(3)脾功能亢进。

(4)胸腔积液,腹水。

(5)空洞型肺癌待排。

【诊断思路】

肺部空洞型病变多见于肿瘤性和感染性病变。此患者既往有肝硬化病史,幼年时生活在血吸虫高发地区,故而血吸虫肝病诊断明确。患者的实验室检查提示 HBsAg 阳性,HBV-DNA 数量明显升高,故诊断慢性乙型肝炎。本次为慢性病程,起病以间断咳嗽为主要表现,无明显呼吸困难,无午后低热等结核中毒症状,起初临床症状并不明显,近期症状有加重及加速进展表现,入院查体可见肝硬化、肺部感染体征,外院实验室检查可见血小板、白细胞低,黄疸、白蛋白低等肝硬化失代偿期典型表现,CT检查可见肺部空洞及积液表现,且多次痰涂片抗酸染色阳性。总体表现为影像学检查提示病情较为严重,但患者主诉症状较轻。外院治疗上已予较长时间标准方案抗结核治疗,但是治疗效果欠佳,故而仍需进一步检查排除肺空洞型肺癌可能,同时须排除其他病原体感染所致疾患,可行气管镜进一步明确诊断,为下一步诊疗提供帮助。

【鉴别诊断】

(1) 空洞型肺癌:男性高发,患者多有长期吸烟史,临床表现为刺激性咳嗽、痰中带血、胸痛和消瘦等恶病质表现;胸部CT表现为癌肿块分叶状,有毛刺、切迹,癌组织坏死液化后可形成偏心厚壁空洞。痰脱落细胞或者病理检查可明确诊断,现代医学多以气管镜或胸腔镜下取肺组织活检明确诊断,对分型有重要帮助。

(2) 肺脓肿:典型肺脓肿多为吸入型,起病多有高热,咳大量脓臭痰。胸部影像学检查为带有液平面的空洞伴周围炎性阴影。实验室检查血常规中白细胞计数明显升高。治疗上应积极抗感染,必要时穿刺引流或者手术治疗。

(3) 真菌性空洞:影像学表现为多发病灶,空洞内有结节、絮状物,带有晕征,G试验、GM试验多表现为阳性,抗真菌治疗有效。

(4) 先天性肺囊肿:影像学检查可见多个边界纤细的圆形或者椭圆形阴影,壁薄,周围组织无炎症浸润,临床多无症状。

(5) NTM感染:中老年男性多见,可累及全身各个器官组织,但是以肺部受累较多见。可出现发热、出汗、咳嗽等结核中毒症状,主要菌种为MAC、堪萨斯分枝杆菌、脓肿分枝杆菌、蟾蜍分枝杆菌。临床表现类似肺结核病,咯血常见,患者常有慢性阻塞性肺疾病、支气管扩张症或其他慢性肺部疾病。胸片显示炎性病灶及单发和多发薄壁空洞,纤维硬结灶、球形病灶及胸膜渗出相对少见。病变多累及肺上叶尖段或前段。痰和支气管肺泡灌洗液涂片和培养为最常见的检查方法,涂片抗酸染色阳性,治疗根据菌种不同各异。

【初步治疗】

(1) 保肝及抗乙肝病毒治疗。

(2) 白蛋白支持治疗及利尿治疗。

(3) 胸腔穿刺引流胸腔积液,同时积极联系呼吸内科行气管镜取肺泡灌洗液送检病原学检查。

【进一步分析】

患者既往有肝硬化病史,本次为慢性病程,肺部临床症状表现轻,与影像学检查不相符,依据现有实验室检查结果诊断为空洞型肺结核感染较为牵强,主要表现在:① 患者咳嗽、咳痰症状不明显,且无结核中毒症状;② 虽然痰涂片多次为抗酸染色阳性,但结核敏感性较高指标T-SPOT、X-pert为阴性,其他分枝杆菌感染亦可表现为阳性,且胸腔积液生化ADA较低,目前结核诊断依据均不充分,不能完全排除肿瘤性及其他因素所致,须进一步行气管镜取肺泡灌洗液送检病原学检查明确病因;③ 外院已予以2个月抗结核治疗,治疗效果不佳,未见病情好转。综上所述,考虑空洞性肺结核诊断待考证,须进一步检查明确病因。

【进一步检查】

(1) 灌洗液结核菌培养:NTM阳性。

(2) 分枝杆菌菌群鉴定:堪萨斯分枝杆菌。

(3) 药敏试验:对利福平、乙胺丁醇、莫西沙星、吡嗪酰胺敏感,对异烟肼、链霉素、阿米卡星、对氨基水杨酸均耐药。

（4）灌洗液送检 mNGS：堪萨斯分枝杆菌序列数 45，肺炎链球菌序列数 51，流感嗜血杆菌序列数 3。

【最终诊断】

（1）肺部堪萨斯分枝杆菌感染伴双侧空洞形成。

（2）慢性乙型肝炎，血吸虫肝病，失代偿期肝硬化。

（3）脾功能亢进。

（4）胸腔积液，腹水。

【进一步治疗】

（1）利奈唑胺联合亚胺培南抗感染，同时予保肝、退黄、利尿、补充白蛋白等支持治疗，恩替卡韦抗病毒治疗。

（2）抗堪萨斯分枝杆菌治疗：乙胺丁醇 0.75 g qd，异烟肼 0.3 g qd，利福喷丁 0.45 g qd，莫西沙星 0.4 g qd。

【随访】

因患者存在失代偿期肝硬化基础疾病，且年龄较大，NTM 治疗周期较长，须长期住院治疗预防 NTM 治疗后所致肝损伤及肝硬化并发症出现。患者家属放弃继续抗堪萨斯分枝杆菌治疗，选择保守对症支持治疗，并出院。治疗 2 个月后复查胸部 CT 示空洞及积液有所好转（图 1-1-2）。

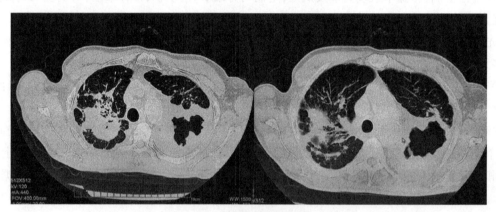

图 1-1-2　治疗 2 个月后复查胸部 CT 结果

【讨论】

堪萨斯分枝杆菌属于生长缓慢的分枝杆菌，其感染后临床表现与 MTB 感染相似，但全身中毒症状较结核轻，部分患者可长期无明显症状，或者仅有咳嗽、咳痰；有的患者进展可能较快，会出现咯血、胸痛、胸闷、气喘不适。诊断通常基于临床表现、影像学表现、病原学及病理检查综合判断，其中病原学检查在排除外源性污染前提下，不管是痰或者支气管肺泡灌洗液 NTM 培养阳性均可确诊，其中通过分析同源 DNA 序列组成差异鉴定细菌的分子诊断技术可作为"金标准"。但是由于其与 MTB 感染的临床及影像表现相似，且痰涂片抗酸染色同样会表现为阳性而易误诊为 MTB 感染，临床多因抗结核治疗效果不佳而进一步检查确诊。

肝硬化患者表现为免疫功能低下，并发症多、预后差、机体免疫功能严重失衡是其主要特点，感染是终末期肝病常见的并发症。终末期肝病合并 MTB 感染偶有报道，但是合并 NTM 感染鲜有报道。较早的回归性分析显示肝硬化患者未引起肺结核风险增加，但是近期的研究显示，由于肝硬化患者免疫功能受损，可能需要进一步检查方可诊断肝硬化患者是否合并 MTB 感染。既往有报道肝移植患者合并鸟分枝杆菌感染，但合并堪萨斯分枝杆菌感染未见有报道。堪萨斯分枝杆菌广泛分布于水及土壤等自然界，主要在温带地区流行，多继发于 HIV 感染等免疫受损患者。本例患者为血吸虫与乙型病毒性肝炎所致失代偿期肝硬化，通过菌群鉴定及高通量病原体检测确诊为 NTM 病，但最终因年龄大，肝功能差，NTM 病治疗须接受较为长期的抗生素治疗,患者无法耐受严重消化道症状而放弃治疗。

【诊疗体会】

(1) NTM 病临床并不常见,临床表现及实验室检查,尤其是影像学检查表现与 MTB 相似之处较多,常被误诊为 MTB 感染,须菌群鉴定后方可确诊。

(2) NTM 感染多发生于有基础疾病患者,终末期肝病合并 NTM 者不常见,易被忽略而误诊。

(3) 临床疑似 MTB 感染而治疗效果不佳者,尤其是免疫功能低下者更应考虑到少见病原体感染可能性。

第二节 终末期肝病与感染

一、终末期肝病免疫状态概述

慢性肝病病因复杂,如未得到有效治疗,发展至终末期肝病(end stage of liver disease, ESLD)的概率极大增加。ESLD 至今仍缺乏严格定义,结合肝脏形态和功能,ESLD 指各种慢性肝损伤所致的肝病晚期阶段,主要为肝功能严重受损和失代偿,包括急性肝衰竭、肝硬化急性失代偿、慢性肝衰竭和肝细胞癌。肝硬化机制复杂,目前尚无有效的逆转肝硬化药物,及时、有效地防治并发症可明显提高患者生存质量。我国最常见的 ESLD 以失代偿期肝硬化为主,表现为多器官、多系统功能障碍,由一种或多种病因长期或反复作用形成的弥漫性肝损伤,是各种慢性肝病的终末阶段。一旦发生失代偿期肝硬化,即可出现多种并发症,如肝功能障碍、门静脉高压、自发性腹膜炎等,影响预后。感染作为肝硬化常见的并发症,可诱发或加重肝硬化病情,既可作为并发症出现,也可作为各种并发症的始动因素,加重病情,甚至出现(亚)急性肝衰竭,病死率极高。其根本原因可能与免疫状态下降有很大关系,有研究显示 ESLD 患者合并感染风险明显升高,其中与多种免疫系统失衡有很大关系,同时也会严重影响患者预后。肝脏是人体内最大的消化器官,同时也是重要的免疫器官之一,它可以产生和分泌多种免疫相关的蛋白质和细胞因子,参与调节免疫反应。当肝脏受到严重损害时,其正常的生理功能受到影响,包括免疫功能。ESLD 患者的肝脏组织可能出现严重的纤维化或癌变,导致肝细胞的功能受损。以下是一些常见的与 ESLD 相关的免疫状态改变。

1. **免疫细胞失衡**

T 淋巴细胞作为机体免疫系统的主要效应及调节细胞,其在胸腺生长发育时会分泌出 $CD4^+$ 细胞和 $CD8^+$ 细胞两个亚群,其中 $CD4^+$ 细胞被 MHC-Ⅱ类分子所限制,被激活的 $CD4^+$ 细胞能产生多种细胞因子,并能辅助被 MHC-Ⅰ类分子所限制的 $CD8^+$ 细胞的活化。$CD4^+$ 细胞在细菌性感染中通过对 Th17 细胞(Th 细胞指辅助性 T 细胞)介导的胞外细菌免疫反应发挥消除病原体的作用。而 $CD8^+$ 细胞是对 B 细胞产生抗体的过程进行抑制从而起到免疫负调节的作用。机体在正常的情况下,Th1/Th2 细胞处于平衡状态,若机体功能出现异常时,两种细胞的平衡被打破,常表现为偏向一方,即为"Th1/Th2 平衡移动"。这种失衡可能影响免疫应答的正常功能,导致免疫功能紊乱,不仅体现在免疫细胞本身的失衡,同时所带来的相关细胞因子失衡也需要重视。研究发现 $CD4^+T$ 细胞以细胞因子产生的生物功能及模式分为不同的两个亚群,以分泌出干扰素-γ(interferon γ, IFN-γ)和白细胞介素-2(interleukin-2, IL-2)为特征的亚群被称为Th1,而以分泌出 IL-4、IL-6 及 IL-10 为特征的亚群被称为 Th2。研究发现 Th1 与 Th2 细胞间的比例失衡在乙型病毒性肝炎患者的患病过程中有极其重要的作用,两类细胞比例的失衡会导致其释放的细胞因子比例失衡,产生大量的细胞因子间的网络反应,且肝细胞功能降低及肝细胞损伤可能也与 Th1/Th2 细胞比例失衡有关。

2. **细胞因子和炎症介质的产生**

肝脏疾病常伴随炎症反应,涉及多种细胞因子和炎症介质的产生。细胞因子是患者机体内的免疫细胞与非免疫细胞合成及分泌产生的多肽小分子因子,与靶细胞膜表面上的特异性受体结合可发挥出重要的作用,有抗肿瘤、免疫调节、组织修补及促进造血等生理功能。在ESLD中,细胞因子的水平通常会升高,这与肝脏炎症和免疫反应的增强有关。一些细胞因子,如肿瘤坏死因子(tumor necrosis factor, TNF)、IL-1和IL-6等,在肝脏炎症和纤维化的发展中起着关键作用。这些细胞因子可以促进炎症细胞的浸润和活化,导致肝细胞的损伤和坏死。此外,细胞因子还可以影响肝脏的再生和修复能力。一些细胞因子,如转化生长因子-β(transforming growth factor-β, TGF-β)和表皮生长因子(epidermal growth factor, EGF)等,可以抑制肝细胞的增殖和分化,从而阻碍肝脏的再生和修复。因此,细胞因子在ESLD的发生和发展中起着重要的作用。了解细胞因子的作用机制和调控网络对于开发治疗ESLD的新策略具有重要意义。自发性细菌性腹膜炎(spontaneous bacterial peritonitis, SBP)是肝硬化常见且严重的并发症之一,有研究显示,Th1细胞分泌的TNF-α、IFN-γ等Th1型细胞因子,能直接启动炎症反应或通过间接刺激其他免疫活性细胞释放炎性介质,参与机体感染和炎症级联反应过程;Th2细胞分泌的IL-10是一种强有力的抗炎细胞因子,能抑制单核/巨噬细胞、中性粒细胞、嗜酸性粒细胞产生促炎细胞因子如TNF-α、IL-1、IL-6等。Th1和Th2细胞功能间的动态平衡依赖于相关细胞因子的双向调节作用,如活化的Th1细胞分泌的IFN-γ能抑制Th2细胞分化,而Th2细胞分泌的IL-4、IL-10等细胞因子可抑制Th1细胞分化。Th1和Th2细胞间的免疫失衡及其引起的促炎因子和抗炎因子间的功能紊乱,直接介导了自身免疫性疾病和SBP的病理生理过程,并在很大程度上决定着疾病发展和病情走向,外周血Th1细胞及Th1型细胞因子(TNF-α、IFN-γ)明显升高,而Th2细胞及Th2型细胞因子(IL-4、IL-10)变化趋势则与此相反。

需要指出的是,不同类型的肝病可能导致不同的免疫状态改变,而且这些改变可能受到疾病进展、治疗干预和个体差异的影响。对于肝病患者,了解自身的免疫状态对于疾病的管理和治疗选择非常重要。医生可能会根据具体情况评估免疫功能,并根据需要进行相应的治疗和免疫调节。

二、临床表现

在ESLD发生发展中,感染可以诱发或加重ESLD肝功能失代偿的发生,临床表现多样,包括食管胃底静脉曲张破裂出血、门脉高压性腹水、肝性脑病、肝肾综合征、肝肺综合征五大并发症,预后较差。感染在ESLD发展过程中可以以并发症的形式出现,或以其他并发症诱因的形式出现。

1. 合并腹腔感染

SBP是ESLD合并感染最常见的腹腔感染类型,起始是门脉高压及腹水出现,继之以肠道菌群易位导致腹腔感染。常起病隐匿,症状缺乏特异性,且1/3的患者可以无症状。SBP最常见的症状是发热、畏寒、腹肌紧张和腹痛,部分患者常因大量腹水而无明显的腹部压痛、反跳痛,感染较重者可出现典型腹部压痛、反跳痛,腹水常规、生化检查可见细胞数明显增多,如能培养出相关病原体则有助于进一步明确诊断及提供治疗依据。

2. 合并呼吸道感染

患者起病可急可缓,呼吸道细菌感染以发热、咳嗽、咳痰为主要表现,同时还与感染病原体的类型有关,诊治可借鉴社区获得性肺炎相关诊疗指南或者专家共识,同时预防向肝衰竭方向发展。

3. 合并胆道感染

胆道感染是ESLD合并感染的另一类常见感染,不如SBP及肺部感染常见,但是一旦发生,往往可能出现比以上二者更严重的症状,更难以治疗,更易诱发肝衰竭发生。其临床表现常不典型,易漏诊,不易得到细菌学证实,临床诊断多需要影像学检查提供帮助。

4. 合并胃肠道感染

ESLD合并胃肠道感染相较于其他感染类型更为少见,其致病病原体种类繁多,临床表现多样、病情轻重不一,主要表现为腹泻、腹痛等,或仅表现为水样便或大便次数增多。需要强调的是,一旦出现腹泻等表现,须多询问病史,不可忽视门脉高压出血,如出现黑便、柏油样大便等典型表现,须内镜检查甚至治疗。

5. 合并泌尿道感染

ESLD 合并泌尿道感染可出现无症状细菌尿。普通人群出现上尿路感染者常有发热、寒战、腰痛等症状,可伴肾区叩击痛、输尿管点压痛,下尿路感染者常有尿频、尿急、尿痛、排尿困难等尿路刺激症状。但是 ESLD 患者由于其免疫功能低下,早期可能症状并不典型,出现典型症状时往往病情已较重。

6. 合并血流感染(含导管相关性感染)

根据感染是否有明确的原发病灶分为原发性血流感染和继发性血流感染。如果 ESLD 患者出现顽固性腹水,或者其他部位的多浆膜腔积液,留置引流管可能是必要的,这也无形中增加了感染机会,甚至血流感染。

三、实验室检查

除了基础病、肝病检查项目外,还应含有感染相关的实验室检查。

1. PCT

明确地诊断脓毒症并监测病情变化是改善预后的决定性因素之一,PCT 与感染和脓毒症的相关性很好,对诊断及指导治疗有很好的帮助。

2. 肝素结合蛋白

肝素结合蛋白(heparin-binding protein,HBP)是一种由成熟中性粒细胞分泌的蛋白质,当出现细菌感染、急性呼吸窘迫综合征(acute respiratory distress syndrome,ARDS)或急性肺损伤(acute lung injury,ALI)及呼吸衰竭时,其水平会升高。

3. 人中性粒细胞载脂蛋白

细菌感染时,外周血中性粒细胞经炎症刺激后可发生活化,将细胞内大量的人中性粒细胞载脂蛋白(human neutrophil lipocalin,HNL)释放至细胞外,引起血清中 HNL 的峰值在短期内升高,而健康人或病毒感染时,HNL 含量则无明显升高。血清中 HNL 浓度越高,细菌感染程度越严重;感染减轻或消除后,HNL 浓度随病情恢复呈下降趋势,HNL 的浓度变化与细菌感染患者的痊愈转归曲线变化一致。HNL 作为铁离子载体,可抑制细菌生长,对人体有保护作用。

4. 高通量病原体检测

这是一种不需要培养就可以深入、快速鉴定感染病原体的新技术,相比传统培养方法拥有更高的灵敏度,但是费用相对较高,对于病情危急、重症感染、疑难感染性并发症的诊断具有较高的诊断价值。

5. 其他指标

其他一些常见的感染性指标如 IL-6、C 反应蛋白(C-reactive protein,CRP)、血清淀粉样蛋白 A(serum amyloid A,SAA)等,在此不作进一步表述。常见的感染性指标的特点见表 1-2-1。

表 1-2-1 常见的感染性指标

标志物	HNL	PCT	CRP	SAA	IL-6	HBP
性质	中性粒细胞特异性,载脂蛋白	无激素活性的降钙素前肽物质	急性期反应蛋白	急性期反应蛋白	细胞因子	储存在中性粒细胞中的初级颗粒
合成部位	骨髓合成,储存于中性粒细胞中的次级颗粒	甲状腺滤旁细胞	肝脏	肝脏	T 淋巴细胞、B 淋巴细胞、上皮细胞等多组织	主要是由中性粒细胞受外界刺激释放

续表

标志物	HNL	PCT	CRP	SAA	IL-6	HBP
临床特点	灵敏度高、特异度好，时效性好，不仅可用于轻、中度细菌感染的早期诊断，而且可用于全身严重细菌感染、脓毒症、新生儿早发性脓毒症的诊断及抗生素疗效监测	特异度好，灵敏度低，只适用于全身严重细菌感染、脓毒症，不适用于轻、中度细菌感染诊断，新生儿会有生理性增高	灵敏度高，特异度低，细菌感染时均升高，但有30%的病毒感染亦升高	病毒、细菌感染时均升高，只能与其他标志物联合使用	细菌感染时升高，特异度低；很多非细菌感染情况下都升高，目前只用于新生儿的细菌感染诊断	严重感染或一些重症时显著升高，如脓毒症、感染性休克早期、细菌性脑膜炎、尿路感染
浓度变化	上升期：1~2 h；体内半衰期：20 min	上升期：2~4 h；体内半衰期：20~24 h	上升期：6~8 h；体内半衰期：19 h	上升期：4~6 h；体内半衰期：50 min	上升期：2 h；体内半衰期：1 h	未见报道

四、诊断

ESLD合并感染的诊断需要结合高危因素、症状、体征、实验室检查、影像学检查，以及病原微生物检查、培养及鉴定。单一检查项目可能较难准确诊断，ESLD患者需要多种检查项目综合评估。

（1）ESLD合并感染的诊断须综合评估高危因素、症状和体征、实验室检查、影像学检查以及病原学检测。

（2）PCT联合CRP对于ESLD合并细菌感染具有诊断价值。

（3）G试验和GM试验对于ESLD合并真菌感染具有诊断价值。

（4）及时采集各种组织、体液、血液等标本进行病原检查对明确病原体类型具有重要价值。

除此之外，对于一些疑难、重症患者，需要综合考虑其他检测项目，如前文讲述的HBP、HNL等，以及正电子发射计算机断层显像（PET-CT）、mNGS在内的多种手段，一般性原则是从无创到有创和选择特异度高的手段。

五、治疗

除了抗感染治疗外，还应包括基础支持治疗、基础肝病治疗、免疫调节治疗及病因治疗。

（1）营养支持治疗和抗炎保肝治疗可降低ESLD患者发生感染的风险，促进感染的消除。

（2）合并感染和血小板减少症的ESLD患者接受侵入性操作时，可提前输注血小板或给予阿伐曲泊帕药物治疗。

（3）合并严重感染的ESLD患者应积极纠正低白蛋白血症，并可酌情使用丙种球蛋白和胸腺肽。

（4）ESLD合并感染者原则上不建议应用糖皮质激素，除非有过度炎症反应的明确证据，在充分抗感染的前提下，权衡利弊，谨慎使用。

（5）HBV相关ESLD患者，无论HBV-DNA是否可以检测到，均应尽早开始抗病毒治疗，建议选择恩替卡韦或富马酸丙酚替诺福韦。HCV相关ESLD患者，应根据肝肾功能状况以及合用药的药物之间相互作用选择适宜的治疗方案。

因为感染往往合并发热，所以同时须兼顾发热相关症状治疗，推荐意见如下。

（1）对于体温<39 ℃的发热，建议维持水、电解质的平衡而无须处理发热。

（2）对于体温在39~40 ℃的发热，应积极使用物理降温及退热药物使核心体温降至39 ℃以下；同时维持水、电解质的平衡。不推荐在体温调控机制正常时单独使用物理降温。

（3）对于体温>40 ℃的发热，或可能有脑组织损伤、感染性休克风险的患者，可在退热药物的基础上，用冷水或冰水擦拭皮肤或擦拭皮肤后使用风扇增加水分的蒸发。

（4）诊断性治疗应局限于疟疾、结核感染等可凭借疗效做出临床诊断的特定疾病，不应作为常规治疗手段。

（5）抗感染药物的应用不应作为常规诊断性治疗的手段。

（6）原则上不建议对病因未明的发热患者使用激素，尤其不应作为退热药物使用。

其他病因治疗及抗感染治疗方案建议在病原学诊断明确后参照《终末期肝病合并感染诊治专家共识（2021年版）》及相关指南合理选择用药。

六、预防

ESLD合并感染的预防措施包括以下几点。

（1）积极治疗原发病，改善肝脏功能。

（2）强调支持治疗。加强营养支持，稳定内环境，维护肠道正常菌群，改善机体免疫状态。

（3）重视早期诊断。ESLD合并感染早期表现多不典型，仔细评价患者病情变化，及时留取标本送检病原体检查，力争做到早诊断、早治疗。另外，建立基于实验室指标的细菌感染的预测模型，预判感染的发生，尽早进行预防性治疗。血清总蛋白、CRP和IL-6是HBV相关慢加急性肝衰竭（chronic acute liver failure，ACLF）患者发生细菌感染的独立预测因素，由它们构建的列线图（GIC模型）展现出良好的区分度、校准度和临床实用性，为HBV相关ACLF患者的细菌感染的早期预防和治疗提供了辅助手段。

（4）合理应用抗感染药物。严格掌握抗感染药物使用和停药的指征、用药剂量及疗程，应尽可能根据药敏结果或医院感染监控结果选用抗菌药物。预防性及联合应用抗菌药物应严格掌握适应证。预防性使用抗菌药物遵循足量、短程原则。勿滥用激素等免疫抑制剂。

（5）多环节控制医院感染的发生，如病房定期消毒和通风、加强医务人员手卫生、严格掌握侵袭性操作的指征、加强口腔护理等措施。

典型病例

自身免疫性肝病合并创伤弧菌感染

【病史简介】

老年男性，74岁，退休在家，苏州人，个人爱好捕鱼。

主诉：发热伴右侧手背水疱10 h。

现病史：患者10 h前捕鱼时双手接触渔网，后出现体温升高，最高38.2 ℃，无畏寒、发热，无头痛、头晕、胸闷等不适，后出现手背水疱，逐渐增大，向上臂蔓延，自觉胀痛不适，在当地医院门诊就诊，查血常规示白细胞计数31.33×10⁹/L，红细胞计数129×10⁹/L，中性粒细胞计数28.57×10⁹/L；肝功能示ALB 37.7 g/L，DBIL 8.61 μmol/L。考虑感染性疾病，具体病因不详，当地医院无法给出具体治疗方案，建议转上级医院继续诊治。患者遂至苏州大学附属第一医院就诊，并收住入院。本次急性起病，患者精神、食欲佳，无腹痛、腹泻，无恶心、呕吐，大小便均正常。

【既往史及个人史】

既往史：苏州本地人，10年前因"心动过缓"在当地医院行心脏起搏器植入，后一直口服阿司匹林抗凝治疗。无肝炎、结核、伤寒等传染病病史。

个人史：生于江苏省苏州市，久居出生地，无烟酒不良嗜好，无毒物接触史，自诉退休后常在淡水河捕鱼。

【入院体征】

体温36.8 ℃，脉搏71次/分，呼吸20次/分，血压122/68 mmHg，SpO₂ 99%，神志清楚，无贫血貌，全身浅表淋巴结未触及肿大。

(1) 慢性肝病面容,全身皮肤、巩膜未见明显黄染,可见肝掌、蜘蛛痣。

(2) 双肺呼吸音清,未闻及干、湿啰音。心脏各瓣膜区无病理性杂音。

(3) 腹部平坦,无压痛、反跳痛,肠鸣音正常。

(4) 右侧前臂红肿明显,可见右手背张力性水疱,大小约 8 cm×7 cm,充满黄色透亮液体,触之痛觉不明显,周围局部有红肿,热感明显(图1-2-1)。

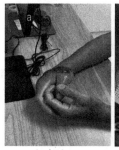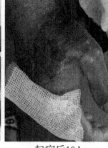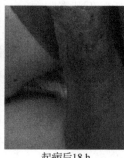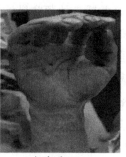

起病后6 h　　　起病后10 h　　　起病后18 h　　　起病后18 h

图 1-2-1　患者右上肢局部体征随时间进展情况

【辅助检查】

(1) 血常规:白细胞计数 28.66×10^9/L,中性粒细胞计数 26.33×10^9/L,血红蛋白 124 g/L。

(2) 凝血功能:PT 14.1 s,INR 1.06。

(3) PCT:3.02 ng/mL。

(4) 体液免疫:IgG 32.1 g/L(正常值 8.6~17.4 g/L),λ-LC 1 190 mg/dL。IgG4:1.66 g/L(正常值 0.03~2.01 g/L)。

(5) 抗核抗体(antinuclear antibody,ANA)阳性,抗 SSA、抗 SSB 抗体阳性,抗 CENP-B 抗体阳性。

(6) 心脏超声:全心增大,左室壁增厚,主动脉内径增宽,主动脉瓣轻度反流。

(7) 血清铁含量、铁蛋白含量、转铁蛋白饱和度、铜蓝蛋白含量:正常。

(8) G 试验、GM 试验:阴性。

(9) 结核抗原抗体:阴性。

(10) T-SPOT:阴性。

(11) 肺部 CT:心影增大,无明显感染性表现。

【病例特点】

(1) 老年男性,急性起病,进展迅速。

(2) 发热伴右侧手背水疱 10 h。

(3) 既往有捕鱼爱好,但是为淡水捕鱼。10 年前因"心动过缓"在当地医院行心脏起搏器植入,后一直口服阿司匹林抗凝治疗。否认其他慢性病病史。

(4) 体格检查可见右侧前臂红肿明显,右手背张力性水疱,大小约 8 cm×7 cm,充满黄色透亮液体,触之痛觉不明显,周围局部有红肿,热感明显。患者精神状态良好,未见其他慢性表现。

(5) 血常规提示白细胞计数明显升高,考虑急性感染所致,且感染较为严重;生化检查提示白蛋白稍低,可能合并其他慢性病,但是具体不详,其他检查暂不全。

(6) 病情进展迅速,须进一步检查以指导后续治疗。

【初步诊断】

(1) 感染性发热。

(2) 右上肢感染(病原学不明)。

(3) 心脏起搏器植入术后。

【诊断思路】

患者有心脏病伴起搏器植入史,无其他慢性病病史,有捕鱼爱好及经常捕鱼接触河水史。本次急性起病,表现为发热,并快速出现右上肢张力性水疱,且迅速进展为较大水疱,但是个人一般状态良好,无明显局部疼痛、麻木等不适。外院血常规提示血象明显升高,考虑急性感染性疾病,且感染较为严重。因缺少病原学检查,故须进一步检查,尤其是快速、特异性较高的检查来进一步明确诊断,为后续治疗提供理论依据,以防疾病进一步进展,危及生命。

【鉴别诊断】

发热待查病因复杂,是临床疾病治疗的难点与重点,主要须鉴别感染性疾病与非感染性疾病等。

(1) 感染性疾病:长期以来,感染性疾病一直是引起发热待查的最主要的病因,以细菌感染占多数,病毒次之。近年来此类疾病的发生率有所下降,尤其在经济发达地区,其所占比例已降至30%左右。在老年发热待查患者中,感染性疾病所占比例也相对较低。

(2) 非感染性炎症性疾病:该组疾病在发热待查中所占的比例近年来有所上升,占20%~30%。成人斯蒂尔(Still)病、系统性红斑狼疮(systemic lupus erythematosus,SLE)等是年轻发热待查患者的常见病因;而老年发热待查患者中,风湿性多肌痛、颞动脉炎等的发病率日渐上升。值得注意的是,类风湿关节炎等非感染性炎症性疾病虽为该类型疾病中的常见疾病,但由于这些疾病症状典型,诊断较为简单,在发热待查患者中所占比例较小。

(3) 肿瘤性疾病:发热在血液系统肿瘤、实体肿瘤中的肾上腺样瘤、胃肠道肿瘤(尤其是结直肠肿瘤)和中枢神经系统肿瘤中相对常见。随着CT、MRI等影像学技术的普及,肿瘤性疾病易于被早期发现,在发热待查中所占比例有所下降。

(4) 其他疾病:约占10%,包括药物热、肉芽肿性疾病、栓塞性静脉炎、溶血发作、隐匿性血肿、周期热、伪装热等。

对于本患者的局部张力性水疱,须鉴别其感染性与非感染性。张力性水疱通常是由局部皮肤过度肿胀、压力过大和血液循环紊乱引起的,也可继发于某些皮肤病,如接触性皮炎、大疱性类天疱疮等。具体病因须找到病原体或者基础病进一步鉴别。

【初步治疗】

(1) 积极完善相关检查进一步明确诊断,同时排除禁忌证,为后期可能的手术治疗提供围手术期准备。

(2) 给予碳青霉烯类抗生素抗感染治疗。

(3) 对症支持治疗,防止病情继续进展,同时完善水疱液mNGS检查和送检水疱液细菌培养。

【进一步分析】

患者水疱液mNGS检测结果为高序列数的创伤弧菌(图1-2-2);送检水疱液细菌培养,1周后平板见细菌生长,镜下见弧菌生长(图1-2-3),药敏结果未见耐药菌群。患者除了基础心脏疾病,未见其他免疫功能低下疾病,但是ANA检测阳性,不排除有风湿免疫性疾病存在可能。怀疑可能存在自身免疫性肝病,虽然该病在男性患者中较为少见,但是仍建议进一步肝脏穿刺活检来明确诊断。经过动员,患者进一步完善肝脏穿刺活检,病理结果示汇管区混合炎症细胞浸润,轻度纤维化,可见假小叶形成,中度炎症,少见玫瑰花结样肝细胞,支持自身免疫性肝炎诊断(图1-2-4)。

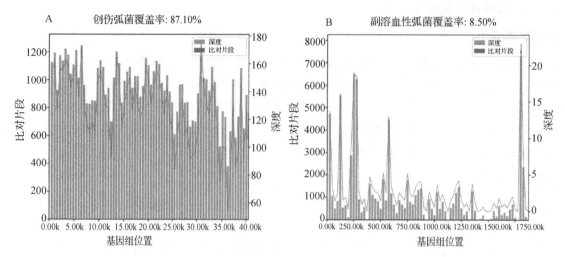

图 1-2-2 水疱液 mNGS 结果

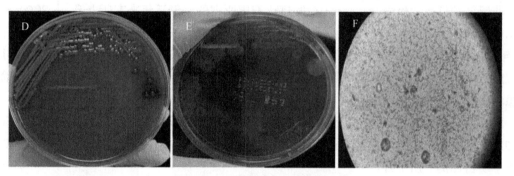

图 1-2-3 水疱液细菌培养结果

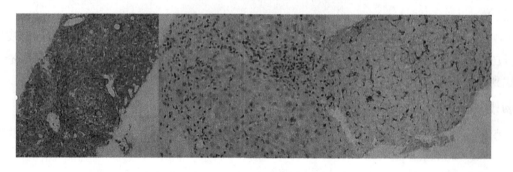

图 1-2-4 肝脏活组织病理检查结果

【最终诊断】

（1）右上肢创伤弧菌感染。

（2）自身免疫性肝炎。

（3）心脏起搏器植入。

【进一步治疗】

（1）行急诊右上肢截肢术。

（2）碳青霉烯类联合喹诺酮类药物抗感染。

（3）好转后继续口服抗生素及激素治疗,同时安装假肢。

【随访】

患者出院后随访一般情况良好,右上肢安装假肢,生活能自理,未再捕鱼,肝功能正常。

【疾病概要】

患者老年男性，接触可疑疫水后急性起病，主要表现为发热，伴右上肢出现局部不适及水疱，实验室检查提示血象明显升高，病原学检查提示创伤弧菌感染。考虑创伤弧菌感染多见于免疫功能低下人群，实验室检查提示该患者存在自身免疫性疾病，肝脏穿刺活检明确为自身免疫性肝炎，支持疾病诊断。手术治疗为主要治疗方式，现患者病情平稳。

【讨论】

创伤弧菌是弧菌属低度嗜盐菌，自然生存于近海和海湾的海水及海底沉积物中。国外有关创伤弧菌感染的临床报道及研究逐渐增多，然而国内对创伤弧菌感染脓毒血症病例报道不多。人体可通过进食生的牡蛎或通过破损的皮肤接触海水而感染创伤弧菌，并在短时间内出现败血症和蜂窝组织炎、出血性大疱，几天内患者便出现感染性休克甚至死亡，死亡率高达70%。自1990年中国首例创伤弧菌感染病例报告以来，创伤弧菌感染发病率呈上升趋势。创伤弧菌感染具有区域性和季节性，主要集中在浙江省、福建省和广东省等沿海地区，在六月和十一月之间流行，夏季是其感染高峰期。

创伤弧菌通过皮肤接触受污染的海水或海产品以及食用受污染的海产品而感染人类。多在游泳、捕鱼和经营海产品的过程中传播，感染者主要是渔民或水产品加工工人。创伤弧菌感染主要引起原发性败血症、胃肠炎和伤口感染3种明显症状。其非典型表现包括肺炎、脑膜脑炎、腹膜炎和化脓性脊柱炎。转移性感染通常表现为明显的大疱、水疱、瘀斑、四肢斑丘疹，甚至进一步恶化为坏死性溃疡、坏死性筋膜炎或肌坏死。有慢性肝病、糖尿病、类风湿关节炎、血色素沉着症和免疫系统受损的患者是创伤弧菌感染的高危人群。

由于创伤弧菌感染后发作迅速且症状严重，早期诊断至关重要。然而，创伤弧菌对多种抗生素敏感，在接受过抗生素治疗的患者中培养出创伤弧菌可能较为困难。微生物培养需要很长时间，适当延迟是必须的，直到检测到阳性结果。mNGS在早期、快速鉴定复杂、严重感染病原体和指导精确治疗方面具有较大的优势。罕见的病原体如创伤弧菌也可以通过mNGS检测到。使用mNGS可以缩短诊断时间，从而使得在感染的早期阶段可以进行有针对性的抗生素治疗。

自身免疫性肝病是一种由免疫介导的肝脏疾病，除与遗传、感染密切相关外，免疫系统在此过程中也起到很重要的作用，治疗上主要以激素治疗为主。有研究显示免疫调节紊乱可能通过调控自身反应性淋巴细胞，进而产生自身抗体和多种细胞因子，导致机体损伤进一步加重，Th17细胞和调节性T细胞（Treg细胞）的动态平衡在其中起到重要作用。其他研究显示，未成熟的树突状细胞（immature dendritic cell，iDC）通过诱导Treg细胞及诱导细胞无反应性两种机制维持肝脏的免疫自稳状态。在白芍总苷降低自身免疫性肝病肝细胞凋亡并抑制DC成熟的实验中发现：白芍总苷导致DC成熟受损而抑制自身免疫性肝病的肝损伤，这一实验说明了iDC在肝脏免疫微环境中发挥保护作用。iDC对维持肝脏免疫自稳功能具有重要的生理学意义，但药物、体内激素水平会影响DC的成熟。有研究者利用富马酸单甲酯治疗多发性硬化症患者时发现此药可以通过抑制DC的成熟来缓解患者体内肝脏炎性病变。因此，影响DC的成熟可能会间接影响肝脏甚至机体的免疫环境。

本例患者在接触淡水中的渔网后出现发热和皮肤水疱。血常规结果显示，白细胞和中性粒细胞急剧增加；皮肤感染迅速扩散到上臂。伤口分泌物培养与mNGS提示创伤弧菌感染。创伤弧菌多感染免疫力低下患者，进一步的肝脏穿刺活检也证实自身免疫性肝病存在，符合此类患者流行病学特点。同时也说明mNGS在鉴定创伤弧菌方面具有明显的优势，对明确诊断及指导后续治疗有极大的临床意义。

【诊疗体会】

（1）创伤弧菌感染多急性起病，常见于免疫功能低下患者，进展迅速，多数病例死于多器官功能衰竭，病死率极高。

（2）对于病情进展迅速、需要快速精准诊断的患者，可考虑选择mNGS。mNGS覆盖广及无须预先假设存在的病原体等优势,已使其成功应用于多种类型临床感染性疾病的病原体诊断,包括新发、突发传染病,同时还可以兼顾耐药基因检测。

(3) 自身免疫性肝病女性多见,但是少见人群亦不能忽视,临床诊断时更需重视。

第三节 脊柱感染

一、脊柱感染概述

脊柱感染分为结核性和非结核性感染,临床以结核性椎体感染最为常见,是结核全身性疾病的局部表现。结核分枝杆菌通过静脉或动脉途径从呼吸系统或泌尿生殖系统传播至椎体的疏松骨质,脊柱所有阶段均可受累,最常累及腰椎,其次为胸椎,颈椎和骶椎相对较少,受累节段以骨质破坏、干酪样坏死和脓肿形成为特征,易发生神经功能障碍和后凸畸形,是造成患者瘫痪和劳动力丧失的常见原因。早期诊断和早期治疗是改善预后的主要手段,诊断方法多样,需要结合患者的临床症状、体征以及实验室、影像学、病理学等辅助检查综合诊断。治疗上包括局部治疗及系统治疗,多数患者经抗结核治疗可取得较好预后,但当药物治疗效果欠佳,骨质破坏过多,脊柱失稳或者脊髓神经受到压迫时则需要手术治疗。手术治疗的目的是清除病灶,解除脊髓神经受压迫状态,恢复脊柱的稳定性。

并非所有的脊柱感染均为结核性,少数患者可能为其他病原体感染。由于二者临床表现及影像学表现极为相似,容易互相混淆,但二者发病机制及治疗手段存在根本性差异,临床上需要重视。脊柱感染可累及脊柱任何部位及椎旁组织,常见的有脊椎骨髓炎、椎间盘炎、椎间隙感染、硬膜外脓肿等,严重者甚至侵犯多个部位。临床上脊柱感染的发病率并不高,占全身骨骼系统感染发病率的2%~7%,欧美国家脊柱化脓性感染的年发病率为1/25万~1/10万,男女比例为2:1~5:1。随着人类寿命延长、诊疗技术提高及慢性消耗性疾病、脊柱侵袭性操作、脊柱内置物、静脉药物滥用、免疫缺陷疾病增多,脊柱感染发病率有上升趋势。抗生素问世前,脊柱感染病死率为40%~70%。随着抗生素应用及医疗水平的提高,脊柱感染病死率已降至1%~20%。成人脊柱感染发病多隐匿,若不及时明确诊断及治疗,可能造成脊柱畸形、神经功能受损等,严重者会导致截瘫、劳动力丧失,甚至死亡。

由于非结核性脊柱感染极易与结核性感染混淆,得不到及时有效治疗会造成疾病继续进展;选择不当治疗方式,同样可造成不良预后。故及时、有效、准确的诊断非常重要,可从以下几个方面考虑。

(一) 病原体

脊椎化脓性骨髓炎多发生于免疫功能低下者,多以血流播散为主,以金黄色葡萄球菌为代表的细菌感染占全部病例的55%;其次为链球菌、肺炎球菌;少数为革兰阴性菌,如大肠杆菌(大多源自盆腔及泌尿系统)、沙门氏菌、克雷伯菌属及铜绿假单胞菌等。以结核分枝杆菌、真菌或寄生虫感染引起的脊椎非化脓性骨髓炎不多见。

值得注意的是,静脉药物滥用所致脊椎骨髓炎患者病原体以铜绿假单胞菌为主,镰状细胞病患者脊椎骨髓炎多由沙门氏菌引起,而免疫功能缺陷患者脊椎骨髓炎病原体则更为复杂。肉芽肿性脊椎骨髓炎(脊椎非化脓性骨髓炎)病原体有结核分枝杆菌、布氏杆菌、真菌及寄生虫(棘球绦虫),以结核分枝杆菌为主。硬膜外脓肿病原体与脊椎化脓性骨髓炎病原体基本相同,单纯椎间隙感染多与穿刺或开放性手术相关。

(二) 感染途径

1. **血源性感染**

脊柱感染有多种途径,以血源性感染最常见,主要感染腰椎(58%),其次为胸椎(30%)和颈椎(11%)。脊柱不同节段血供大体相似,临床上经动脉系统感染比经巴特森(Batson)静脉系统感染更常见。脊柱动脉供应主要来自椎动脉、肋间后动脉及腰动脉分支。这些分支进入毗邻椎骨内,分布到椎弓、横突、关节突、棘突,并彼此吻合成动脉网。肋间后动脉后支发出的脊髓支经椎间孔进入椎管内,并发出升支及降支与相邻椎骨同名支吻合,最后发出3~4条滋养动脉,由椎骨背侧面穿入骨内。小儿尤其是4岁以下儿童的椎动脉可穿过终板营养椎间盘,因此小儿血源性感染可以椎间隙感染为首发表现。成人椎间盘血管已基本退化,其椎间盘的营养主要靠组织液渗透供应,营养动脉最丰富区域为椎体软骨下区域,因此是血源性感染最常见的起始部位。成人血源性感染起初表现为椎体炎,之后感染经局部蔓延并透过终板发展至椎间隙,破坏相邻终板及椎体,最终穿透纤维环及椎体表面到达椎旁组织及硬膜外,导致椎旁及硬膜外感染。

脊柱全长均有致密的静脉丛。椎体静脉呈"Y"形分布,它们引流各椎体静脉血,并通过每个椎体后面的滋养孔流入椎体内静脉。这些静脉均无静脉瓣,又称Batson静脉系统,在每个椎体层面相连形成硬膜外静脉丛,与椎体前方及侧方静脉网广泛交通。腹腔压力增高时,盆腔肿瘤或感染可沿Batson静脉系统引起脊柱感染。

2. 直接接种感染

脊柱穿刺伤直接导致的脊柱感染并不多见。直接接种感染主要是脊柱侵入性医疗操作,如脊柱穿刺活检、椎管麻醉及镇痛、椎间盘造影等所致。直接接种感染可以椎间隙感染为首发表现,如果病情进展,可蔓延至邻近终板及椎体,导致椎体炎,这一途径与常见的血源性感染途径恰好相反。

3. 术后感染

随着医疗水平的不断提高,脊柱侵入性手术日益增多,手术导致的医源性脊柱感染也不断增多,通常是由腰椎术后、硬膜外手术、腰椎穿刺术等导致。有文献报道医源性脊柱感染占脊柱感染的14%~26%。

脊柱手术后伤口感染率可有2.1%~8.5%,感染部位及致病菌因手术操作部位等不同有所差异,多以葡萄球菌感染为主。术后感染大多为手术操作部位感染,少数不同于手术部位的感染可能与血源性感染有关。

(三)危险因素

脊柱感染常见危险因素包括性别、年龄、肥胖、糖尿病、尿路感染、心血管疾病、风湿性疾病、癌症、慢性肝炎、肺结核、镰状细胞性贫血、免疫抑制剂应用、HIV感染、静脉药物滥用、有脊柱侵袭性操作史等。

二、临床表现

脊柱感染总体来说临床特征和症状特异性较差,会影响准确诊断和及时正确的治疗。

脊柱感染多发于男性,各年龄段均可发病,好发于50岁以上成年人,症状出现至确诊的时间在文献报道中不一(30天~6个月)。脊椎化脓性骨髓炎最常见于腰椎,而结核性脊柱炎则最常见于胸椎,有助于临床鉴别诊断,应加以重视,但是不能以此为确诊依据。

脊柱感染的临床表现因感染部位、受累节段数、致病菌不同及病情发展的程度而有差异。最常见症状是背痛,其次为发热、神经根性痛、神经损害、乏力、食欲不振、脊柱僵硬、压痛等,少数因脊柱感染而致截瘫。老年人、身体虚弱患者及免疫功能低下者早期的症状可不典型,但不能因此而忽视。

三、辅助检查

1. 血常规、红细胞沉降率、CRP

白细胞计数、红细胞沉降率(erythrocyte sedimentation rate,ESR)、CRP在脊柱感染诊断中灵敏度高,但特异度低。CRP、ESR显著升高意义较大,感染急性期常有炎性指标及ESR升高,而伴有慢性疾病的患者则可不升高。与化脓性或结核性感染患者相比,布氏菌感染患者的白细胞计数及ESR反而会降低。

2. 结核相关检查

T-SPOT,结核杆菌的抗原、抗体检查,结核感染伽马干扰素释放试验在结核诊断中可提供帮助,但是对于免疫功能缺陷或者既往感染及接种卡介苗的患者不能作为确诊依据。

3. 血培养

血培养结果呈阳性即可对脊柱感染作出诊断，但阳性检出率并不高，因此多次采血培养是必要的。对于脊柱感染，至少要检测 2 次血液标本。有学者报道，在未应用抗生素治疗前，血培养检出率可高达 70%。

4. 局部穿刺活组织检查

结核性感染可表现为典型的干酪样坏死，而化脓性感染多以炎性细胞浸润为典型表现。有研究报道，脊柱感染经皮穿刺活检阳性率为 22%，切开活检阳性率为 93%，CT 引导下穿刺活检阳性率为 47%～100%。对于难以诊断的病例，可在有技术条件的医疗机构行穿刺活检。但若穿刺前患者接受过抗生素治疗，活检可能会出现阴性结果，因此诊断性穿刺活检阴性并不能作为排除切开活检的依据，仍需结合其他检查结果综合判断。

5. mNGS

有条件的医疗机构在做穿刺活检的同时，可考虑无菌生理盐水留取标本送检 mNGS。mNGS 具有检测全面、准确率高、敏感度高和时间短的优势，但是费用高，建议使用抗生素前检测，可提高准确率。

6. 影像学检查

（1）X 线：脊柱感染早期并无骨破坏表现，所以早期 X 线片常无明显异常。X 线片异常最早在发病后 2 周左右才可显现，常表现为椎体终板边界不规则破坏、失去正常轮廓，且常见于椎体前上缘、椎间隙变窄时；晚期常可见椎体塌陷，并有节段性后凸畸形。上述表现在 X 线侧位片上更加明显。感染由受累变窄的椎间隙蔓延至相邻椎体，并导致其被破坏，是晚期脊柱感染的典型 X 线片表现，X 线对因脊柱感染所致椎旁软组织内微细钙化点敏感。

（2）CT：CT 检查在脊柱感染评估中起着重要作用。CT 可用于引导穿刺活检，能更清晰地显示骨破坏、椎旁脓肿、椎管大小变化，对死骨及病理性钙化的显示更优于普通 X 线检查。在脊柱感染进展期，CT 检查可显示相邻椎体弥漫性骨破坏、终板侵蚀灶及死骨形成。CT 在帮助辨别非典型结核灶，尤其是后侧椎弓结核灶的作用重大。虽然 CT 检查诊断脊柱感染的灵敏度及特异度均不及 MRI 检查，但在诊断某些不适合接受 MRI 检查的患者，如佩戴心脏起搏器、体内有金属内置物、有幽闭舱综合征的患者，仍可发挥重要作用。

（3）MRI：MRI 检查诊断脊柱感染的灵敏度为 96%～100%，特异度为 92%，准确率 81%，是目前用于诊断脊柱感染的最佳选择之一。MRI 检查在显示软组织情况方面更具优势，且无辐射，所以适用于儿童检查及患者随访。然而值得注意的是，MRI 检查不能鉴别化脓性与非化脓性感染，不能替代诊断性穿刺活检。脊柱感染的 MRI 表现为椎间盘高度丢失。椎体终板边界模糊，T1 加权像上椎体及椎间盘呈低信号，T2 加权像上椎体及椎间盘呈高信号，脂肪抑制像仍呈高信号，正常髓核裂隙消失，椎旁组织或硬膜外脓肿形成。MRI 上出现椎体内或椎旁软组织周围环形信号增强区，则强烈提示结核性感染。二乙三胺五乙酸钆（Gd-DTPA）增强 MRI 可进一步显示脊柱感染范围，在显示感染累及软组织方面较显示液化脓腔更可靠，对陈旧性感染或疑有感染病例的诊断意义较大。MRI 检查的最大缺点在于患者运动时图像清晰度会衰减，常有伪影出现。有幽闭舱综合征、体内有金属内置物、佩戴心脏起搏器的患者不可接受 MRI 检查。

（4）放射性核素：目前临床上放射性核素扫描检查不是常规检测手段，可供选择的有锝（Tc）骨扫描、镓（Ga）骨扫描和铟（In）标记的白细胞骨扫描。脊柱感染患者经放射性核素骨扫描检查可呈阳性，但特异度不高。有研究报道，联合应用 Tc 骨扫描与 ^{67}Ga 骨扫描的灵敏度可达 90%，特异度为 100%，准确率为 94%。In 标记的白细胞骨扫描有助于脓肿诊断，但对急、慢性脊柱感染的鉴别作用不大。

氟代脱氧葡萄糖（^{18}F-FDG）正电子断层成像（positron emission tomography, PET）依据不同细胞的葡萄糖代谢情况不同，使葡萄糖代谢旺盛的细胞（如炎症细胞）呈"热点"显像，诊断脊柱感染的灵敏度为 100%，特异度为 87%，准确率为 96%。与 MRI 检查相比，PET 可很好地区别原发性脊椎骨髓炎及退变引起的椎体终板变化。对于难以诊断的脊柱感染病例,诊断性穿刺活组织检查是确诊并鉴别致病菌的最佳检查方法。

四、诊断

详细询问病史有助于脊柱感染的病原学诊断,对症状和病史不相符或者病史存在疑问的患者,应该进一步检查,以确定感染病原学诊断。病变处局限性压痛是脊柱感染最常见的临床症状,感染急性期常伴有椎旁肌痉挛,颈椎感染可出现痉挛性斜颈,夜间加剧,患者常采取不同姿势来缓解疼痛。发热并不常见。1/3 的患者会出现神经受损表现,如下肢无力、肢体麻木、失禁,此时已处于疾病晚期了。

由于脊柱感染位置较深,对化脓性病例的体检一般难以发现脓肿形成,椎旁脓肿可沿腰大肌引流至腹股沟处,从而于腹股沟处呈现肿胀。直腿抬高试验对诊断意义不大,单靠物理检查确定诊断十分困难。临床诊断多结合临床症状、实验室检查及影像学检查综合判断,甚至需要临床快速病理确诊。

另外可能还有些并发症表现,例如,有研究显示大约有 30.8% 的腰椎感染患者合并感染性心内膜炎,所以建议对腰椎感染患者进行常规心超检查。

五、鉴别诊断

1. **结核性脊柱炎**

脊柱感染首先需要鉴别是结核性还是非结核性,这也是最难鉴别的,前文已做简单介绍,总体须结合病史、好发部位及其他部位是否合并感染综合判断。

2. **脊柱退行性变**

莫迪克(Modic) Ⅰ 型脊柱退行性变的 MRI 表现与早期脊柱感染相似,均有 T1 加权像椎体低信号,T2 加权像椎体高信号改变,但脊柱退行性变患者椎体终板边界一般清晰,且椎间盘信号一般正常或偏低,而不会像脊柱感染那样呈 T2 加权像椎间盘高信号。有研究报道,应用 MRI 弥散加权像(diffusion weighted imaging,DWI)可很好地鉴别脊柱退行性变与脊柱感染,其敏感性与 PET 检查几乎相同。此外,实验室检查也有助于两者的鉴别诊断。

3. **类风湿关节炎**

累及胸腰段脊柱的类风湿关节炎并不多见,其典型 X 线片表现为骨破坏所致椎体终板形态异常,骨破坏区域常有反应性新骨形成,组成骨性边界,且患者常有相关病史及其他部位类风湿关节炎。

4. **施莫尔(Schmorl)结节**

影像学上 Schmorl 结节与脊柱感染有相似之处,均表现为椎体终板形态不规则、椎间隙变窄。但 Schmorl 结节仅限于软骨内,且椎体信号改变区域局限,不会出现椎旁软组织脓肿。

5. **慢性肾脏疾病**

接受血液透析的慢性肾脏疾病患者影像学上可观察到椎间隙变窄、椎体软骨下骨破坏及新骨形成,但椎间盘在 MRI T1 及 T2 加权像上多呈低信号,且无椎旁软组织脓肿形成。患者病史可为慢性肾脏疾病与脊柱感染的鉴别提供充分依据。

六、治疗

目前文献报道中对脊柱感染治疗措施尚无高质量前瞻性随机对照试验研究,治疗措施最高证据级别为 C 级,治疗关键是恢复脊柱稳定性、应用抗生素治疗感染及解除神经压迫;治疗原则是根除潜在的感染源,固定受害的节段,保持和恢复脊柱结构和稳定性,以及椎管清创减压。

1. **恢复脊柱稳定性**

恢复脊柱稳定性的措施包括物理治疗、辅助装置、限制剧烈运动等,可根据患者具体表现建议患者加用腰托,对患者进行防止提重物、过度伸展的运动教育等。

2. 抗生素使用

诊断明确后合理使用抗生素极为重要,及时、有效根除病原菌是治疗的关键。经验性治疗阶段建议根据实验室检查、影像学检查综合判断,如果外周血培养阳性,有助于提供帮助,但需要排除污染性及定植菌可能。另外对于难以判断的情况,建议尽早完善穿刺活检及病原学检查,以防受抗生素影响而难以诊断。

3. 解除神经压迫

抗生素使用效果不佳或病情已发展至较为晚期,伴有神经受损时,可考虑手术治疗,如颈椎前路椎间盘切除植骨融合术、颈椎后路减压术等。治疗目的是解除脊椎对神经的压迫,避免进一步损伤神经;组织清创,椎体旁引流;采集样品进行微生物和组织学检查。

需要指出的是,临床上多数脊柱感染患者年龄偏大或有基础病,一般状况通常较差。因此,对手术风险过大、无法耐受手术或病情较轻的脊柱感染患者,多考虑非手术治疗。非手术治疗包括选用合适抗生素、卧床休息、营养支持等。

脊柱感染手术指征:患者出现神经症状、脊柱不稳及畸形、诊断不明疑似恶性病变、经正规非手术治疗无效、病情继续进展等。手术旨在去除感染灶、明确病原菌、重建受累椎体节段稳定性及恢复椎管容积。

4. 保守治疗

对于没有手术指征(神经功能损伤、脊柱不稳定和顽固性疼痛)或者手术风险较高者,保守治疗是有效的选择。对于存在轻度损伤或者症状较轻者,手术治疗的争议较大,主要集中在是否可以通过抗生素改善症状。需要指出的是,即使可以通过抗生素改善症状,仍建议使用抗生素前明确病原学诊断。

七、预后

脊柱感染的治疗主要以使用抗生素为主,手术治疗为辅。随着抗菌药物的使用增加,管理技术的改进和早期诊断率的提高,与脊柱感染相关的死亡率已显著下降,并且早期死亡率通常与不受控制的败血症有关。尽管死亡率明显下降,但最令人担忧的结果是可能出现的永久性神经功能损伤。预后与感染的病原菌种类有极大的关系,同时还与患者病情发展阶段、年龄、脊柱受损部位、有无原发病等有关。

典型病例1

肺癌合并腰椎感染

【病史简介】

老年男性,67岁,退休赋闲在家,江苏苏州人。

主诉:间断发热伴腰背部疼痛1月,加重1周。

现病史:患者1个月前无明显诱因出现体温升高,最高体温38.5℃,畏寒、寒战不明显,一开始考虑"感冒",予对症支持治疗未见好转,同时出现腰背部酸痛不适,未加重视。近1周患者腰背部疼痛不适逐渐加重,钝痛为主,无放射性疼痛,到外院就诊,查血培养:金黄色葡萄球菌,不耐药;MRI:L3~L4椎体及椎体旁异常信号,考虑感染病变。患者为求进一步诊治,至苏州大学附属第一医院就诊,门诊查血常规:白细胞计数 $6.68 \times 10^9/L$,红细胞计数 $23.61 \times 10^9/L$,中性粒细胞计数 $5.29 \times 10^9/L$,血小板计数 $338 \times 10^9/L$;肝功能:ALB 35 g/L,TBIL 7 μmol/L;电解质、血凝功能、心电图正常,门诊考虑"腰椎感染"收住入院。本次病程中,患者无咳嗽咳痰,无胸闷气急,食欲一般,大便黄软,小便正常,体重下降不明显。

【既往史及个人史】

既往史:无高血压、糖尿病、慢性肾脏病等病史。2019年10月19日行全麻下"左上肺癌根治术",术后病理示左肺上叶低分化腺癌(实体型为主)伴坏死,术后行辅助化疗。否认肝炎、结核、伤寒等传染病病史。无药敏及食物过敏史。

个人史:生于江苏省苏州市,久居出生地,无烟酒不良嗜好,无毒物接触史,自诉退休后一直赋闲在家。

【入院体征】

体温37.1 ℃,脉搏78次/分,呼吸15次/分,血压132/75 mmHg,SpO_2 99%,神志清楚,无贫血貌。

(1) 全身淋巴结未见明显肿大,全身皮肤、巩膜未见明显黄染。

(2) 左侧胸壁见长度7 cm左右手术瘢痕,双肺呼吸音稍粗,未闻及干、湿啰音。心脏各瓣膜区无病理性杂音。

(3) 腹部平坦,未见静脉曲张,全腹部无压痛、反跳痛,肠鸣音正常。

(4) 四肢活动正常,腰部有轻叩击痛,压痛不明显。双下肢无水肿。

【病例特点】

(1) 老年男性,慢性起病逐渐加重。

(2) 本次起病主要表现为发热,伴有腰背部钝痛不适,外院血培养提示金黄色葡萄球菌败血症,对症治疗无好转,症状逐渐加重,且表现为局部椎体疼痛不适为主。

(3) 既往有肺部恶性肿瘤手术治疗及术后化疗病史,提示免疫功能下降。

(4) 体格检查见胸部手术瘢痕,但是无淋巴结肿大,无腹痛、胸闷等不适,主要表现为发热及腰背部钝痛不适。

(5) MRI检查提示L3~L4椎体及椎体旁异常信号,考虑感染可能性较大,结核待排。

(6) 慢性病程逐渐加重,须完善检查以指导后续治疗。考虑发热及腰背部疼痛病因为感染的可能性大,须进一步诊疗明确诊断。

【辅助检查】

(1) 血常规:白细胞计数6.68×10^9/L,中性粒细胞计数5.29×10^9/L,红细胞计数23.61×10^9/L,血红蛋白106 g/L,血小板计数338×10^9/L。

(2) 凝血功能:PT 14.1 s,INR 1.09。

(3) PCT:0.03 ng/mL。

(4) HNL:3 124.11 ng/mL。

(5) 乙肝两对半:HBsAg 13.25 IU/mL,HBeAg阴性,HBcAb阳性。

(6) HBV-DNA:4.23×10^3 IU/mL。

(7) G试验、GM试验:阴性。

(8) 结核抗原、抗体检测:阴性。

(9) T-SPOT:阴性。

(10) 血培养:阴性。

(11) 增强CT(图1-3-1):L2~S1椎间盘突出,L3~L5椎体前缘软组织增厚伴强化,L4椎体前角骨质破坏,考虑感染性病变,结核待排。肝脏边缘毛糙,肝硬化表现。

(12) 骨扫描(图1-3-2):左肺癌术后,全身骨显像未见典型转移性征象,L3~L4反应性骨形成活跃,考虑感染性病变可能。

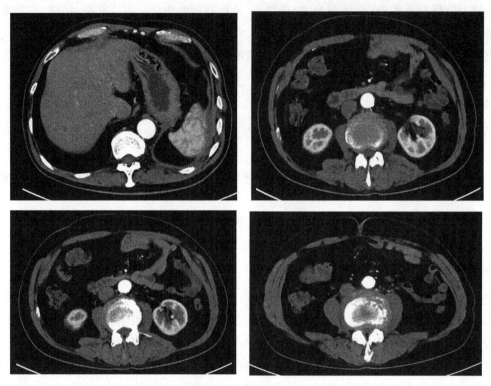

图 1-3-1 增强 CT 结果

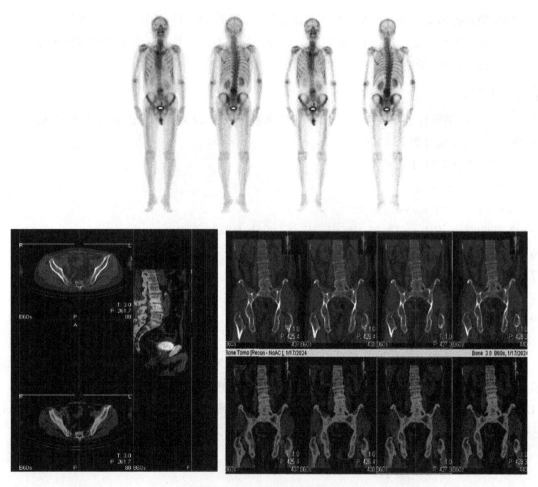

图 1-3-2 全身骨扫描结果

【初步诊断】

(1) 感染性发热。

(2) 金黄色葡萄球菌败血症。

(3) 腰椎感染:非结核性感染? 结核性感染?

(4) 左肺恶性肿瘤术后。

【诊断思路】

患者既往有恶性肿瘤手术治疗及化疗病史,免疫功能低下。本次起病主要表现为发热、腰背部疼痛不适表现,实验室初步检查血常规正常,外院血培养提示金黄色葡萄球菌败血症。金黄色葡萄球菌是日常常见菌种,不排除污染所致。MRI 提示 L3~L4 椎体及椎体旁异常信号,考虑感染可能性较大,但是需排除结核性病变,同时结合临床。因患者既往有恶性肿瘤病史,故也需要排除转移性病变。进一步检查尤其是病理及病原学检查尤为重要。

【鉴别诊断】

患者本次起病主要表现为发热,且血培养提示金黄色葡萄球菌败血症,需要判断腰椎感染是否为同源菌群所致,所以主要应鉴别腰椎病变。

(1) 结核性脊柱炎:在脊柱感染中占多数,有肺部或者肺外结核病病史,有午后低热、盗汗等结核中毒症状,脊柱疼痛不适,实验室检查 ESR 升高、T-SPOT、结核感染伽马干扰素释放试验阳性,影像学检查显示病变累及 2 个及以上椎体,主要以椎体上下缘近终板处为主,多表现为溶骨性骨质破坏、骨髓内的炎性水肿、死骨形成、椎间隙变窄、椎间盘破坏及冷脓肿形成等。病理表现为非特异性炎症反应,之后可出现结核性肉芽组织增生,形成结核结节,最后干酪样坏死形成脓肿,脓肿破溃向周围蔓延。

(2) 非结核性脊柱炎:患者多有基础病,免疫功能低下。起病隐匿,外周血血象明显升高,感染性血清检查均提示阳性,影像学检查多以边缘性骨质破坏为主,在椎体无死骨形成、无椎体塌陷成角、椎间隙无变窄、椎间盘局限性破坏、椎旁局限性肉芽肿或脓肿形成这几个方面与结核性脊柱炎有差异。病理检查以阳性组织浸润为主要表现。

(3) 腰椎骨转移性病变:多有恶性肿瘤手术及放化疗病史,影像学检查见溶骨性表现,骨质破坏,大小和形状不一,后期逐渐融合成斑片状或者结节状。核素骨扫描表现为热脓肿,必要时行 PET-CT 检查可见核素代谢明显升高。

【初步治疗】

(1) 予以比阿培南抗感染,同时积极创造机会行腰椎穿刺活检明确诊断。

(2) 抗乙肝病毒治疗,同时予保肝等对症支持治疗,防治并发症。

(3) 进一步完善脊柱 MRI 检查、腰椎穿刺活检病理检查、椎体组织 mNGS 等。

【进一步检查】

(1) 脊柱 MRI(图 1-3-3):L3~L4 椎体炎性改变,腰背部软组织水肿。

(2) 腰椎穿刺活检病理检查(图 1-3-4):见髓细胞及死骨,粒系增多。

(3) 椎体组织 mNGS(表 1-3-1):未见结核分枝杆菌,葡萄球菌属序列数24,表皮葡萄球菌序列数13。

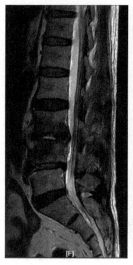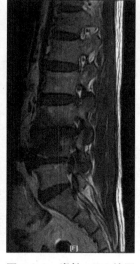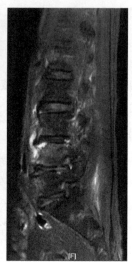

图 1-3-3 脊柱 MRI 结果

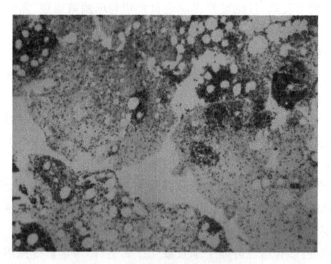

图 1-3-4 腰椎穿刺活检病理检查结果

表 1-3-1 椎体穿刺组织 mNGS 结果

类型	属名	相对丰度	序列数	种名	序列数
革兰阳性	葡萄球菌属	4.29%	24	表皮葡萄球菌	13

【进一步分析】

患者老年男性,有恶性肿瘤手术治疗及化疗病史,且本次住院期间查乙肝两对半提示"小三阳",考虑为慢性乙型肝炎,结合影像学检查,已有肝硬化表现,故患者处于严重免疫功能低下状态。本次以发热、腰背部疼痛不适起病,病情逐渐加重,影像学检查提示椎体感染,但无法确定是结核性还是非结核性,所以须进一步行病理及病原学检查明确诊断。病理检查见炎性细胞,非干酪样坏死,病原学 mNGS 未见结核分枝杆菌,诊断明确为非结核性脊柱炎,考虑葡萄球菌腰椎感染性病变。

【最终诊断】

(1) 葡萄球菌腰椎感染性病变。

(2) 败血症。

(3) 慢性乙型肝炎。

(4) 左肺恶性肿瘤术后。

【诊断依据】

（1）葡萄球菌腰椎感染性病变、败血症：① 患者老年男性，慢性病程逐渐加重，以发热伴腰背部不适起病；② 实验室检查提示血清 T-SPOT 阴性，HNL 明显升高，考虑细菌性感染，外院血培养阳性，为葡萄球菌，住院后再次血培养阴性，但不排除抗生素使用后血培养阴性结果可能，进一步椎体穿刺病理检查见炎性浸润，未见干酪样坏死，且椎体组织 mNGS 未见结核分枝杆菌，为葡萄球菌菌属。综上所述，考虑葡萄球菌腰椎感染性病变、败血症。前期抗感染治疗有效，但仍需长期积极抗感染治疗。

（2）慢性乙型肝炎：① 患者否认乙肝病史，但是本次住院检查乙肝两对半提示"小三阳"；② 实验室检查 HBV-DNA 明显升高；③ CT 检查见肝脏边缘毛糙，不光滑，肝硬化表现。故诊断慢性乙型肝炎明确。

【进一步治疗】

（1）拉氧头孢 2.0 g bid 静滴抗感染治疗。

（2）恩替卡韦 0.5 mg qn 口服抗病毒治疗。

（3）病情好转出院后继续口服抗生素治疗，同时予胸腺肽提高免疫力。

【随访】

患者出院后随访一般情况良好，无发热，无恶心呕吐，无腹痛腹泻，但是仍诉腰背部酸痛不适，症状无缓解。后复查椎体 CT 未见椎体感染好转，且再次诉有腰酸不适，再次住院治疗，予抗生素、增强免疫力等综合治疗。现患者诉一般情况、症状较前好转。

【疾病概要】

患者老年男性，既往有恶性肿瘤病史。本次急性起病，主要表现为发热伴有腰背部不适，病情逐渐加重，实验室检查外院血培养阳性，HNL 明显升高，影像学 CT、MRI 均提示腰椎感染性病变，高度考虑细菌性感染病变。为进一步明确病原学诊断，行腰椎穿刺，病理结果提示炎性改变，非干酪样坏死。椎体 mNGS 未见结核分枝杆菌，为葡萄球菌属，最终葡萄球菌腰椎感染性病变诊断明确，长期接受抗生素治疗。

【讨论】

恶性肿瘤对患者的免疫系统破坏是致命的，终末期肿瘤患者主要并发症之一就是感染，但是 HBV 感染所致的免疫力低下往往容易被人忽视，现就 HBV 对患者的免疫功能影响做以下阐述。

ESLD 患者出现的免疫功能障碍，又称肝硬化相关性免疫功能障碍综合征，是肝硬化的重要组成部分，在肝功能急性和慢性恶化的发病机制中起着关键作用。因 ESLD 导致的免疫功能低下而造成的感染性并发症是需要引起重视的。

HBV 感染是肝炎、肝纤维化、肝硬化和肝细胞癌的主要危险因素之一。大量的临床研究表明，慢性 HBV 持续感染导致的适应性免疫功能障碍，涉及单核/巨噬细胞、树突状细胞、天然免疫杀伤细胞、T 细胞。单核/巨噬细胞通过抑制或激活表面分子与淋巴细胞相互作用。HBV 刺激单核/巨噬细胞分泌 TGF-β、IL-10，同时抑制 Toll-like 受体（TLR2）诱导的 TNF-α 和 IL-12 的分泌。人源化小鼠模型中对 HBV 感染的研究发现，HBV 诱导人单核/巨噬细胞分化为 M2 型巨噬细胞，表达 IL-10 及其他抑制性细胞因子。慢性 HBV 感染患者单核细胞中表达的抗炎细胞因子（IL-10 和 TGF-β）和抑制性细胞表面分子[程序性死亡配体 1（PD-L1）和人类白细胞抗原 E（HLA-E）]显著增加，高于健康对照组。进一步的体外实验表明，HBsAg 或 HBV 直接诱导 PD-L1 和 HLA-E 的表达以及健康成年人单核细胞抗炎细胞因子的分泌。最近的研究发现，骨髓来源的抑制细胞（MDSC）在慢性 HBV 感染中起关键作用。HBV 通过相关信号转导途径诱导单核细胞分化为 MDSCs，从而抑制淋巴细胞的活化和功能。早期的研究已经确定，适应性免疫应答，特别是 HBV 特异性 $CD4^+$ T 细胞和 $CD8^+$ T 细胞免疫应答，在病毒去除中起着至关重要的作用。$CD4^+$ T 细胞促进 CTL 反应和产生中和抗体，而 $CD8^+$ T 细胞去除感染 HBV 的肝细胞。T 细胞分泌的 IFN-γ 和 TNF-α 是抑制 HBV 复制的关键细胞因子。在慢性乙型肝炎感染中，HBV 特异性 $CD4^+$ T 细胞和 $CD8^+$ T 细胞没有足够的反应（也称为 T 细胞耗竭）。长期接触高浓度的病毒抗原是导致 T 细胞免疫耐受和特异性 T

细胞耗竭的直接原因。随着病毒载量的增加,病毒特异性T细胞逐渐变得更加衰竭,并且表现出减弱的效应功能。NK细胞是另一种重要的先天性免疫细胞,它能有效、快速地鉴定和去除被病毒感染的细胞,而不受MHC限制。NK细胞是肝脏中的主要淋巴细胞,约占肝脏淋巴细胞的30%。慢性乙型肝炎患者高水平的抑制性细胞因子IL-10对NK细胞产生IFN-γ有明显的抑制作用。IL-10和TGF-β中和抗体可恢复慢性乙型肝炎患者NK细胞的功能。

【诊疗体会】

恶性肿瘤是威胁人类健康的主要疾病,主要表现为影响患者免疫功能。患者在恶性肿瘤终末期会出现免疫功能低下,容易继发感染,所以临床治疗中在积极治疗原发病的同时,须兼顾并发症预防和增强免疫力。HBV感染同样会影响患者免疫功能,在治疗恶性肿瘤时,如发现合并HBV感染,建议积极抗病毒治疗。对于病情进展迅速、起病危急,需要快速精准诊断的患者,尤其是基础免疫功能低下的患者,可考虑选择mNGS检查。mNGS覆盖广及无须预先假设存在的病原体等优势,已使其成功应用于多种临床感染性疾病的病原体诊断,同时还可以兼顾耐药基因检测,为临床诊治提供依据。

典型病例2

胰腺癌合并腰椎感染

【病史简介】

老年女性,71岁,退休在家,苏州人。

主诉:恶心、呕吐伴腰痛不适2天。

现病史:患者2天前无明显诱因出现恶心、呕吐,无发热,无腹痛、腹泻,诉有腰背部不适,以隐痛为主,无放射性疼痛。入院前门诊查CT提示L4~S1椎体周围渗出性改变,考虑感染;右肺中下叶及左肺下叶炎症。患者25天前因发热伴恶心、呕吐住院治疗过1次,当时最高体温40℃,考虑感染性发热,予抗感染治疗后出院。本次病程中患者无发热,无胸闷,稍咳嗽,大小便正常。

【既往史及个人史】

既往史:苏州本地人,无高血压、糖尿病、慢性肾脏病等病史。3年前因胰腺癌行手术治疗(具体术式不详),术后病理:胰腺中、低分化腺癌,侵犯神经,累及十二指肠,局灶累及周边纤维脂肪组织,各切缘未见肿瘤累及。术后行辅助化疗。否认肝炎、结核、伤寒等传染病病史。

个人史:生于江苏省苏州市,久居出生地,无烟酒不良嗜好,无毒物接触史,自诉退休后一直在家。

【入院体征】

体温37.8℃,脉搏92次/分,呼吸20次/分,血压87/48 mmHg,SpO₂ 99%,神志清楚,无贫血貌。

(1) 全身淋巴结未见明显肿大,全身皮肤、巩膜未见明显黄染。

(2) 双肺呼吸音清,未闻及干、湿啰音。心脏各瓣膜区无病理性杂音。

(3) 腹部平坦,可见一陈旧性手术瘢痕,长10 cm左右,无压痛、反跳痛,肠鸣音正常。

(4) 四肢活动正常,腰部有轻叩击痛,双下肢无水肿。

【病例特点】

(1) 老年女性,急性起病,迅速进展至休克状态,短时间内2次入院。第一次入院主要临床表现为发热伴有呕吐,第二次因消化道症状伴腰背部不适入院。

(2) 既往有恶性肿瘤手术治疗及术后化疗病史,提示免疫功能下降。

(3) 体格检查见腹部手术瘢痕,血压下降,为休克状态。

(4) CT 检查提示肺部感染，L4～S1 椎体及周围渗出性改变，考虑感染。结合患者血压低，为休克状态，考虑感染较为严重，为感染性休克。

(5) 病情进展迅速，须进一步检查明确发热病因及腰背部渗出诊断，指导后续治疗。

【辅助检查】

(1) 血常规：白细胞计数 $212.61\times10^9/L$，中性粒细胞计数 $11.64\times10^9/L$，红细胞计数 $2.98\times10^9/L$，血红蛋白 91 g/L，血小板计数 $30\times10^9/L$。

(2) 凝血功能：PT 15.1 s，INR 1.26。

(3) PCT：50.03 ng/mL。

(4) HNL：274.86 ng/mL。

(5) 传染病五项：阴性。

(6) 甲型流感病毒抗体：弱阳性。

(7) 心脏超声：全心稍增大，主动脉瓣轻度反流。

(8) G 试验、GM 试验：阴性。

(9) 结核抗原、抗体：阴性。

(10) T-SPOT：阴性。

(11) 外周血培养：阴性。

(12) 外周血 mNGS（前次住院）：提示表皮葡萄球菌感染。

【初步诊断】

(1) 感染性发热。

(2) 感染性休克（病原学不明）。

(3) 腰椎感染？

(4) 肺部感染。

(5) 胰腺癌术后。

【诊断思路】

患者既往有恶性肿瘤手术治疗及化疗病史，免疫功能低下，本次起病主要表现为消化道症状、腰背不适，查体见发热、休克表现，考虑感染性发热、感染性休克，感染部位、感染病原体暂不明确，须完善病原学检查为后续抗感染治疗提供依据，同时予扩容、升压维持生命体征平稳。由于患者本次起病有恶心、呕吐表现，既往有消化道恶性肿瘤病史，不排除恶性肿瘤复发或转移可能，可通过影像学检查及肿瘤血清学检查辅助诊断。CT 检查提示肺部感染，较轻，脊柱有破坏及渗出，感染的可能性较大，也需要排除及鉴别是否为恶性肿瘤转移。

【鉴别诊断】

本例患者有恶性肿瘤病史，虽然影像学检查提示脊柱病变为感染性病变可能性大，但不能完全排除肿瘤转移可能。如为恶性肿瘤转移，可有肿瘤指标升高，组织活检病理检查可明确诊断。如考虑感染，首先要鉴别结核性脊柱炎和非结核性脊柱炎，在本节"典型病例 1"中已有详细鉴别诊断，此处不再赘述。

【初步治疗】

前次住院结合基础病、临床表现及实验室检查，考虑感染性发热、感染性休克可能性大，予比阿培南抗感染，奥司他韦治疗甲流，同时予积极扩容及对症支持治疗，防治并发症，病情好转后出院。本次患者住院再次考虑感染性疾病，且伴有新发主诉及体征，予抗休克及抗感染治疗，同时完善脊柱 MRI 检查、腰椎穿刺活检病理检查及椎体组织 mNGS。

【进一步检查】

(1) 脊柱 MRI（图 1-3-5）：L3～S2 椎体周围软组织影伴 L4～S1 椎体骨质破坏，考虑感染。

(2) 腰椎穿刺活检病理检查(图1-3-6):炎症浸润,非干酪样坏死。

(3) 椎体组织 mNGS(表1-3-2):检测出大肠埃希菌2 843条,人类疱疹病毒4型10条。常见抗生素耐药基因检测结果提示大肠埃希菌对β-内酰胺类药物耐药。

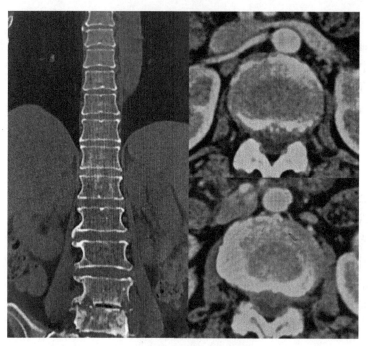

图 1-3-5　脊椎 MRI 结果

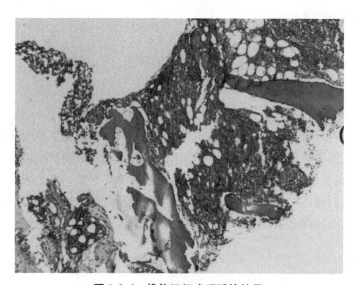

图 1-3-6　椎体组织病理活检结果

表 1-3-2　椎体组织 mNGS 结果

分类	病原微生物检测结果
靶向测序检测	分枝杆菌:未检出疑似病原体
	细菌:大肠埃希菌
	真菌:未检出疑似病原体
	DNA病毒:人类疱疹病毒4型
	非典型病原体:未检出疑似病原体

续表

分类	病原微生物检测结果
宏基因测序检测	分枝杆菌:未检出疑似病原体
	细菌:大肠埃希菌(2 843条)
	真菌:未检出疑似病原体
	DNA病毒:人类疱疹病毒4型(10条)
	非典型病原体:未检出疑似病原体
	寄生虫:未检出疑似病原体
其他	头状葡萄球菌(10条),球形马拉色菌(11条)

【进一步分析】

患者老年女性,有恶性肿瘤手术治疗及化疗病史,前次起病以急性发热伴恶心、呕吐等消化道症状为主要临床表现,实验室检查提示甲型流感病毒抗体弱阳性,当时正值甲型流感发生高峰期,患者肺部CT可见间质性肺炎表现,考虑肺部感染为甲型流感病毒所致可能性较大。血清学检查提示血象明显升高,伴PCT、HNL明显升高,考虑细菌性感染。前次住院予拉氧头孢及奥司他韦抗感染治疗后好转出院,出院后不久患者再次急性起病入院,且本次主诉腰背部不适,腰椎穿刺活检病理检查提示炎症浸润,非干酪样坏死,且mNGS提示耐β-内酰胺类大肠埃希菌椎体感染,未见结核分枝杆菌,结合病史特点及检查结果综合考虑耐β-内酰胺类大肠埃希菌腰椎感染。

【最终诊断】

(1) 耐β-内酰胺类大肠埃希菌腰椎感染。

(2) 甲型流感病毒感染肺炎。

(3) 胰腺癌术后。

【诊断依据】

(1) 耐β-内酰胺类大肠埃希菌腰椎感染:① 患者急性起病,表现为发热、恶心、呕吐伴腰背部不适,病情进展速度快;② 实验室检查提示血象明显升高,血清T-SPOT阴性,HNL明显升高,考虑细菌性感染,进一步完善腰椎穿刺活检病理检查见炎性浸润,未见干酪样坏死,且组织mNGS检测到耐β-内酰胺类大肠埃希菌;③ 比阿培南抗感染治疗有效。综上所述,排除结核分枝杆菌,考虑耐β-内酰胺类大肠埃希菌腰椎感染。

(2) 甲型流感病毒感染肺炎:① 正值甲型流感病毒高流行阶段;② 实验室甲型流感病毒抗体阳性;③ 肺部CT提示肺部间质性肺炎;④ 奥司他韦治疗有效。

【进一步治疗】

(1) 碳青霉烯类抗生素和奥司他韦联合抗感染。

(2) 对症支持治疗,防治并发症。

(3) 病情好转出院后继续口服抗生素治疗,同时予胸腺肽提高免疫力。

【随访】

出院1个月后随访,患者一般情况良好,无发热,无恶心、呕吐,无腹痛、腹泻,诉稍有下肢无力,无下肢麻木,腰背部无疼痛等不适,嘱门诊复查血常规、PCT、HNL、脊柱CT,并且不可随意中断抗生素治疗。

【疾病概要】

患者老年女性,既往有恶性肿瘤病史,本次急性起病,开始即有休克表现。患者连续两次急性起病,病情逐渐进展至腰背部不适,病史及实验室检查提示感染性疾病,但是否两次为同一病因暂不清楚,只是考虑细菌感染合并甲流可能性较大,细菌性病原体不明。影像学检查提示椎体渗出,感染性可能,不同于结核性脊柱炎影像,结合患者有恶性肿瘤手术及化疗史,故考虑结核分枝杆菌感染之外的其他病原体感染。为求明确诊断,完善椎体穿刺活检及病理组织检查、组织 mNGS 检查,最终明确为耐 β-内酰胺类大肠埃希菌腰椎感染,予碳青霉烯类抗感染治疗后好转出院。

【讨论】

腰椎感染以结核分枝杆菌感染最为多见,但不能忽视其他病原体感染可能。结核性脊柱炎最初为非特异性炎症反应,之后可出现结核性肉芽组织增生,形成结核结节,最后干酪样坏死形成脓肿,脓肿破溃向周围蔓延。化脓性脊柱炎,又称为细菌性脊柱炎,多以边缘性骨质破坏为主,在椎体无死骨形成、无椎体塌陷成角、椎间隙无变窄、椎间盘局限性破坏、椎旁局限性肉芽肿或脓肿形成这几个方面,与脊柱结核有差异,临床比较少见,占所有骨髓炎的 2%~4%。化脓性脊柱炎多见于成人,主要通过血行感染,起病较急,症状明显,有畏寒、高热、腰背部剧痛,并有局限性棘突叩击痛,白细胞计数升高,一般持续 1 个月左右全身症状缓解,仅有局部压痛及活动受限。化脓性脊柱炎以腰椎多见,其累及的椎体数目一般较结核性脊柱炎少,椎旁脓肿较小,常不超过 2 个椎体高度。一般椎体炎性病变取代骨髓后在 MRI 上呈长 T1、长 T2 信号改变,相对结核性脊柱炎的 T2WI 信号更低。化脓性脊柱炎椎旁病变范围均不超过病变椎体高度,可伴椎旁脓肿形成。化脓性脊柱炎可经过椎间盘直接向邻近椎体扩张,也可出现韧带下蔓延及硬膜外播散,但结核性脊柱炎韧带下及硬膜外蔓延范围较化脓性脊柱炎广,常跨越 2 个以上椎体水平。化脓性脊柱炎少有椎体严重塌陷畸形。二者鉴别须综合考虑实验室检查、影像学检查,对于疑难或者存在较多疑问的不典型病例,可进一步完善病理检查及病原学检查综合诊断、指导治疗。

本例患者最终诊断为耐 β-内酰胺类大肠埃希菌腰椎感染。大肠埃希菌为肠杆菌科革兰阴性杆菌,研究显示产超广谱 β-内酰胺酶的大肠埃希菌具有多重耐药性,而碳青霉烯类抗生素可作为临床治疗的首选药物。大肠埃希菌主要来自人和动物的粪便,是人体肠道中的正常菌群,当机体抵抗力下降时可成为机会致病菌,引起人体各部位内源性感染。大肠埃希菌已成为医院感染的重要机会致病菌之一。除引起人类肠道疾病外,还可侵入肠外组织引起尿路感染、腹腔感染、胆道感染、肺部感染、血流感染、脑部感染和肌肉结缔组织感染等。

β-内酰胺环是青霉素类、头孢菌素类、单环内酰胺类等多种抗菌药物的抗菌活性结构,可使细菌的细胞壁损伤而发生裂解,在临床得到广泛的应用。然而,β-内酰胺酶可与 β-内酰胺环结合,改变抗菌药物与细菌的结合靶位或者使抗菌药物难以与靶位结合,从而使其抗菌活性降低甚至消失。β-内酰胺酶包括广谱和超广谱 β-内酰胺酶,主要存在于肺炎克雷伯菌和肠杆菌科细菌中,近 30 年在肠杆菌科和其他革兰阴性菌中的传播呈上升趋势。肠杆菌科是产超广谱 β-内酰胺酶的主要菌种,且随着新型 β-内酰胺酶的出现,超广谱 β-内酰胺酶家族日益庞大,不同分型的 blaCTX-M 基因编码不同类型的超广谱 β-内酰胺酶,而不同类型的超广谱 β-内酰胺酶对抗菌药物的水解能力不同,进而决定了相应菌株对抗菌药物的耐药性。本例患者感染的大肠埃希菌初始发现即耐药,且感染迅速迁延至脊柱及其周围组织,考虑与患者既往恶性肿瘤基础疾病有关,由于患者免疫力低下而使该菌群发展迅速,并且致病力强。

对于疑难重症感染性患者,尤其是有基础疾病,如糖尿病、恶性肿瘤、须长期口服激素等疾病的患者,如果发现病例不典型或者临床与疾病进展不符,建议在积极抗感染前或者生命体征平稳的情况下,尽早完善感染相关血清学检查及影像学检查,尤其是病原学检查,如 PCT、HNL、血培养、mNGS,甚至组织病理检查联合 mNGS 检查,为诊断及治疗提供依据。

【诊疗体会】

(1) 广谱/超广谱耐药菌发展迅速,多见于有基础疾病的患者。对于基础免疫力低下的患者,应做到早诊断、早治疗、合理治疗,尤其是抗生素的选择应考虑病原菌耐药性。

(2) 对于起病危,病情进展迅速,需要快速精准诊断的患者,尤其是基础免疫功能低下的患者,可考虑选择 mNGS 检查。mNGS 覆盖广及无须预先假设存在的病原体等优势,已使其成功应用于多种临床感染性疾病的病原体诊断,同时还可以兼顾耐药基因检测,为临床诊断和治疗提供依据。

第四节　糖尿病合并肝脓肿

一、糖尿病合并肝脓肿概述

糖尿病是一个重要的公共卫生问题,全球估计有4.249亿人受到影响,其中1/3的人年龄超过65岁。30岁及以上成人糖尿病患病率为14.4%。众所周知,糖尿病可导致慢性疾病,包括慢性肾脏病(chronic kidney disease,CKD)和视网膜病变,亦可导致感染风险增加。在糖尿病患者中,血糖控制不佳会增加感染、糖尿病神经病变以及先天性和适应性免疫应答受损的风险。

化脓性肝脓肿(pyogenic liver abscess,PLA)是一种罕见的危及生命的疾病,多发生在中老年患者中。胆道疾病、恶性肿瘤、高血压、冠心病可能是PLA的危险因素,疲劳、食用受污染的食物和其他肠道、胆道传染病也可能诱发PLA。PLA是指由化脓性细菌侵入肝脏形成的肝内化脓性病变,主要由胆道和(或)血流感染引起,是一种严重的感染性、消耗性疾病。PLA患者经常出现严重的并发症,死亡率通常很高。随着影像学技术、病原学检查技术、外科手术技术的发展和抗生素治疗水平的提高,PLA的早期诊断和有效治疗方面取得了重大进展。欧美国家PLA的主要致病菌是大肠埃希菌,而亚洲国家的主要致病菌是肺炎克雷伯菌。糖尿病是革兰阴性菌感染(包括菌血症)的重要危险和预后因素,既往有恶性肿瘤或胆道病变的PLA患者细菌培养多为大肠埃希菌,病因不明或合并糖尿病的PLA患者细菌培养多是克雷伯菌。如患者出现胸腔积液,应怀疑大肠埃希菌可能;如影像学考虑产气脓腔时,应怀疑克雷伯菌的可能。肺炎克雷伯菌有体内远距离转移能力,临床可表现为肝外侵袭综合征。

二、临床表现

PLA是指致病微生物侵入并定植于肝脏导致的严重感染性疾病,主要临床表现为发热、寒战、肝区疼痛三联征,其他常见症状包括周身乏力、恶心、呕吐、体重减轻等,部分并发迁徙性感染的PLA患者可出现呼吸道感染症状、视力受损或精神状态改变等。查体可见肝大、心动过速及低血压等,部分脓肿破裂患者可出现腹膜刺激征。PLA的诊断需要结合临床特征、影像学检查结果和微生物学检查结果。

但是随着PLA发展,越来越多的患者临床表现并不典型,导致诊断困难。非典型临床表现的潜在原因包括:① 寒战、高热和乏力这些全身症状本身并不具有特异性,中老年患者可能对疼痛不太敏感;② 以腹痛、恶心和呕吐为主要临床症状的患者可能容易被混淆为胃肠道疾病。在肝脓肿形成的早期阶段,炎症可能不会影响到肝包膜,并且可能与相对特异性的肝痛典型症状无关,因此典型症状相对罕见。应特别注意表现出非典型临床症状,如发热,伴或不伴寒战,但没有任何特定的异常症状的患者。

三、辅助检查

1. 病原学检测

PLA患者应尽可能在抗菌药物使用前完善病原学检测,如血培养,有条件的情况下尽早完善脓液培养。既往研究发现高达50%的PLA患者血培养可呈阳性,但实际临床上血培养阳性率低于50%,这可能与抗菌药物的早期使用有关。CT或超声引导下穿刺抽取的脓液样本应送至实验室进行革兰染色和培养(包括需氧菌和厌氧菌),其培养阳性率可明显高于血液培养。近年来mNGS技术被应用于临床检验,可以快速、精确地检出致病微生物。尤其对于血或脓液培养阴性的PLA患者,mNGS技术可协助临床医生更早期、准确地实施抗感染治疗。

2. 超声

超声在临床中易得、经济、可重复性强,常作为一线检测手段,应对所有可疑的PLA患者进行超声检查。超声可清晰地显示脓肿大小、位置及深度等,不仅可用于诊断,而且还可以引导介入穿刺治疗。典型 PLA 超声特点为囊壁厚、内缘多不光滑、可呈虫蛀样内壁、边界不清,其脓腔内可见浮动的点状回声,短期随访即有动态改变。对于部分临床症状不典型或难以确诊的、复杂的 PLA 患者,有条件的情况下建议完善超声造影。近年来随着急诊超声的普及和推广,超声已成为急重症医生快速床旁评估病情的重要工具,建议条件允许的情况下可进行快速超声评估。

3. CT

PLA 患者的 CT 表现通常为单个或多个圆形或卵圆形的界限清楚、密度不均的低密度区,有时可见气液平,提示该脓肿为产气杆菌等引起。增强 CT 可出现典型的"日晕征"或"环月征",即脓腔密度无变化,腔壁呈现密度不规则增高的强化。

4. MRI

PLA 患者的 MRI 表现在 T1 加权像上呈现低信号,在 T2 加权像上呈现高信号。肝脓肿愈合后,其边缘可形成薄的钙化环。

5. 其他实验室检查

血培养阳性的 PLA 患者 PCT 明显升高,PCT 的动态监测在 PLA 的诊治中有一定指导价值。PLA 患者实验室检查可见胆红素、转氨酶升高,67%～90% 的患者出现血清碱性磷酸酶升高,均需动态密切随访。PLA 患者还可见白细胞计数、CRP 及其他炎症因子等炎症指标的升高,严重感染时可出现相应脏器功能指标异常,如心肌肌钙蛋白升高、凝血指标异常、血肌酐升高、低白蛋白血症、贫血(正细胞正色素性贫血)及血小板计数下降等。有研究显示白细胞及血清白蛋白水平与脓肿大小密切相关,脓肿越大,血白细胞计数升高越明显,同时血清白蛋白下降越明显。

四、诊断和鉴别诊断

PLA 的诊断须结合实验室检查、影像学检查及病原学检查。主要与以下几种疾病鉴别诊断。

1. 阿米巴肝脓肿

阿米巴肝脓肿是阿米巴病最常见的肠外表现,以长期发热、右上腹或右下胸痛、全身消耗,以及肝脏肿大、压痛,血白细胞增多等为主要临床表现。穿刺抽吸物为类似"鱼酱"的棕色液体,抽吸物显微镜检查中见到滋养体可确诊。

2. 原发性肝癌

没有完全液化的肝脓肿,其影像学表现与肝癌相似,继发感染的肝癌也可出现肝脓肿的表现,临床上需要结合病史、实验室检查及影像资料综合鉴别。原发性肝癌患者多有慢性肝病史、全身情况进行性恶化、血甲胎蛋白及癌胚抗原明显升高等表现,肝血管造影、腹部增强 CT 或 MRI、肝穿刺活检等可协助确诊。临床上如遇肝脓肿与肝癌鉴别困难时,应先按感染进行治疗。

3. 胆道感染

胆道感染也可表现为发热伴右上腹痛,但常伴有明显的皮肤、巩膜黄染,腹部超声或 CT 检查可协助确诊。

4. 右膈下脓肿

多继发于腹腔感染或腹腔术后,临床亦常表现为发热、右上腹或右下胸痛,腹部超声或 CT 检查可协助确诊。

5. 肝血管瘤

临床多无特殊症状,常在腹部影像学检查时偶然发现。瘤体较大时可能因压迫造成局部疼痛等表现。超声可见肝脏内圆形或类圆形的均质、高回声、边界清晰的占位。

五、治疗

随着现代医学发展,PLA 的治疗手段有了极大进步,但是基础疾病治疗仍占重要地位,如糖尿病血糖控制,胆道疾病、恶性肿瘤等治疗。

1. 初步评估和支持治疗

PLA 患者入院后须完善全身状况的评估并给予支持治疗。病情评估包括生命体征监测、营养风险评估、脏器功能评估等。对于病情稳定的患者,在抗菌治疗的同时应酌情补充优质蛋白。对于危重症患者(脓毒症或脓毒症休克患者),入院即进行营养风险评估,如不能耐受肠内营养,建议在初始阶段提供滋养型喂养(10~20 kcal/h 或 500 kcal/d,1 kcal = 4.186 kJ),24~48 h 后如可耐受则逐步增加至目标热量的 80%,建议每天输送 1.2~2 g/kg 体重的蛋白质。危重症患者应尽早恢复肠内营养。对于并发多脏器功能衰竭的患者,应积极保护脏器功能,如呼吸衰竭的患者予机械通气辅助呼吸,肾功能衰竭的患者予床旁连续性肾脏替代治疗,肝功能衰竭的患者积极保护肝脏功能,必要时可考虑行人工肝治疗,心功能衰竭的患者在明确诱因后酌情对症支持治疗。对于正在行免疫抑制治疗的患者,须综合评估后调整原治疗方案,及时减量或停用免疫抑制药物等。对于合并休克的患者,应积极充分补液扩容,必要时使用血管活性药物,同时注意纠正水、电解质及酸碱平衡紊乱。中药皮硝有消肿清火、泻下、软坚等功效,可局部外敷促进肝脓肿成熟液化。

2. 原发病的筛查和治疗

消除及控制潜在病因是治疗 PLA 的基础,PLA 原发病的治疗尤为重要。通过病史、实验室检测和影像学检查等可以明确患者是否有 PLA 的高危因素,在此基础上可进一步行胃肠镜、经内镜逆行性胰胆管造影术(endoscopic retrograde cholangiopancreatography,ERCP)、心超等检查。合并糖尿病的 PLA 患者须加强血糖管理,但应注意防止低血糖的发生,一般在治疗后的 10~14 天易发生低血糖;既往有胆道操作史、肝脓肿与胆道相通的患者,ERCP 有助于引流肝脓肿;合并消化道肿瘤的患者在 PLA 治疗结束后须尽早进行肿瘤的内外科治疗;存在感染性心内膜炎的患者抗菌药物选择方面应覆盖阳性菌等。药物治疗、介入穿刺引流治疗是治疗 PLA 的基本手段,须根据临床实际情况采用个体化治疗策略。对于巨大肝脓肿、穿刺引流效果不理想的患者,可考虑外科手术治疗。

3. PLA 的抗菌治疗

早期经验性应用抗菌药物应在考虑原发病因的基础上尽可能全面覆盖 PLA 常见致病菌,如肠杆菌(肺炎克雷伯菌、大肠埃希菌和其他肠杆菌)、葡萄球菌、厌氧菌,随后根据药敏试验结果及时调整药物治疗方案。在获得病原学检查结果之前,早期积极应用广谱抗菌药物治疗对尚未液化的肝脓肿患者可以延缓病情进展,并改善患者的预后。目前尚无高质量随机对照试验对经验性抗菌治疗方案在治疗 PLA 中的作用进行评估。抗菌药物的选择是基于可能的感染源,并以当地的细菌耐药情况作为参考。无论最初采取何种经验性治疗方案,治疗方案均应在得到培养结果和药敏试验结果时重新评估。经验性抗菌药物治疗首选三代头孢菌素 + 甲硝唑,或 β-内酰胺类/β-内酰胺酶抑制剂联合甲硝唑。

(1) 经验性抗菌药物的选择及治疗疗程:① 单纯抗菌药物治疗适用于直径在 3 cm 以下的 PLA。② 对于轻/中度感染且不合并多器官功能障碍综合征的患者,首选三代头孢菌素联合甲硝唑,β-内酰胺类/β-内酰胺酶抑制剂联合甲硝唑,或氨苄西林联合庆大霉素及甲硝唑。③ 替代方案为氟喹诺酮类联合甲硝唑。④ 单纯抗菌药物治疗建议 4~6 周。对初始引流反应良好的患者建议静脉抗菌药物治疗 2~4 周,而引流不完全的患者建议静脉抗菌治疗 4~6 周。目前尚无随机对照试验评估最佳治疗持续时间,通常根据感染程度及患者对初始治疗的临床反应确定。建议将患者的体温、PCT 等作为评估抗菌治疗效果的有效指标,协助指导合理停药。脓肿难以引流的患者通常需要较长的疗程。⑤ 治疗后期可根据培养和药敏试验结果采用特定口服药物。若没有培养结果,可合理选择经验性口服抗菌药物,包括阿莫西林克拉维酸单药治疗或氟喹诺酮类联合甲硝唑治疗。

(2) 特殊情况下的抗菌药物选择:① 对于肝脓肿伴脓毒症休克/多器官功能障碍综合征的患者,初始经验性抗菌治疗方案可选择碳青霉烯类(如亚胺培南西司他汀、美罗培南、比阿培南等)或广谱青霉素/β-内酰胺酶抑制剂组合,也可使用三代或四代头孢菌素联合甲硝唑。抗菌药物疗程为 7~10 d;对于脓毒症休克患者,若初始联合抗菌药物治疗后临床症状得以改善或感染好转,推荐降阶梯治疗。② 怀疑导管相关感染的患者须考虑金黄色葡萄球菌感染可能,经验性治疗药物包括万古霉素或者达托霉素;如药敏试验结果提示为甲氧西林敏感金黄色葡萄球菌,则抗菌药物降为β-内酰胺类药物。③ 对于免疫抑制伴或不伴有中性粒细胞减少的患者须警惕真菌感染的风险,如侵袭性假丝酵母菌病或假丝酵母菌菌血症等,经验性治疗药物包括卡泊芬净、米卡芬净、氟康唑等。有研究发现,对于直径小于 3 cm 的肝脓肿,可单独使用抗菌药物治疗,但行穿刺抽吸可直接找到病原菌,增强治疗效果。对于直径较大的肝脓肿,抗菌药物应与其他治疗方式相结合。PLA 的诊治流程见图 1-4-1。

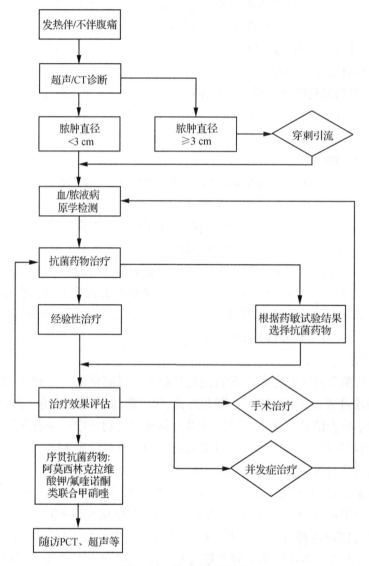

图 1-4-1　PLA 诊治流程

4. PLA 的穿刺引流

超声或 CT 引导下经皮肝脓肿穿刺置管引流是治疗 PLA 的重要方法,应尽早实现引流。经皮肝脓肿穿刺置管引流的优势在于:方便、安全有效、创伤小、患者接受度高。即使对于较难处理的多发性 PLA,其治疗成功率也在 90% 以上。穿刺置管引流的适应证包括:① 液化成熟的肝脓肿;② 药物保守治疗效果不明显,持续高热的肝脓肿;③ 直径 >3 cm 的脓肿首选置管引流。

超声造影对肝脓肿液化坏死区的检出率高于常规超声,对于常规超声未明确是否液化的肝脓肿,推荐行超声造影以提高穿刺治疗的成功率。有研究发现,接受抗菌治疗联合经皮穿刺引流(置管引流或细针抽吸)的患者,无论采取何种引流方式,脓肿直径 ≤5 cm 的患者均治疗成功。然而,在脓肿直径 >5 cm 的患者中,采用置管引流的患者治疗成功率为 100%,而采用细针抽吸的患者治疗成功率为 50%。在穿刺或置管引流的过程中,应保证充分、彻底地引流。待患者实验室检查结果明确及症状明显缓解后,引流量数日持续<10 mL,脓腔直径<2 cm即可拔管。巨大脓肿(脓肿直径>10 cm)也可以通过置管引流治疗,如无法耐受手术者,可留置多根引流管,以达到满意效果,但此类患者治疗失败及其他并发症风险较大。有研究发现脓肿直径>10 cm的患者,经皮穿刺引流后,有25%发生了并发症,包括脓毒症、胸腔积液及需要重复行经皮穿刺引流。不推荐常规进行脓腔冲洗。

5. PLA的手术治疗

出现以下情况建议行手术治疗。

(1)脓肿有高度破溃风险,或已经破溃形成腹膜炎、胸膜炎。

(2)合并其他胆道疾病需要手术的PLA。

(3)经规范的药物及介入治疗(经皮穿刺引流7 d)病情无明显改善者。

(4)脓肿内容物黏稠致引流不畅或堵塞引流管者。

(5)多房性及多发性PLA。

6. PLA并发眼内炎的治疗

PLA并发眼内炎的治疗包括全身使用抗菌药物、玻璃体腔注药术和玻璃体切除术。肺炎克雷伯菌感染可远处侵袭导致眼内炎、脑膜炎、脑脓肿、肺脓肿及腰肌脓肿等,除全身静脉给予抗菌治疗外,还需要予局部引流及手术治疗。眼内炎的治疗流程主要包括:评估眼部受累程度、确定病原体和原发感染灶,以及综合治疗眼部及全身感染。眼内炎手术治疗方案主要包括玻璃体腔注药术和玻璃体切除术。研究证实,在起病24 h以内行玻璃体腔注药术预后较好,在经验性用药时通常选用眼内渗透性好的广谱抗菌药物,包括万古霉素、头孢他啶、阿米卡星、氟喹诺酮类等药物,如果48 h内没有改善,则须根据药敏试验结果再次行玻璃体腔注药术。对于眼内炎程度严重或药物治疗效果差者应考虑进行玻璃体切除术,可有效去除玻璃体及视网膜下感染病灶,复位脱离的视网膜,及时的玻璃体切除术对改善预后有重要意义。

 典型病例

糖尿病合并肝脓肿及腰椎感染

【病史简介】

患者老年女性,75岁,退休在家,江苏苏州人。

主诉:腰背部不适1月余。

诊疗经过:患者2023年2月至泰国旅行后出现寒战、发热,最高体温38.8 ℃,予布洛芬可退热。反复寒战、发热1周,伴有腹部疼痛,右上腹为主,无放射性疼痛,改变体位无法缓解,无头晕、头痛,无恶心、呕吐。遂至苏州大学附属第一医院急诊查胸部CT(图1-4-2):肝脏多发占位,双侧胸腔积液伴肺膨胀不全,T11~L1轻度楔形病变,腰椎多发施莫尔结节;尿常规:尿隐血阳性(+)、尿蛋白阳性(2+);血涂片:中性粒细胞75%,单核细胞0%,淋巴细胞5%;肝肾功能、电解质:血钾3.32 mmol/L,血钠134.0 mmol/L,AST 33 U/L,ALT 63 U/L,TBIL 45.6 μmol/L,白蛋白29.2 g/L。以"发热待查"收入感染科。入院后进一步完善腹部增强CT(图1-4-3):肝多发占位,考虑肝脓肿,盆腔少量积液,双肺少量积液,肺膨胀不全。同时完善其他血液学检查,诊断为"肝脓肿",予抗感染治疗,患者腹部疼痛不适逐渐缓解,一般情况恢复良好。患者于2023年4月逐渐出现腰背部不适,遂进一步完善胸腰椎MR(图1-4-4):T9~T12椎体骨质异常伴周围软组织肿胀,考虑感染,结核待排;L5~S1椎体及椎间盘信号异常,考虑感染可能。遂再次收住入院。

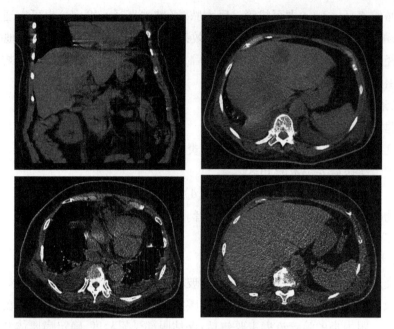

图1-4-2 急诊CT结果

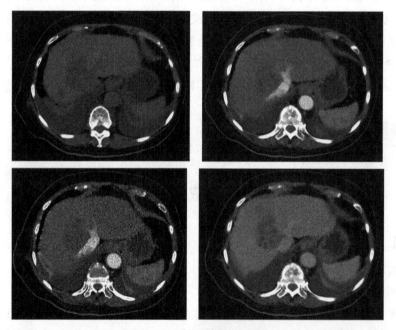

图1-4-3 腹部增强CT结果

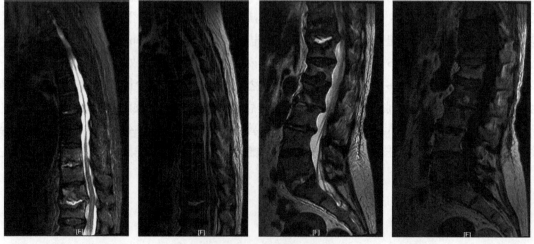

图1-4-4 胸腰椎MR结果

【既往史及个人史】

既往史:既往有糖尿病病史,长期口服降糖药,血糖控制可。否认高血压、肾病病史。否认肝炎、结核、伤寒等传染病病史。无药物及食物过敏史。

个人史:生于江苏省苏州市,久居出生地,无烟酒不良嗜好,无毒物接触史,自诉退休后一直在家。2023年2月有泰国旅行史。

【入院体征】

体温37.0 ℃,脉搏78次/分,呼吸15次/分,血压132/80 mmHg,SpO$_2$ 99%,神志清楚,无贫血貌。

(1) 全身淋巴结未见明显肿大,全身皮肤、巩膜未见明显黄染。

(2) 双肺呼吸音稍粗,未闻及干、湿啰音。心脏各瓣膜区无病理性杂音。

(3) 腹部平坦,未见静脉曲张,全腹部无压痛、反跳痛,肝区有轻叩击痛,肠鸣音活跃。

(4) 四肢活动正常,腰部有轻叩击痛,压痛不明显。双下肢无水肿。

【病例特点】

(1) 老年女性,急性起病,病程中反复发热,后逐渐出现腰背部不适。

(2) 患者第一次起病主要表现为发热,伴有腹部钝痛不适,抗感染治疗后好转,后患者逐渐出现腰背部不适。

(3) 既往有糖尿病病史多年,自诉血糖控制可。

(4) 体格检查无慢性病体征,肺部呼吸音增粗,但是无淋巴结肿大,主要表现为发热及右上腹叩击痛。

(5) 血常规提示血象升高。急诊CT提示肝占位性病变,低密度改变。增强CT明确肝脓肿。进一步MR提示胸腰椎感染,结核性可能。

(6) 患者的临床表现及实验室、影像学检查提示肝脓肿,须进一步完善血培养等病原学检查。胸腰椎MR提示椎体感染,但病原学不明确。

【辅助检查】

(1) 血常规:白细胞计数18.83 × 10^9/L,中性粒细胞计数17.12 × 10^9/L,红细胞计数3.33 × 10^{12}/L,血红蛋白104 g/L,血小板计数73 × 10^9/L。

(2) 凝血功能:PT 14.3 s,INR 1.25。

(3) PCT:2.75 mL。

(4) HNL:14 411 ng/mL。

(5) 腹部增强CT(图1-4-3):肝多发占位,考虑肝脓肿,盆腔少量积液,双肺少量积液,肺膨胀不全。

(6) 胸腰椎MR(图1-4-4):T9~T12椎体骨质异常伴周围软组织肿胀,考虑感染,结核待排;L5~S1椎体及椎间盘信号异常,考虑感染可能。

(7) 全身骨扫描(图1-4-5):T9~T12、L2~L3、L5~S1反应性骨形成活跃,考虑感染可能。

(8) 传染病四项、尿常规、粪便常规、G试验、GM试验、结核抗原抗体检测、T-SPOT、血培养均未见异常。

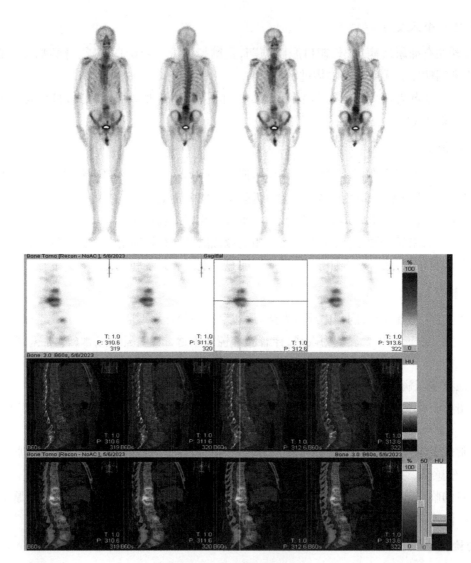

图1-4-5 全身骨扫描结果

【初步诊断】

(1) 感染性发热。

(2) 肝脓肿。

(3) 腰椎感染性病变(结核性? 非结核性?)

(4) 糖尿病。

【诊断思路】

患者既往有糖尿病病史,感染风险增加。第一次起病主要表现为发热、肝区疼痛,查血常规见中性粒细胞计数升高,CT提示肝占位性病变,密度减低,考虑肝脓肿诊断,入院后增强CT明确为肝脓肿,且抗感染治疗有效,同时结合临床表现,诊断考虑肝脓肿。

出院后患者出现腰背部不适,胸腰椎MR检查提示椎体感染,但是病原学不明确,可考虑进一步完善结核相关检查,必要时完善腰椎穿刺行病理活检及病原学检查(mNGS)。

【鉴别诊断】

本例患者诊断为肝脓肿,须与其他肝占位性病变鉴别,主要有以下几种。

(1) 肝恶性肿瘤:原发性肝癌多以病毒性肝炎为病因,早期表现不典型,AFP等肿瘤指标明显升高,增强CT或MR可表现为"快进快出"。继发性肝癌以继发于胃癌最为多见,其次为肺癌、胰腺癌、结肠癌和乳腺癌等,应注意鉴别。继发性肝癌一般病情发展相对缓慢,多数有原发癌的临床表现,AFP检测多为阴性。

(2) 肝海绵状血管瘤：本病为肝内良性占位性病变，常因 B 超检查或核素扫描等偶然发现。肝血管造影主要有以下特点：① 肝血管的粗细正常，瘤体较大时可有血管移位；② 无动静脉交通；③ 门静脉正常，无癌栓；④ 血池影延续至静脉相，成为浓度大的微密影，血池的分布勾画出海绵状血管瘤的大小和形态为其特征性表现。

(3) 肝包虫病：患者有肝脏进行性肿大，质地坚硬和结节感，晚期肝脏大部分被破坏，临床表现极似原发性肝癌。但本病一般病程较长，可有 2~3 年或更长的病史，进展较缓慢，可凭流行区居住史、肝包囊虫液皮肤试验、AFP 检测等与其他疾病相鉴别。本例患者有国外旅游史，有寄生虫感染可能。

(4) 邻近肝区的肝外肿瘤：腹膜后的软组织肿瘤，以及来自肾、肾上腺、胰腺、结肠等处的肿瘤，也可在右上腹出现包块。B 超检查有助于区别肿块的部位和性质，AFP 检测多为阴性，鉴别困难时须剖腹探查才能确诊。

腰椎感染须鉴别结核性、非结核性和其他病原体感染所致，在本书其他病例中已作介绍，本病例不作重复介绍。

【初步治疗】

(1) 肝脓肿治疗：予拉氧头孢 2.0 g bid 抗感染，病情好转。
(2) 糖尿病治疗：监测血糖，予胰岛素控制血糖。
(3) 其他对症支持治疗。

【进一步检查】

(1) 进一步完善腰椎穿刺病理检查（图 1-4-6）：少量纤维及软骨组织见急、慢性炎症细胞浸润。
(2) 椎体组织送检 mNGS：肺炎克雷伯菌序列数 1 692。

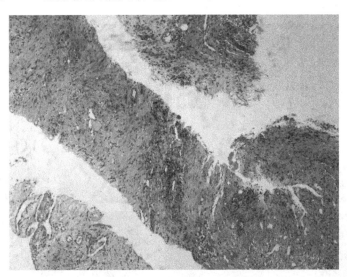

图 1-4-6　腰椎穿刺病理检查结果

【进一步分析】

患者第一次入院时，结合病史、实验室检查及影像学检查肝脓肿诊断明确，予积极抗感染等综合治疗，病情好转出院。出院后患者逐渐出现腰背部不适，再次入院完善 MR 及全身骨扫描考虑腰椎感染性病变。虽然影像学提示结核性可能极大，但是与病史不符。进一步腰椎穿刺病理检查未见干酪样坏死，表现为炎症细胞浸润。同时完善椎体组织 mNGS 检查明确病原体为肺炎克雷伯菌，故诊断为肺炎克雷伯菌腰椎感染性病变，请骨科会诊，考虑手术并发症多，风险大，建议积极抗感染治疗。

【最终诊断】

(1) 肺炎克雷伯菌腰椎感染性病变。
(2) 肝脓肿。

（3）糖尿病。

【诊断依据】

（1）肺炎克雷伯菌腰椎感染性病变诊断依据：① 患者老年女性，有糖尿病基础疾病，急性起病，后逐渐出现腰背部不适，考虑异位感染可能。② 实验室检查提示血清 T-SPOT 阴性；HNL 明显升高，考虑细菌性感染；CT 检查考虑肝脓肿，予抗感染治疗效果可。后出现背部不适，影像学检查提示椎体感染，因外周血及肝组织无法获得病原学检查，椎体穿刺是唯一选择，且准确性极高。完善椎体穿刺病理示炎性浸润，未见干酪样坏死，且椎体组织 mNGS 未见结核分枝杆菌，为肺炎克雷伯菌。综上所述，排除结核分枝杆菌感染，考虑肺炎克雷伯菌腰椎感染性病变。③ 前期抗感染治疗有效，肝脓肿痊愈后出现背部不适，考虑"一元论"解释相对合理，病原学检查明确诊断后无手术指征，须长期积极抗感染治疗。

（2）肝脓肿诊断依据：① 患者既往糖尿病病史，为肝脓肿高发因素；② 实验室检查血象明显升高；③ CT 检查提示肝脓肿；④ 积极抗感染疗效好，进一步证明为肝脓肿。

【进一步治疗】

（1）比阿培南 0.3 g tid 静滴抗感染治疗。

（2）甘精胰岛素注射液 14 单位 qd 皮下注射，控制血糖。

（3）病情好转出院后继续口服抗生素治疗，同时胸腺肽提高免疫力。

【随访】

2023 年 7 月 5 日随访，患者一般情况尚良好，无发热，无恶心、呕吐，无腹痛、腹泻，腰背部酸痛不明显。患者复查 CT（图 1-4-7）：T12、L1 锥体楔形病变，胸、骶椎椎体多发骨质异常，部分为感染性病变。

继续口服抗生素抗感染治疗，定期门诊随诊。

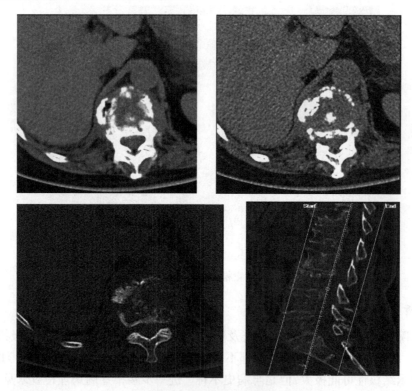

图 1-4-7 复查 CT 结果

【疾病概要】

患者老年女性，既往有糖尿病病史，长期接受降糖治疗，以发热伴肝区不适起病，实验室检查血象明显升高，CT 平扫及增强均提示肝脓肿，抗感染治疗后肝脓肿好转。随后患者在短时间内出现腰背部不适,增强 CT、MR 检查考虑椎体感染性病变,腰椎穿刺活检提示炎性改变,腰椎组织 mNGS 提示肺炎克雷伯菌感染,故而诊断为肺炎克雷伯菌腰椎感染性病变,因无手术指征,长期接受抗生素治疗。

【讨论】

已有研究证明高血糖与感染之间的关系,本例患者有糖尿病基础疾病,本次起病以肝脓肿为主要表现,后逐渐出现腰背部不适,进一步检查诊断为肺炎克雷伯菌腰椎感染性病变。腰椎感染在相关章节已做介绍,现对肺炎克雷伯菌致病特点做简要讨论。

肺炎克雷伯菌属于肠杆菌科,是导致社区和医院获得性感染的潜在病原体。当患者免疫功能降低时,肺炎克雷伯菌感染可引起肺炎、尿路感染和脑膜炎等。荚膜、脂多糖和铁载体是肺炎克雷伯菌发挥致病性的主要毒力因子。研究发现,K1 和 K2 血清型是高毒力肺炎克雷伯菌最常见的荚膜血清型。肺炎克雷伯菌性肝脓肿(Klebsiella pneumoniae liver abscess,KPLA)与非肺炎克雷伯菌性肝脓肿(non-Klebsiella pneumoniae liver abscess,N-KPLA)均多见于男性,临床表现主要为发热和腹痛。KPLA 更易发生于糖尿病患者。影像学检查是诊断 PLA 的重要参考依据。超声是临床工作中最简便的影像学检查方法,可以了解肝脓肿的部位、形态、有无液化、有无分隔等情况。不过,在实际操作过程中易受肺、部分肠管等气体的干扰,特别是靠近膈顶区域的肝脓肿,容易被漏诊。CT 分辨率高,影像学检查结果清晰,能够充分显示出脓肿的动态变化,为准确诊断肝脓肿提供了影像学依据。在影像学上,KPLA 多为单个、薄壁、多房、实性脓肿,常伴有血栓性静脉炎和迁徙性感染,与 N-KPLA 的影像学表现有明显的区别。PLA 的治疗方法包括内科保守治疗、超声或 CT 引导下介入治疗和手术治疗。治疗方法的选择主要基于临床医生的个人经验,并无明确的或规范的诊疗方案。

综上所述,目前 PLA 患者常见的病原体为肺炎克雷伯菌。KPLA 患者常合并糖尿病,同时肝内脓腔以壁薄、有分隔和液化多见,这些表现与 N-KPLA 有一定的不同,值得认真研究和区分。

【诊疗体会】

(1)糖尿病是很多继发感染的高危因素,即使是在血糖控制尚可的基础上,仍有继发感染风险。
(2)当临床表现与常见疾病发展规律不符时,应进一步检查以防漏诊、误诊。
(3)肺炎克雷伯菌是 PLA 患者常见的病原体,其侵袭性强,即使是非耐药菌也可能产生多部位的严重感染。

第五节　发热伴血小板减少综合征

一、概述

蜱是影响人类和动物健康的重要病媒传播媒介之一,通过叮咬吸血或接触宿主的体液、血液或动物产品传播疾病,除了对人和动物造成一些骚扰、叮咬、吸血等直接危害,还可以通过携带病原体传播疾病造成间接危害。蜱传疾病中大多数是重要的自然疫源性疾病和人兽共患病,如莱姆病、森林脑炎、蜱传脑炎、蜱传斑疹热、Q 热、土拉热、巴贝斯虫病、克里米亚刚果出血热和伯氏疏螺旋体感染等,给人类健康及畜牧业带来严重危害。

近年来,陆续出现了新的蜱传播病毒,如大别班达病毒(Dabie bandavirus,DBV),曾经也称发热伴血小板减少综合征布尼亚病毒(severe fever with thrombocytopenia syndrome virus,SFTSV)感染。DBV 感染后所导致的发热伴血小板减少综合征(severe fever with thrombocytopenia syndrome,SFTS)是一种自然疫源性传染病,由蜱作为主要传播媒介,可在人群中通过血液接触等进行传播,主要发生于林区、丘陵等地带,多发于春、夏季节,潜伏期可能为 1~2 周,部分患者发病前有明确的蜱虫叮咬史,但大部分患者无蜱虫叮咬史,其诊断需要依赖DBV核酸检测。主要临床表现为急性起病、发热,早期消化道症状明显,可伴有全身多脏器损伤及出血倾向;实验室检查常有白细胞、血小板减少,肝脏转氨酶、心肌酶谱异常,尿蛋白阳性等,部分患者病情进展较快,可因休克、呼吸衰竭、弥散性血管内凝血(disseminated intravascular coagulation,DIC)等多脏器功能衰竭而死亡,早期报告死亡率达30%,近年研究报道死亡率下降至12%。SFTS患者免疫功能明显下降,DBV感染引起机体调节性T细胞的强烈应答,导致$CD4^+$细胞的显著下降,最终造成细胞免疫功能的损伤。异常的免疫反应可能是导致SFTS患者器官、组织免疫损伤的原因。有研究提出,SFTS女性患者,早期$CD4^+$T淋巴细胞显著降低、AST明显升高、出现意识状态改变,提示病情危重,有死亡风险;女性、$CD4^+$T淋巴细胞降低、AST升高、出现意识状态改变是SFTS死亡的独立危险因素。

蜱虫可以传播多种病原体并导致疾病,并且随着人类生存环境的扩展,蜱类种群及其分布范围扩大,导致蜱传疾病的发病率增加,最终对人类健康造成较大的伤害。

然而蜱传疾病多因无特异性症状,相关临床及病原学研究匮乏,临床诊断及报道病例少,导致临床工作者对该类传染疾病认识不足。因此,临床工作者应在做好已知疾病诊疗工作的同时,做好外来及未知病原的监测,加大疾病宣传力度,深刻认识蜱传疾病,积极诊断报道病例,为日后的研究做基础,为国家的生物及生命安全做积极保障。临床上,若患者出现高热、血细胞减少(以白细胞、血小板减少为主),并可能出现其他脏器功能损害时,要十分警惕SFTS发生的可能,及时完善DBV的检测。

二、临床表现

SFTS并无特异性临床表现,其潜伏期可能为1~2周,在"人传人"的传播病例中,潜伏期多为6~9天。急性起病,主要临床表现为发热,体温多在38 ℃以上,重者持续高热,可达40 ℃以上,部分病例热程可长达10天以上。伴乏力、明显纳差、恶心、呕吐等,部分病例有头痛、肌肉酸痛、腹泻等。查体常有颈部及腹股沟等浅表淋巴结肿大伴压痛、上腹部压痛及相对缓脉。少数病例病情危重,出现意识障碍、皮肤瘀斑、消化道出血、肺出血等,可因休克、呼吸衰竭、DIC等多脏器功能衰竭死亡。绝大多数患者预后良好,既往有基础疾病、老年、出现精神神经症状、出血倾向明显、低钠血症等提示病重,预后较差。

根据疾病的发生、发展和实验室检查动态变化规律,临床上可将病程分为3期。

1. 初期

初期亦称发热期,为病初1~3天,病程长者可至1周。起病急,发热,体温为38~40 ℃,伴乏力、食欲不振、恶心、呕吐等,部分病例有肌肉酸痛、腹泻,少数患者神志淡漠。70%的患者体格检查常有单侧腹股沟或颈部、腋窝等浅表淋巴结肿大伴压痛,较大者局部红、肿、热、痛明显。外周血白细胞计数轻度降低,血小板计数、ALT、AST、乳酸脱氢酶、肌酸激酶可轻度异常,部分患者DBV核酸可能为阴性。

2. 极期

极期亦称多器官功能损伤期,一般发生于起病后4~14天,多与发热期重叠,持续高热,可呈稽留热,初期症状加重,如极度乏力、消化道症状明显加重。部分患者可出现下颌、四肢等不自主抖动伴肌张力增高,重症患者可出现皮肤瘀斑、消化道出血、肺出血、烦躁不安、谵妄,甚至昏迷、抽搐等神经系统症状,少数患者发生多器官功能衰竭。体格检查示浅表淋巴结肿大及压痛更加明显。外周血白细胞计数、血小板计数进行性降低,ALT、AST、乳酸脱氢酶、肌酸激酶进行性升高,DBV核酸阳性。此期,重症患者可因循环衰竭、呼吸衰竭、出血等多器官功能衰竭而死亡。

3. 恢复期

恢复期患者体温正常,症状逐渐改善并恢复正常。一般2周左右可恢复,有并发症者则病程延长。部分轻型病例可无多器官功能损伤期。

三、辅助检查

1. 一般检查

（1）血常规：白细胞计数减少，多为$(1.0\sim3.0)\times10^9/L$，重症者可$<1.0\times10^9/L$；血小板计数降低，多为$(30\sim60)\times10^9/L$，重症者可$<30\times10^9/L$。

（2）尿常规：半数以上病例出现蛋白尿（+～+++），少数病例出现尿隐血或血尿。

（3）生化全套：可出现不同程度乳酸脱氢酶、肌酸激酶及 AST、ALT 的升高。部分患者可伴有血淀粉酶、肌酐、尿素氮和肌钙蛋白Ⅰ的升高。

（4）凝血功能：出现凝血功能异常，血浆 PT 和活化部分凝血活酶时间（activated partial thromboplastintime，APTT）延长。

（5）血气分析：重症患者在疾病累及肺部时可出现继发性肺功能障碍甚至呼吸衰竭，动脉血氧分压（PaO_2）降低，动脉血二氧化碳分压（$PaCO_2$）和 pH 明显异常。

（6）脑脊液检查：SFTS 相关性脑炎患者可见脑脊液细胞中白细胞及淋巴细胞计数轻度升高，蛋白质、葡萄糖可正常或稍高，部分患者可检出 DBV RNA。

（7）骨髓细胞学检查：多数患者粒、红、巨核三系造血细胞增生低；部分患者涂片可见异型淋巴细胞，伴有噬血现象。

2. 病原学及血清学检查

（1）病毒核酸检测：通过反转录 PCR 技术扩增特定基因组片段可用于确诊 DBV 感染，核酸定量检测也可以动态监测 DBV RNA 变化。

（2）病毒分离：DBV 分离应在生物安全二级及以上实验室进行。将患者血样或蜱匀浆接种至单层易感细胞，盲传3代，检出病毒特异性核酸或抗原可认为分离到病毒。

（3）血清学检查：通过 ELISA 可定性检测 DBV IgM、DBV IgG，并可定量测定 DBV IgG 的效价。

3. 影像学检查和其他检查

（1）超声心动图：重症患者可出现心功能减低。

（2）放射影像学检查：SFTS 患者合并急性呼吸窘迫综合征或肺部感染时可出现相应肺部影像学改变，如两肺肺纹理增粗及模糊、大片状不均质实变影等。合并中枢神经系统症状患者，头颅 MRI 检查可见广泛颅内 T1 加权像和 T2 加权像异常散在信号影，可出现脑水肿，多为弥漫性病变。

（3）心电图检查：可出现多种异常改变，其中以 ST-T 改变、窦性心动过缓、心房颤动发生率最高。

（4）脑电图检查：合并中枢神经系统症状患者的脑电图检查可见弥漫性高波幅慢波，部分可见棘波。

四、诊断及鉴别诊断

（一）诊断标准

1. 疑似病例

具有上述流行病学史、发热等临床表现且外周血白细胞和血小板计数降低者。应特别注意外周血白细胞计数下降往往比血小板计数减少早2天左右；发病3天内血小板计数未下降者，不能做出否定诊断，应连续3天检测血常规，动态观察外周血变化。

2. 确诊病例

疑似病例具备下列情况之一者：① DBV 核酸检测阳性；② DBV IgG 抗体阳性和 IgG 抗体阳转（需要注意的是，SFTS 患者 DBV IgM 抗体持续时间较长，单纯 DBV IgM 抗体阳性须结合流行病学史、临床表现、实验室检查，尤其是 DBV 核酸检测结果综合判断），或 IgG 抗体恢复期效价较急性期增高4倍或以上；③ 分离到 DBV。

3. 聚集性病例

2周内在学校、居民小区、工地、自然村、医疗机构等小范围内发现2例及以上病例。

4. SFTS 临床分型

根据病情轻重,可分为轻型、普通型、重型和危重型四型,以普通型和重型为多,约占 85%,轻型约占 5%,危重型约占 10%。

（1）轻型:多见于儿童和青壮年,体温为 37.2～38.0 ℃,临床表现为轻度乏力、全身不适及消化道症状,白细胞计数降低,血小板计数为 $(80～130)×10^9/L$ 或没有异常改变,肝酶、肌酶≤2 倍正常值上限(upper limit of normal,ULN)。病情呈自限性,多在 1 周内恢复,易被漏诊及误诊。

（2）普通型(典型):多见于中老年,体温为 38～39 ℃,全身不适及肌肉酸痛明显,可有明显食欲缺乏、恶心、呕吐、腹泻等消化道症状,无神经系统症状及腔道出血,血小板计数为 $(50～80)×10^9/L$,肝酶、肌酶为 2～5 倍 ULN。病程为 10～14 天,预后良好。

（3）重型:多见于老年、有基础疾病或病后未及时就诊患者,体温为 39～40 ℃,临床表现为极度乏力、食欲缺乏、表情淡漠、精神萎靡、皮肤瘀斑,可出现下颌、四肢等部位不自主抖动伴肌张力增高及嗜睡、神志恍惚或昏睡等神经系统症状,血小板计数为 $(30～50)×10^9/L$,肝酶、肌酶 >5 倍 ULN,可合并肺部感染、皮肤、消化道、肺出血等并发症,病程常在 2 周以上,多数经积极治疗能恢复,少数进展为危重型。

（4）危重型:在重型的基础上出现以下情况之一者。① 昏迷、谵妄或反复抽搐等明显神经系统症状;② 合并呼吸衰竭、心力衰竭、肾衰竭、DIC 等重要脏器功能衰竭;③ 合并脑出血或消化道、肺、子宫等腔道大出血;④ 继发严重感染;⑤ 病情进展迅速,血小板计数快速降低至 $<30×10^9/L$,肝酶、肌酶快速升高至 >10 倍 ULN;⑥ DBV 载量进行性升高并持续高水平。该型预后凶险,病死率极高。

5. 重型/危重型高危人群

重型/危重型高危人群为:① 年龄 >60 岁;② 合并有严重基础疾病,如慢性阻塞性肺疾病、心功能不全、肿瘤等;③ 肥胖;④ 合并糖尿病。

6. 重症患者早期预警指标

（1）体温≥39 ℃,持续 48～72 h,甚至更长时间。

（2）有神经系统症状。

（3）血小板计数 $<30×10^9/L$,伴或不伴出血表现;白细胞计数≤$2.0×10^9/L$,中粒细胞计数≤$1.0×10^9/L$。

（4）严重低钠血症。

（5）高水平乳酸脱氢酶、肌酸激酶。

（6）外周血 T 淋巴细胞总数和 $CD4^+$ T 淋巴细胞显著减少,自然杀伤细胞显著增加。

（7）高水平 IL-6、IL-10。

（8）血液中高 DBV RNA 载量或进行性升高。

7. 重症 SFTS 并发症

重症 SFTS 患者由于细胞因子风暴、内皮损伤及 DIC 可能导致多器官功能障碍,可出现下列并发症。

（1）噬血细胞性淋巴组织细胞增生症(hemophagocytic lymphohistiocytosis,HLH):SFTS 患者出现继发性 HLH,与过度免疫激活及细胞因子风暴相关,导致疾病快速进展和预后不良。常见表现包括发热、肝脾大、皮疹、淋巴结肿大、神经系统症状、血细胞减少、血清铁蛋白水平高和肝功能异常。SFTS 相关继发性 HLH 的诊断需要在没有相关遗传缺陷和(或)家族史的情况下,参考相关指南进行。

（2）SFTS 相关病毒性心肌炎:表现为轻度或重度心肌损伤,与 DBV 直接侵犯心肌细胞和继发免疫性损伤相关。合并轻度心肌损伤者仅有胸闷或胸痛、心悸、乏力等症状,心率增快(一般 <120 次/分),心电图正常或轻度窦性心动过速,可有轻度心肌肌钙蛋白 T 和肌钙蛋白 I 升高。合并重度心肌损伤者常发生血压降低,甚至休克,心率增快(常 >120 次/分)且与体温升高不相称;心电图可见各种类型心律失常,包括室性或室上性期前收缩、室性或室上性心动过速、心房或心室颤动等,也可出现心动过缓、窦性停搏和传导阻滞,ST-T 改变较为常见,甚至可见 ST 段弓背抬高等类似急性心肌梗死表现;血清肌钙蛋白 I 升高更为明显,其持续性增高提示预后不良;N 末端 B 型利钠肽原(NT-proBNP)水平常显著升高;超声心动图提示即使左心室射血分数（LVEF）正常，也可能存在室壁增厚、轻度节段性运动功能减退（特别是下侧壁）、舒张功能障碍，组织多普勒成像提示轻度右心室功能障碍、心包积液和心肌回声异常等。在早期阶段，即使 LVEF 很低，左心室大小通常也正常，这种情况可能导致严重的每搏输出量减少和心动过速。

（3）SFTS 相关脑炎：SFTS 患者神经系统受累与血液中细胞因子及病毒载量密切相关。推测病毒感染诱导高细胞因子水平造成血管通透性增加，使 SFTS 得以通过血脑屏障侵入神经系统。病变以脑水肿为主，病死率高达 44.7%，多数为高龄患者，多发生于起病后 5~7 天。病情越重者症状出现越早，主要表现为头痛和不同程度意识障碍，部分患者可出现脑膜刺激征，常同时伴有心肌、肝、肾、凝血系统、免疫系统等组织器官损伤及继发感染。脑脊液检测有白细胞计数和中性粒细胞占比升高，葡萄糖含量正常或稍高，氯含量基本正常，蛋白含量增高，IgG 水平可升高。脑脊液中可检测到 DBV RNA，但病毒载量低于外周血。脑部影像学检查大多无明显异常，少数合并脑出血者可见相应影像学改变。重症患者 MRI 可见脑白质缺氧性改变。脑电图大多正常，少数可见弥漫性或局灶性慢波活动，恢复期可消失。病情好转后意识恢复，尚未发现神经系统后遗症。

（4）侵袭性肺曲霉病（invasive pulmonary aspergillosis，IPA）：已在重型患者中观察到 IPA，多数无使用糖皮质激素或长时间使用广谱抗菌药物治疗等导致真菌感染的高危因素。一项回顾性研究显示，91 例 SFTS 患者中有 29 例（31.9%）存在 IPA。有报道，在长角血蜱头部携带的病原检测中发现曲霉，相关研究也在 SFTSV 感染早期的患者外周血中通过 mNGS 发现烟曲霉序列，提示蜱叮咬可能导致曲霉直接入血而致感染。SFTS 合并 IPA 患者肺部可闻及散在细湿啰音，伴或不伴干啰音，指脉氧饱和度下降，之后病情迅速进展至呼吸困难和呼吸衰竭，动脉血气分析提示严重低氧血症，常伴二氧化碳潴留。若为合并 SFTS 相关脑病患者，因意识障碍导致排痰能力差，可加重呼吸衰竭。部分患者经及时抗真菌治疗及经鼻高流量氧疗，病情可逐渐缓解至恢复。少数患者病情加重，需要机械通气。部分危重症患者发生曲霉假膜气管－支气管炎或气管－支气管树样广泛炎症，可导致气道压升高，短时间内机械通气对此类患者氧合情况的改善有限。

（二）鉴别诊断

SFTS 易与其他多种蜱传疾病及病毒性出血热类疾病混淆，要注意鉴别诊断。此外，SFTS 还应与禽流感、败血症、伤寒、内脏利什曼病、EB 病毒感染，以及可能导致血小板和白细胞计数下降的各种恶性血液系统疾病和结缔组织病等疾病进行鉴别。

1. 登革热

登革热的主要特征包括发热、血管通透性增加、出血表现和显著的血小板减少（$\leq 10 \times 10^9$/L）。登革热病毒由埃及伊蚊传播，潜伏期为 4~7 天。通过血清学方法和抗原及核酸检测可鉴别。

2. 肾综合征出血热

肾综合征出血热由汉坦病毒引起，以发热、血小板减少、出血、低血压休克、少尿、无尿或急性肾损伤等为主要表现。汉坦病毒通过吸入或接触啮齿动物粪便或尿的气溶胶传播。通过血清学方法和抗原及核酸检测可鉴别。

3. 其他出血热

通过症状可能难以将埃博拉出血热、马尔堡出血热等其他出血热与 SFTS 相区别，但通过流行病学史及血清学方法可鉴别。

4. 钩端螺旋体病

钩端螺旋体病表现为发热、寒战、肌痛、结膜充血和头痛。不太常见的症状和体征包括咳嗽、恶心、呕吐、腹泻、腹痛和黄疸。该病通过暴露于动物尿液、污水或污染土壤传播，全世界均有发生，尤其是南亚、东南亚和南美洲。通过血清学方法可诊断该病。

5. 恙虫病

恙虫病又称为丛林斑疹伤寒，由恙虫病东方体（恙虫病立克次体）引起，表现为发热伴头痛、厌食等不适,叮咬处皮肤出现焦痂或溃疡为其特征,还常见皮疹、淋巴结肿大和肝脾大。在亚洲和澳大利亚北部,该病由幼螨(恙螨)传播。潜伏期为6～20天。通过血清学或PCR检测可诊断该病。若患者精神状态改变、白细胞减少、血小板减少而CRP正常,则提示为SFTS。

6. 其他立克次体病

主要是经蜱叮咬传播的几种立克次体病,包括斑疹热、Q热及流行性斑疹伤寒等。上述疾病从临床表现上难以区别,需要通过病原学检查鉴别。

7. 其他疾病

发热伴血小板减少也常见于细菌性败血症、血小板减少性紫癜及淋巴瘤等疾病,可通过流行病学史、临床表现与相关实验室检查鉴别。

五、治疗

目前,尚无获美国食品药品监督管理局(food and drug administration,FDA)或我国国家市场监督管理总局批准进入临床使用的疫苗和特效药物,针对SFTS的主要治疗手段为对症支持治疗和并发症的治疗。

1. 监测病情变化

SFTS典型病例多在发热5～11天后进入多器官功能损伤期,必须密切观察病情变化,监测症状、意识、体温、呼吸频率、指脉氧饱和度、心率及心律、皮肤黏膜出血范围、粪便颜色、尿量,以及血常规、肝肾功能、电解质、炎性标志物、淀粉酶、凝血时间、心肌标志物、心电图、胸部影像学检查等。

2. 对症支持治疗

(1)患者应卧床休息,进食易消化的食物,多饮水,不能进食或病情较重的患者可适量补充维生素、给予肠外营养,保证水、电解质和酸碱平衡。高热者可给予物理降温,必要时使用药物退热,但须注意非甾体类解热镇痛药可能导致血细胞减少、消化道出血、大汗虚脱等不良反应。

(2)注意基础疾病的治疗和对心、肝、肾、脑等重要器官的保护,避免使用对肝、肾等重要器官有损伤的药物。如有低蛋白血症、凝血功能紊乱等,可酌情给予新鲜血浆、白蛋白、人免疫球蛋白等。

(3)有明显出血或血小板计数明显降低(如$<3\times10^9$/L)的患者,可输注血小板,或使用促血小板生成素受体激动剂、重组人血小板生成素等;白细胞或中性粒细胞计数明显减少者可使用粒细胞集落刺激因子。

3. 病原学治疗

(1)法维拉韦:法维拉韦是一种新型的RNA聚合酶抑制剂,属于广谱抗RNA病毒药物,对流行性感冒病毒、埃博拉病毒、沙粒病毒、布尼亚病毒等均有一定作用。我国已批准法维拉韦治疗重症流行性感冒。DBV感染的细胞和动物实验均显示,法维拉韦在延长生存期和降低病毒载量方面比利巴韦林更佳。一项随机对照试验显示,与仅接受支持性治疗的SFTS患者相比,接受法维拉韦治疗的SFTS患者病死率显著降低。患者年龄较轻、发病至入院间隔时间越短、基线病毒载量越低、治疗时间越长,法维拉韦的治疗效果越佳。

(2)利巴韦林:体外实验提示利巴韦林对DBV有抑制作用,但SFTS患者利巴韦林治疗组与非治疗组间病死率差异无统计学意义,而且利巴韦林对患者DBV载量基本无影响,甚至贫血、高淀粉酶血症发生率更高。还有研究提示,对于中、高、超高病毒载量(病毒载量分别为$1\times10^6\sim1\times10^7$拷贝数/mL、$1\times10^7\sim1\times10^8$拷贝数/mL和$\geq1\times10^8$拷贝数/mL)患者,利巴韦林对病死率无影响,但对于病毒载量$<1\times10^6$拷贝数/mL的患者,利巴韦林治疗组病死率低于对照组。

六、预防

SFTS主要发生于农村地区,疾病危害被低估,预防与控制工作应从疾病监测、病例管理、技术人员培训、健康干预和社会宣传等方面入手,发挥国家和省级医疗卫生机构技术指导作用,支持县、乡医疗卫生机构和村卫生室等基层医疗机构落实防控措施,降低发病率、重症发生率和病死率。加强病例管理,降低传播风险。疑似病例就医后,应及时开展病原学检测,确诊患者应住院治疗,出院病例应加强病例回访,明确疾病转归。在患者救治、护理过程中,医务人员及陪护人员应注重个人防护,避免与患者血液或血性分泌物直接接触。对患者的血液及其他分泌物应及时消毒处理。

 典型病例1

发热伴血小板减少综合征

【病史简介】

老年男性,68岁,江西九江武宁人。

主诉:乏力、纳差8天,发热伴腹泻5天。

现病史:8天前(约2023年5月6日)出现全身乏力、精神不佳、纳差、话少,伴恶心,无呕吐,无腹痛、腹泻等不适,当时未在意。5天前开始间断出现发热,体温最高达38.5 ℃,伴腹泻,每日3次,黄色稀便,伴呕吐,呕吐物为少量胃内容物,不伴畏寒、寒颤、咳嗽、咳痰,不伴盗汗,不伴关节疼痛等症状,当地医院血常规示白细胞计数$2.18 \times 10^9/L$,血红蛋白140 g/L,血小板计数$26 \times 10^9/L$,胸部CT未见明显异常,考虑脑炎,予抗感染、补液等治疗,症状无缓解。半天前出现烦躁不安、反应迟钝、四肢震颤、嗜睡、发热,否认咳嗽、咳痰、畏寒、四肢酸痛、关节痛、皮疹、盗汗等不适,为进一步诊治收住血液科。

【既往史及个人史】

既往人高血压病史,规律服药,自诉血压控制可。

【病史补充】

患者妻子1周前也有发热、腹泻,自行好转。

【阳性体征】

体温37.8 ℃,脉搏103次/分,呼吸频率28次/分,血压114/69 mmHg,神志不清,烦躁不安,查体不配合。双瞳孔等大等圆,直径2 mm,对光反射迟钝,双侧鼻唇沟对称,伸舌不配合,四肢肌力不配合,四肢肌张力增高,四肢腱反射对称引出,皮肤、巩膜无黄染,浅表淋巴结未触及肿大。心肺腹未及异常,双侧巴宾斯基征、克尼格征阴性。

【病例特点】

(1)老年男性,乏力、纳差8天,近5天出现发热,体温最高达38.5 ℃,病情加重,伴呕吐、腹泻,半天前出现烦躁不安。

(2)既往高血压病史,规律服药,血压控制尚可。

(3)血常规示白细胞、血小板计数下降。

(4)外院抗感染、补液等对症治疗后,症状仍加重。

【初步诊断】

(1)发热:中枢神经系统感染?

(2)白细胞减少。

(3)血小板减少。

【诊断思路】

患者以发热为首发表现,发热待查的疾病须考虑感染性发热和非感染性发热。非感染性发热多见于血液系统疾病、风湿免疫系统疾病等。感染性发热包括病毒性感染、细菌性感染及特殊类型病原体感染等。患者本次急性起病,伴消化道症状,短期进展出现烦躁等神经系统症状,血常规提示白细胞及血小板计数减少,需要重点排除血栓性血小板减少性紫癜等血液系统疾病。外院治疗上已予抗生素抗感染、补液等治疗,但是治疗效果欠佳,且患者发病前虽无相关虫媒类叮咬史,但其家属存在与其类似症状,不能排除存在病原体感染直接接触史,因此须重点排查病原体感染疾病。须完善ANA、抗中性粒细胞胞质抗体(antineutrophil cytoplasmic antibody,ANCA)等风湿免疫指标,骨髓涂片及病理等检查。

【辅助检查】

(1) 血常规:白细胞计数 $1.59 \times 10^9/L$,血红蛋白 143 g/L,血小板计数 $35 \times 10^9/L$,中性粒细胞占比 72.8%,淋巴细胞占比 23.0%,幼稚细胞占比 0,血小板形态正常。

(2) 尿常规:隐血 3+,蛋白质 3+,白细胞 117 个/μL。

(3) 粪便隐血:阳性(3+)。

(4) 凝血常规:D-二聚体 10.91 mg/L,PT 12.0 s,APTT 57.4 s,凝血酶时间 38.7 s,纤维蛋白原 2.10 g/L。

(5) 生化全套:ALT 300.1 U/L,AST 821.5 U/L,白蛋白 30.3 g/L,胆红素正常;血肌酐 134.5 mol/L,肌酸激酶 677.5 U/L,肌酸激酶 MB 40.0 U/L,乳酸脱氢酶 1 233.9 U/L,BNP 2 511.00 pg/mL,钾 3.84 mmol/L,钠 128.7 mmol/L。

(6) ANA、ANCA、抗中性粒细胞抗体、风湿五项、抗心磷脂抗体、抗双链 DNA 抗体、自身免疫性肝病自身抗体 7 项检测均阴性。

(7) 肿瘤标志物未见明显异常。

(8) 心电图:窦性心律;频发房性早搏。

(9) 影像学:颅脑 CT 运动伪影大,老年性脑改变,缺血脱髓鞘性脑改变;胸部 CT 未见异常。

(10) 超声心动图:二尖瓣轻度反流,LVEF 59%。

【鉴别诊断】

(1) 血栓性血小板减少性紫癜:主要表现为血小板减少、神经精神异常、发热、肾脏损害及微血管病性贫血。血浆 ADAMTS13 活性检测、骨髓形态及病理检查等有助于鉴别。

(2) 流行性出血热:以鼠类为主要传染源的自然疫源性疾病,主要表现为发热、出血和肾脏损害,出现头痛、腰痛、眼眶痛,面红、颈红、前胸红等,可伴有消化道症状。免疫荧光试验、酶联免疫吸附试验、反转录聚合酶链反应等有助于鉴别。

(3) 恙虫病:由恙螨传播恙虫病东方体引起,可表现为发热、皮疹、局部焦痂、淋巴结肿大、外周血异型淋巴细胞、肝损伤等。外斐试验、血或焦痂处组织 PCR、皮肤活检免疫荧光等有助于鉴别。

(4) 莱姆病:由蜱传播伯氏包柔螺旋体引起,可表现为发热、全身酸痛、淋巴结肿大,多伴有多发关节疼痛、肿胀。血清学有助于鉴别。

【初步治疗】

抗感染、补液、退热、升血小板等对症支持治疗。

【进一步分析】

患者风湿免疫相关指标均正常,暂不考虑风湿系统相关疾病引起的发热。患者肾脏未见明显损害,未见明显微血管性贫血,并且未接受骨髓检查,结合目前的实验室检查及影像学检查,暂不能完全排除血液系统疾病。目前抗感染治疗后体温下降不明显,结合患者流行病学,急性发热伴多器官功能损害等症状,首先考虑发热伴血小板减少综合征,须进一步完善特殊类型病毒如 DBV、流行性出血热病毒等的抗体检测,必要时完善病毒 mNGS 检测。

【进一步检查】

(1) 病原学检查:A 型流感抗原、B 型流感抗原、新型冠状病毒核酸、流行性出血热病毒抗体(IgG+

IgM)阴性;血液疟原虫检查阴性;细菌分型12项+非典型病原体5项+耐药基因9项示鲍曼不动杆菌阳性,OXA-23基因阳性;细菌分型12项+非典型病原体5项+真菌7项示肺炎克雷伯菌阳性,光滑念珠菌阳性。

(2) 脑脊液生化+常规:蛋白518 mg/L,氯119.7 mmol/L;无色微混液体,潘氏实验阴性,白细胞总数5。

(3) 超敏CRP 0.32 mg/dL,PCT 0.32 ng/mL,ESR 5 mm/h(动态);IL-2受体1 329.00 U/mL;铁蛋白>1 650.0 mg/L;血清淀粉样蛋白A 24.36 mg/L;半乳甘露聚糖检测、真菌-D-葡聚糖检测、结核菌GeneXpert检测、新型隐球菌荚膜抗原均阴性;T-SPOT阳性。

(4) TORCH:风疹病毒IgG 20.20 AU/mL,巨细胞病毒IgG 4.18 AU/mL,单纯疱疹病毒IgG 10.60 AU/mL,EB病毒衣壳抗原IgG抗体50.00 AU/mL,EB病毒核抗原IgG抗体50.00 AU/mL。

(5) 细胞因子:α-干扰素103.54 pg/mL,IL-6 89.99 pg/mL,IL-10 35.18 pg/mL,γ-干扰素129.60 pg/mL。

(6) 血液mNGS:DBV序列数84 282(表1-5-1)。

(7) 血液DBV核酸(江苏省疾控中心):阳性。

(8) 骨髓细胞学检查:骨髓增生活跃,粒红比为1.49:1,粒红两系可见少量病态改变,部分粒细胞颗粒增多,余未见异常;全片易见组织细胞,可见噬血细胞。

表1-5-1 病原学基因检测结果

类型	种名	型/亚型	特异序列数	相对丰度	覆盖度
dsDNA	人类疱疹病毒6B型	—	11	14.94%	0.65%
ssRNA	大别班达病毒	—	84 282	—	—

【最终诊断】

(1) 发热伴血小板减少综合征(DBV感染)。

(2) 蜱媒介病毒性脑炎。

(3) 耐碳青霉烯类的鲍曼不动杆菌感染。

(4) 肺炎克雷伯菌感染。

(5) 多脏器功能衰竭(急性肝衰竭、凝血功能障碍、急性呼吸衰竭、急性肾衰竭、心肌损害、白细胞减少)。

(6) 消化道出血。

【诊断依据】

(1) 发热、消化道症状、外周血白细胞及血小板计数减少。

(2) 血液DBV核酸阳性,血液mNGS示DBV阳性(序列数84 282)。

【治疗及转归】

(1) 治疗:给予利巴韦林抗病毒,美罗培南抗感染,机械通气,血液净化,糖皮质激素抗炎,丙种球蛋白升高血小板。

(2) 继发耐碳青霉烯类的鲍曼不动杆菌感染:给予头孢他啶阿维巴坦、替加环素抗感染。

(3) 转归:病程第23天,患者神志好转,逐渐恢复;血象、凝血功能、肝功能基本恢复(图1-5-1);血肌酐134.5 μmol/L,病程第60天出院。

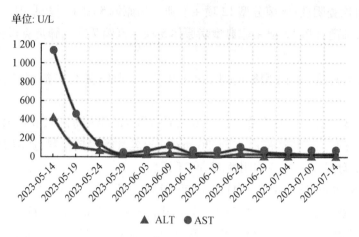

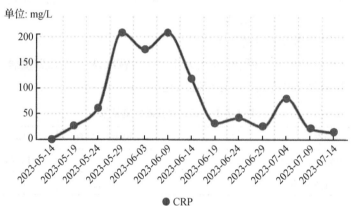

图 1-5-1　ALT、AST、CRP 变化趋势

典型病例 2

发热伴血小板减少综合征

【病史简介】

患者中年女性,57 岁,江西宜春铜鼓人。

主诉:发热伴腹泻 5 天。

现病史:5 天前无明显诱因出现发热,体温最高达 39.0 ℃,伴寒战,伴腹泻,解水样便每日 7~8 次,伴头晕乏力、全身酸痛,无喷射性呕吐,无持续性胸痛,无关节肿痛、盗汗、皮疹、口干、畏光等不适,当地诊所予抗感染、补液等治疗,症状无改善。1 天前至当地县医院查血常规示白细胞计数 $1.23 \times 10^9/L$,血红蛋白 102 g/L,血小板计数 $33 \times 10^9/L$;生化全套示 ALT 175 U/L,AST 448 U/L,肌酸激酶 353 U/L,肌酸激酶 MB 43 U/L;凝血常规示 PT 2.7 s,APTT 42.9 s;胸部 CT 示双肺下叶少许感染,主动脉管壁钙化,右胸腔少量积液。同时患者新出现口腔黏膜破溃伴持续性出血,伴胸闷气促,当地医院考虑患者病情危重,遂转到苏州大学附属第一医院就诊,以"血细胞减少"收住血液科。

【既往史及个人史】

既往体健,否认相关慢性病史。

【病史补充】

患者丈夫也有发热、腹泻。

【阳性体征】

体温38.8 ℃,脉搏78次/分,呼吸频率19次/分,血压103/59 mmHg,神志清楚,双瞳孔等大等圆,对光反射正常,皮肤、巩膜无黄染,浅表淋巴结未触及肿大,心肺腹未及异常,双下肢无水肿。

【病例特点】

（1）中年女性,发热5天,体温最高达39 ℃,伴腹泻、乏力、全身酸痛。
（2）既往体健。
（3）血常规示白细胞、血小板计数下降,ALT、AST升高。
（4）外院抗感染、补液等对症治疗,症状无改善。

【初步诊断】

（1）发热:病毒感染？
（2）白细胞减少。
（3）血小板减少。

【诊断思路】

患者以发热为首发表现,发热待查的疾病须考虑感染性发热和非感染性发热。非感染性发热多见于血液系统疾病、风湿免疫系统疾病等。感染性发热包括病毒性感染、细菌性感染及特殊类型病原体感染等。患者本次急性起病,伴消化道症状,伴全身酸痛,血常规提示白细胞及血小板计数减少,须重点排查血栓性血小板减少性紫癜等血液系统疾病。外院治疗上已予抗感染、补液等治疗,但是治疗效果欠佳,并且患者发病前虽无相关虫媒类叮咬史,但其家属存在与其类似症状,不能排除存在病原体感染直接接触史,因此需要重点考虑病毒感染疾病。须完善ANA、ANCA等风湿免疫指标,骨髓涂片及病理等检查排除非感染性因素所致的发热。

【鉴别诊断】

（1）血栓性血小板减少性紫癜:主要表现为血小板减少、神经精神异常、发热、肾脏损害及微血管病性贫血。血浆ADAMTS13活性检测、骨髓形态及病理检查等有助于鉴别。

（2）流行性出血热:以鼠类为主要传染源的自然疫源性疾病,主要表现为发热、出血和肾脏损害,出现头痛、腰痛、眼眶痛,面红、颈红、前胸红等,可伴有消化道症状。免疫荧光试验、酶联免疫吸附试验、反转录聚合酶链反应等有助于鉴别。

（3）恙虫病:由恙螨传播恙虫病东方体引起,可表现为发热、皮疹、局部焦痂、淋巴结肿大、外周血异型淋巴细胞、肝损伤等。外斐试验、血或焦痂处组织PCR、皮肤活检免疫荧光等有助于鉴别。

（4）莱姆病:由蜱传播伯氏包柔螺旋体引起,可表现为发热、全身酸痛、淋巴结肿大,多伴有多发关节疼痛、肿胀。血清学有助于鉴别。

【辅助检查】

（1）血常规:白细胞计数1.32×10^9/L,血红蛋白104 g/L,血小板计数30×10^9/L,中心粒细胞占比76.0%,淋巴细胞占比22.0%,红细胞形态正常,血小板形态正常,异常淋巴细胞占比2%。

（2）尿常规未见明显异常。

（3）粪便隐血:弱阳性。

（4）凝血常规:D-二聚体34.28 mg/L,PT 13.4 s,APTT 50.0 s,凝血酶时间34.3 s,纤维蛋白原0.90 g/L。

（5）生化全套:AST 183.7 U/L,ALT 605.7 U/L,胆红素正常;白蛋白28.8 g/L,血肌酐68.7 μmol/L,肌酸激酶1 038.6 U/L,肌酸激酶MB 76.5 U/L,乳酸脱氢酶1 523.1 U/L,钾3.30 mmol/L,钠132.5 mmol/L。

（6）ANA、ANCA、抗中性粒细胞抗体、风湿五项、抗心磷脂抗体、抗双链DNA抗体、自身免疫性肝病自身抗体7项检测均阴性。

（7）肿瘤标志物未见明显异常。

（8）心电图：窦性心律，大致正常心电图。

（9）胸部 CT：双肺下叶少许感染；右胸腔少量积液。

（10）超声心动图及腹部彩超：未见异常。

【初步治疗】

给予抗感染、激素抗炎治疗。

【进一步分析】

患者风湿免疫相关指标均正常，暂不考虑风湿系统相关疾病引起的发热。患者未见明显微血管性贫血，并且未接受骨髓检查，结合目前的实验室检查及影像学检查，暂不能完全排除血液系统疾病。给予抗感染治疗后体温下降，结合患者流行病学、急性发热伴多器官功能损害等症状，首先考虑发热伴血小板减少综合征，须进一步完善特殊类型病毒如 DBV、流行性出血热病毒等的抗体检测，必要时完善病毒 mNGS 检测。

【进一步检查】

（1）甲型流感病毒、乙型流感病毒、合胞病毒、腺病毒、副流感病毒 1、副流感病毒 3、新型冠状病毒核酸阴性，流行性出血热病毒抗体（IgG + IgM）阴性，血液疟原虫检查阴性。

（2）CRP 18.03 mg/L，PCT < 1.0 ng/mL，ESR 2 mm/h（动态）；IL-2 受体 1 658 U/mL；铁蛋白 > 2 000.0 ng/L；血清淀粉样蛋白 A 250.16 mg/L；半乳甘露聚糖检测、真菌-D-葡聚糖检测、结核菌 GeneXpert 检测、新型隐球菌荚膜抗原均阴性；T-SPOT 阴性。

（3）抗肺炎支原体抗体（IgG）可疑阳性，抗肺炎衣原体抗体（IgG）阳性，抗肺炎支原体抗体（IgM）阴性，抗肺炎衣原体抗体（IgM）阴性，EB 病毒定量阴性，巨细胞病毒定量阴性。

（4）细胞因子：α-干扰素 99.37 pg/mL，IL-6 40.01 pg/mL，IL-10 65.96 pg/mL，γ-干扰素 285.01 pg/mL。

（5）血液 mNGS：DBV 序列数 127（表 1-5-2）。

（6）血液 DBV 核酸（江苏省疾控中心）：阳性。

表 1-5-2　患者血液中病原体基因检测结果

属			种/亚型		
名称	序列数	相对丰度	名称	序列数	相对丰度
班达病毒	1 165	21.03%	大别班达病毒	127	2.29%

【最终诊断】

（1）发热伴血小板减少综合征（新型布尼亚病毒感染）。

（2）多器官功能衰竭（肝功能不全，血小板减少，心肌酶谱异常，凝血功能障碍，白细胞减少）。

（3）肺部感染。

【诊断依据】

（1）发热、消化道症状、外周血白细胞及血小板计数减少。

（2）血液 DBV 核酸阳性，血液 mNGS 示 DBV 阳性（序列数 127）。

【治疗及转归】

（1）治疗：予多西环素、头孢曲松抗感染，利巴韦林抗病毒，糖皮质激素抗炎成分输血、营养心肌、补液等对症治疗。

（2）转归：患者白细胞、血小板、凝血功能、肝肾功能基本恢复正常（图 1-5-2），病程第 10 天出院。

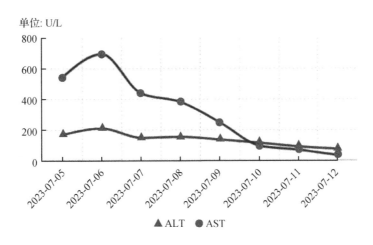

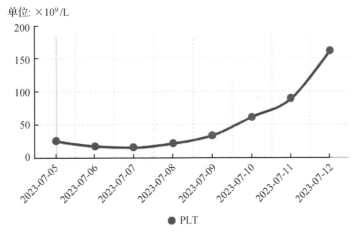

图 1-5-2　ALT、AST、PLT 变化趋势

【讨论】

SFTS 是由 DBV 引起的新发传染病。SFTS 目前在亚洲多个国家流行,严重威胁人类健康。在我国,大多发生在中低海拔山区、丘陵等植被丰富、气候湿润的农村地区,5～9月份为高发时间,患者多为农民,年龄多为40～80岁。目前认为 DBV 感染主要与蜱虫叮咬有关,但也发现通过接触患者体液可致"人传人"。SFTS 常以急性起病,主要以发热、早期消化道症状为首发表现,可伴有多器官功能障碍,是临床危重症,临床病死率极高。实验室检查常出现白细胞、血小板计数进行性减少,肝转氨酶、心肌酶谱异常等,短期疾病进展较快,可出现 DIC、休克、呼吸衰竭等多器官功能衰竭。由于部分患者首发表型常常出现血细胞减少,所以患者常收住血液科,部分临床医生缺乏相关不典型病原体感染的诊治经验,容易导致误诊及漏诊,使得病情进一步加重。在危重患者病程极期主要存在粒细胞缺乏、血小板减少、多器官损害及严重的免疫损害。确诊 SFTS 主要在出现上述临床症状的基础上,伴有或不伴有蜱虫叮咬流行病史,在血液标本中可检测出 DBV 核酸,或 DBV IgM 抗体阳性和 IgG 抗体阳转,或分离到 DBV。这两例患者均有发热、纳差、乏力不适,粒细胞及血小板减少,ALT、AST 及心肌酶谱显著升高,血 DBV 核酸检测阳性,诊断明确。在治疗上以对症支持为主,重点是对 SFTS 病程中出现的血象异常、肝功能受损、心功能受损等的处理。早期的抗病毒治疗是决定患者预后及存活的关键。目前没有特异性的抗病毒药物,利巴韦林作为广谱抗病毒药物,可干扰病毒 RNA 代谢,推荐使用。利巴韦林以剂量依赖性的方式降低 DBV 滴度,增加利巴韦林的浓度,可降低细胞病变效应。

SFTS 病死率高但致病机制尚不明确,研究认为严重的多器官功能衰竭与机体病毒载量过高或异常免疫应答引发失控的炎症因子风暴相关。体液免疫应答在感染性疾病的致病和预后中起着重要的作用。适当的炎症反应对感染宿主是有益的,但免疫失调会加重器官损伤,过量的炎性介质产生可以导致血管通透性增加,加重组织和器官的损伤。这两例患者的淋巴细胞亚群均降低,细胞因子α-干扰素、IL-6、γ-干扰素、IL-2受体均升高,提示患者处于高炎症反应中,免疫功能严重受损。

因此,对于SFTS患者早发现、早诊断、早治疗意义重大,在充分评估易感因素的基础上,早期考虑患者是否同时存在其他病原体感染,尽早给予针对性抗感染治疗,可提高疾病治愈率,延长生存期。

第六节 噬血细胞综合征

噬血细胞综合征(hemophagocytic syndrome,HPS),又称为噬血细胞性淋巴组织细胞增多症(hemophagocytic lymphohistiocytosis,HLH),是一种遗传性或获得性免疫调节功能异常导致的淋巴细胞、单核细胞和巨噬细胞异常激活、增殖和分泌大量的炎性细胞因子引起的过度炎症反应综合征。

一、临床表现

HLH由于原发病的不同,缺乏特异性临床表现,但以发热、血细胞减少、肝脾肿大及在肝、脾、淋巴结和骨髓组织发现噬血现象为主要临床特征。

1. 发热

HLH患者常以持续性发热为最明显的临床表现,且发热来源不明,抗感染治疗多无明显效果。

2. 血细胞减少

HLH患者血常规示血细胞减少,多累及外周血两系或三系,是由于巨噬细胞过度活化将正常血细胞及骨髓内的造血干细胞吞噬从而表现为血细胞减少,这种现象也称为噬血细胞现象。

3. 肝脾肿大

HLH患者肝脾肿大,可能是由于合并感染导致免疫系统异常炎症反应,引起肝脾炎症反应,持续性刺激导致肝脾充血,从而出现肝脾肿大、肝功能损害、血管外溶血。

二、辅助检查

1. 血常规

常表现为两系或三系血细胞较少,血红蛋白<90 g/L(<4周婴儿,血红蛋白<100 g/L),血小板计数<100×10^9/L,中性粒细胞计数<1.0×10^9/L,且非骨髓造血功能减低所致。

2. 肝肾功能

患者多表现为肝功能损害,出现肝酶升高,另外空腹甘油三酯>3.0 mmol/L是"HLH-2004诊断标准"的指标之一,但因其影响因素较多,缺乏较好的特异性和敏感性。

3. 凝血功能

纤维蛋白原<1.5 g/L时具有诊断意义。

4. NK细胞活性测定

NK细胞活性降低是指NK细胞杀伤靶细胞的功能下降,不能以NK细胞的比例或数量减少来代替。

5. 可溶性IL-2受体(sCD25)测定

据国内协作组和梅奥医学中心的研究结果推荐:sCD25水平≥6 400 pg/mL可以作为HLH的诊断指标之一。

6. 细胞因子谱

HLH相关细胞因子谱检测可以协助提高诊断HLH的敏感性和特异性。

7. 血清铁蛋白

铁蛋白≥500 μg/L是HLH的诊断指标之一,且被认为是特异性指标。

8. 细胞毒功能检查和HLH相关基因的蛋白表达检测

(1) ΔCD107a:颗粒胞吐损害相关的基因缺陷导致NK细胞和细胞毒性T淋巴细胞(cytotoxic T

lymphocyte,CTL)溶酶体相关膜糖蛋白 CD107a 转移到细胞表面的功能受损。流式细胞术检测 NK 细胞和 CTL 细胞表面 ΔCD107a 可以快速筛查与脱颗粒途径有关的原发性 HLH。

(2) 原发性 HLH 相关基因的蛋白表达:穿孔素、Munc13-4、SAP、XIAP 和颗粒酶 B 等 HLH 缺陷基因相对应的蛋白表达量和功能的检测可作为快速鉴别原发性 HLH 的可靠依据。

9. 基因测序

基因测序是诊断原发性 HLH 的"金标准"。基因测序的推荐指征:① 细胞毒功能检查和 HLH 相关基因的蛋白表达检测存在明确异常的患者;② 阳性家族史或发病年龄 <12 岁的患者;③ 未找到明确病因的 HLH 患者;④ 反复发作的 HLH 患者。

10. 病原学筛查

完善细菌、真菌、病毒及病原虫感染等病原学检测。EBV 感染既可以作为 HLH 的直接病因,也可以作为诱发因素与其他类型的 HLH 合并存在,促进病情的发展。无论是恶性肿瘤相关 HLH、风湿免疫性疾病相关 HLH,还是存在已知基因缺陷的原发性 HLH,EBV 都可能参与其中。因此 EBV-DNA(单个核细胞和血浆)检测对协助寻找 HLH 的病因或诱发因素具有重要意义。此外,病原学 mNGS 检查可用于协助诊断感染病因。

11. 肿瘤性疾病筛查

根据典型病史,结合 PET-CT 等影像学检查、病理活检、骨髓免疫分型和染色体等检查诊断和鉴别诊断肿瘤相关 HLH。病初有淋巴结肿大患者尽量在化疗前结合影像学结果行淋巴结活检术。年龄超过 1 岁患者均应行骨髓活检。

12. 风湿免疫性疾病筛查

完善病史采集、体格检查、免疫球蛋白检测、补体和自身抗体检测等。风湿免疫性疾病相关 HLH 区别于其他类型 HLH 在于疾病早期多表现为非感染因素的白细胞及血小板升高,CRP 升高,ESR 增快和纤维蛋白原升高。随着疾病的进展,炎症指标的异常和血细胞的进行性下降是协助诊断 HLH 的重要指标。

三、诊断及鉴别诊断

由于 HLH 的临床表现错综复杂、病因尚未明确,而疾病本身发展快、预后差,故而 HLH 的诊断须遵循程序化诊断原则。

1. 发现疑似病例——发热、血细胞减少、脾大或肝功能异常三联征患者

当患者出现临床上无法解释的持续发热,血细胞减少,伴脾肿大或肝功能异常时,应当怀疑 HLH 的可能。

2. 推进诊断的第一步——血清铁蛋白

铁蛋白 ≥500 μg/L 是 HLH 的诊断标准之一,诊断 HLH 的灵敏度是 84%。也有研究认为在儿童中血清铁蛋白 >10 000 μg/L 对 HLH 的诊断敏感度达 90%,特异度达 96%。铁蛋白 <500 μg/L 可能成为诊断 HLH 的负性评价指标。建议对疑似 HLH 病例首先检测血清铁蛋白水平,其显著升高对 HLH 诊断具有强烈的提示意义,应即刻开展 HLH 确诊相关的检测。此外,对于铁蛋白数值高于当地实验室检测上限的样本可进行倍数稀释。对于血清铁蛋白 <500 μg/L 的患者,要密切进行临床观察,重复评估 HLH 诊断相关参数。

3. 确定诊断——遵循"HLH-2004 诊断标准"

"HLH-2004 诊断标准"是由国际组织细胞协会于 2004 年修订的,是目前广泛采用的 HLH 诊断标准。该标准包括两条主要诊断途径。

(1) 分子学和遗传学异常:在已知的 HLH 相关基因位点(如 PRF1、UNC13D、STXBP2、RAB27A、STX11、SH2D1A 或 XIAP)中发现致病性突变。

(2) 临床标准:① 发热超过 1 周,体温高于 38.5 ℃;② 脾肿大;③ 血细胞减少(外周血两系或三系降低,如血红蛋白 <90 g/L,血小板计数 <100×10^9/L,中性粒细胞计数 <1.0×10^9/L,且非骨髓造血功能减低所致);④ 高甘油三酯血症(≥3 mmol/L)和(或)低纤维蛋白原血症(<1.5 g/L);⑤ 低纤维蛋白原血症(<1.5 g/L);⑥ NK 细胞活性降低;⑦ 铁蛋白水平升高;⑧ sCD25 水平升高。当符合临床诊断标准 8

项指标中5项及以上时即可诊断HLH,并应进一步完善HLH病因的相关检查。当患者符合4项标准时,应密切监测病情变化,并重复评估HLH相关指标。当患者符合3项及以下标准时,应监测病情变化,必要时重复评估。但因"HLH-2004诊断标准"是基于大多数儿童患者所制定的,所以有研究提出在继发性HLH的成年患者中运用"噬血综合征HScore评分"进行诊断,但目前主流仍是"HLH-2004诊断标准"。

4. 病因诊断——寻找引起HLH的病因

(1) 询问病史和查体:应仔细询问职业、婚育史(是否有近亲婚配)、家族史(家族成员是否有先证者或类似疾病史)、过敏史,有无发热、盗汗和体重下降,有无皮疹,或有无淋巴结肿大等。详细了解特殊用药史和旅行史。

(2) 完善相关检验、检查确定病因,明确诊断原发性HLH或继发性HLH。

(3) 其他类型的HLH须结合病史和继发性HLH分子组学病因筛查等相关特殊检查明确。

5. 鉴别诊断——脓毒症

HLH的诊断和鉴别诊断主要依据临床表现、实验室检查和影像学检查等综合判断。值得注意的是,HLH和脓毒症均存在过度炎症反应,临床表现部分重叠。然而针对HLH的积极免疫抑制治疗与脓毒症治疗原则截然不同,早期准确诊断至关重要。

脓毒症是指严重感染导致宿主免疫反应失调所引起的危及生命的器官功能损伤。临床上,脓毒症也可出现发热、白细胞减少、铁蛋白升高、由DIC引起的低纤维蛋白原血症和血小板减少等与HLH较为类似的表现,但两者仍有不同之处。

(1) 相对于HLH,脓毒症可表现为体温升高或降低,即使体温正常也不能排除脓毒症诊断;但在HLH中,除新生儿外,患者无发热时一般需要慎重考虑HLH。

(2) 脓毒症患者也可出现血细胞计数异常,但一般程度较轻。

(3) 成人脓毒症患者甘油三酯升高在2 mmoL/L左右。

(4) 不合并DIC的脓毒症患者不表现出低纤维蛋白原血症,因此其是鉴别HLH与脓毒症的可靠指标。

对于脓毒症是否合并HLH,可以参考下列的流程图(图1-6-1)进行简单评估。

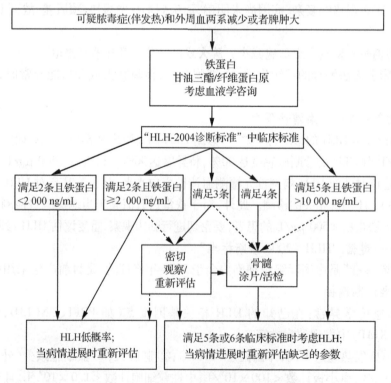

图1-6-1 HLH与脓毒症鉴别诊断流程

(在脓毒症的鉴别诊断中,sCD25和NK细胞活性的测定可能要限制使用,但是需要时可以再评估)

6. 鉴别诊断——继发性 HLH

HLH 根据病因的不同,可分为原发性 HLH 和继发性 HLH 两大类,但随着研究的深入,发现两大类中存在明显的重叠,例如,继发性 HLH 中 EBV-HLH 现可被进一步细分为:① EBV 相关的家族性 HLH,EBV 感染在具有潜在遗传易感性的患者中引发 HLH;② 非肿瘤性 EBV 相关的非家族性 HLH;③ 肿瘤相关的 HLH,临床表现为 T/NK 细胞慢性活动性 EBV 感染;④ 肿瘤相关的 HLH,临床表现为 EBV 感染伴 T/NK 细胞淋巴瘤等。针对不同原发病的 HLH,后续治疗不尽相同。

四、治疗

HLH 的治疗主要分为两个阶段:首先,诱导缓解治疗主要针对过度的炎症状态以控制 HLH 活化进展;然后,病因治疗主要纠正潜在的免疫缺陷和控制原发病以防止 HLH 复发。由于 HLH 是一种进展迅速的高致死性疾病,及时启动恰当的治疗方案是改善预后的关键。

(一) 一线治疗

1. 治疗方案推荐——HLH-1994 方案

HLH-1994 方案适用于各种类型 HLH 的一线诱导治疗,8 周诱导治疗包括依托泊苷(etoposide,VP-16)和地塞米松,以及鞘内注射甲氨蝶呤和地塞米松。HLH-2004 方案推荐从治疗初始就同时加用环孢霉素 A(cyclosporine A,CsA),HLH-1994 方案则是在 8 周诱导治疗后才加入 CsA。根据前瞻性临床研究结果和国际组织细胞协会推荐意见,HLH-1994 方案为首选诱导方案。部分轻型 HLH 和风湿免疫性疾病相关 HLH 可以单纯应用糖皮质激素冲击治疗。一些特殊病原体(如杜氏利什曼原虫、布氏杆菌等)感染相关 HLH 患者可以通过针对病原体的治疗后获得缓解,而无须加用免疫调节药物及细胞毒性药物。

2. 治疗疗程

诱导治疗并不意味着必须给予 8 周的治疗。大部分继发性 HLH 应根据患者的具体情况评估病情,在达到完全的临床应答后做出是否停止 HLH 治疗的决策,以及原发病明确后及时转入原发病治疗。

(二) 挽救治疗

初始诱导治疗 2 周后应进行疗效评估,未能达到部分应答(partial response,PR)及以上疗效的难治性 HLH 患者建议尽早接受挽救治疗。复发性 HLH 指治疗后达到 PR 及以上疗效的患者再次出现 HLH 活动,可以采用原方案重复治疗或采用与初始诱导治疗不同的挽救治疗方案。

1. DEP 方案

DEP 方案是由脂质体多柔比星、依托泊苷和甲泼尼龙组成的联合治疗方案,成人难治性 HLH 总应答率可达 76.2%,其中完全应答(complete response,CR)率为 27%。该方案每 2 周重复一次。针对难治性 EBV-HLH,可在 DEP 方案基础上联合培门冬酶或左旋门冬酰胺酶(L-DEP 方案)。培门冬酶的使用时间间隔为 28 天,可交替采用 DEP 和 L-DEP 方案。

2. 芦可替尼(ruxolitinib)

芦可替尼是一种 JAK1/2 抑制剂。单药治疗推荐用量为:① 14 岁以下,体重 ≤10 kg 的患者剂量为 2.5 mg,10 kg < 体重 ≤20 kg 的患者剂量为 5 mg,体重 >20 kg 的患者剂量为 10 mg,每日 2 次。② 14 岁及以上患者的剂量为 10 mg,每日 2 次。此外,芦可替尼联合糖皮质激素、HLH-1994 方案或 DEP 方案可能进一步提高疗效。

3. 依帕伐单抗(emapalumab)

依帕伐单抗是一种 IFN-γ 的单克隆抗体,能有效中和 IFN-γ 且控制过度炎症反应,原发性 HLH 患者的治疗有效率为 63%。依帕伐单抗起始剂量为 1 mg/kg,根据临床和药代动力学评估调整剂量,随后剂量可递增至 3 mg/kg,6 mg/kg,最大 10 mg/kg。治疗时间初步设计为 8 周,可根据实际情况延长(等待接受造血干细胞移植)或缩短(不短于 4 周)。可与地塞米松联用,地塞米松剂量为 5~10 mg/m² 体表面积,依帕伐单抗给药前 1 天开始,可根据患者情况评估减量。

4. 其他

主要为细胞因子靶向治疗及免疫治疗,例如,CD52单抗(阿伦单抗)、IL-1受体拮抗剂(阿那白滞素)等。可根据医生经验及患者状况进行个体化选择。

(三) 维持治疗

针对HLH的维持治疗目前仅推荐用于暂时不能进行异基因造血干细胞移植(allogeneic hematopoietic stem cell transplantation,allo-HSCT)的原发性HLH患者。根据HLH-1994方案,维持治疗方案为依托泊苷联合地塞米松(依托泊苷150 mg/m² 体表面积,2周1次;地塞米松10 mg/m² 体表面积,连用3天,2周1次)。维持治疗方案可以酌情调整,以最小的治疗强度防止HLH复发。继发性HLH患者在HLH缓解后及时转入原发病治疗。

(四) allo-HSCT

allo-HSCT的指征包括:① 已证实为原发性HLH的患者;② 难治性/复发性HLH;③ 严重中枢神经系统受累的HLH患者。即使只有单倍体供者,allo-HSCT也可以积极进行。此外,移植应尽可能在药物治疗达到临床缓解后及时进行。一般情况下,风湿免疫性疾病相关HLH的患者并不推荐allo-HSCT,而难治性/复发性高侵袭性淋巴瘤相关HLH和EBV-HLH患者则可能从allo-HSCT中获益。

即使病因并未明确,患者一旦确诊HLH就应开始积极寻找供者,因为发病至移植的时间间隔是影响预后的因素。HLH患者的供者筛选除了需要考虑年龄、HLA位点相合度、健康状况等,还需要评价供者是否存在与受者相关的疾病风险,如细胞毒功能(包括NK细胞活性、脱颗粒功能、HLH缺陷基因对应的蛋白表达等)和EBV-DNA等。原发性HLH患者选择亲缘供者时应该进行HLH缺陷基因筛查。

(五) 支持治疗

1. 预防感染

HLH患者支持治疗的原则包括真菌感染及卡氏肺孢子虫肺炎的预防、中性粒细胞减少的预防和补充免疫球蛋白等。新出现的发热症状,须鉴别是HLH进展还是继发感染,并予经验性广谱抗生素治疗。

2. 预防出血

HLH患者因血小板减少和凝血功能异常,存在自发性出血的高风险。支持治疗目标是维持血小板计数 $>50 \times 10^9$/L 及凝血检查相对正常。对于出血患者应输注血小板、凝血酶原复合物和新鲜冰冻血浆,必要时补充活化Ⅶ因子。促血小板生成药物包括重组人血小板生成素(recombinant human thrombopoietin,rhTPO)和艾曲泊帕等,可提高血小板计数水平。

3. 监测脏器功能

由于药物毒性及炎症反应,HLH患者可能出现肝、肾和心脏等多脏器功能不全。治疗期间严密监测脏器功能,对症支持治疗。血浆置换及持续肾替代疗法可改善器官功能,提高重症HLH的总体生存率。

(六) 不同类型HLH的分层治疗

针对HLH的治疗常常在潜在疾病明确之前就开始,全面的病因筛查将为HLH提供附加的治疗方案。根据HLH临床严重程度和原发病特点制订个体化的治疗策略以提高临床疗效,改善转归结局。

典型病例

经典霍奇金淋巴瘤合并HLH

【病史简介】

患者中年男性,55岁,自由职业者。

主诉:反复发热1月余。

现病史:患者2018年7月初无明显诱因出现发热,体温最高40 ℃,无咳嗽、咳痰,无腹痛、腹泻,无皮疹,无出血倾向,就诊于当地医院,查血常规示白细胞计数 5.1×10^9/L,血红蛋白92 g/L,血小板计数 157×10^9/L,胸部X线片示支气管炎。给予抗炎(具体用药不详)治疗后热退,体温正常1天后又反复出现高热,无明显伴随症状。20天前患者突然出现神志模糊,胡言乱语,无头痛,无恶心、呕吐,遂至苏州大学附属第一医院急诊。7月19日复查血常规示白细胞计数 2.67×10^9/L,血红蛋白78 g/L,血小板计数 119×10^9/L,中性粒细胞占比66.6%,幼稚细胞占比0%;白蛋白25.2 g/L;结核分枝杆菌抗体阴性(-);脑脊液检查示白细胞总数 $2/\mu L$,脑脊液生化无明显异常;PCT 3.29 ng/mL;ESR 132 mm/h;头颅MRI + MRA示右侧大脑中动脉闭塞、左大脑中动脉M1段分叉处动脉瘤可能。予抗感染、补充白蛋白等对症治疗,患者高热控制,于7月26日出院。出院后患者仍有间断发热,但体温未超过38.5 ℃。7天前患者再次出现高热,体温最高40 ℃,无头痛,无意识障碍,无恶心、呕吐,无咽喉痛,无咳嗽、咳痰,无腹痛,再次入苏州大学附属第一医院急诊,复查血常规示白细胞计数 3.34×10^9/L,血红蛋白81 g/L,血小板计数 261×10^9/L;ESR 142 mm/h。于8月2日入住感染科,8月8日浅表淋巴结彩超示右侧颌下、颈部Ⅱ、Ⅲ、Ⅳ、Ⅴ区及双侧锁骨上窝可见肿大淋巴结。骨髓形态示增生活跃,粒红系未见明显异常,淋巴细胞占比13.5%,组织细胞易见,可见吞噬红细胞现象,可见巨核细胞。右颈淋巴结针刺细胞学示高度恶性细胞,不排除结核。抗结核抗体测定阴性;铁蛋白 $>2\,000.00$ μg/L,ENA谱无异常,抗EBV抗体测定示抗EBV壳抗原抗体(IgG) >50.00 AU/mL,抗EBV核抗原抗体22.36 AU/mL;抗核抗体筛查(ANA)示抗核抗体核颗粒型阳性,抗核抗体核着丝点型阴性;EBV荧光定量 1.66×10^3 IU/mL。给予比阿培南联合头孢他啶抗感染治疗,患者仍反复高热,因考虑噬血细胞综合征入住血液科。

【既往史及个人史】

江西省丰城市人,当地出生,当地工作,从事摩的司机工作,工作时长较长,接触人群较复杂。否认高血压、糖尿病、肝炎、结核病史,无食物、药物过敏史,无外伤史,无手术史。

【阳性体征】

体温39 ℃,脉搏80次/分,呼吸20次/分,血压123/60 mmHg,SpO_2 99%。神志清楚,贫血貌,双侧颌下、颈部、腋窝可触及浅表淋巴结肿大,最大者位于右侧颈部淋巴结,大小约2 cm×1.5 cm,质韧,活动度尚可,脾脏肋下可及。自起病以来,夜间盗汗明显,近期体重下降约3 kg。

【病例特点】

(1) 中年男性,慢性病程1月余。
(2) 反复高热,伴夜间盗汗明显,近期体重下降。
(3) 体格检查见贫血貌,双侧颌下、颈部、腋窝可触及浅表淋巴结肿大。
(4) 既往抗感染治疗无效。

【初步诊断】

(1) HLH。
(2) EBV感染。
(3) EBV相关淋巴增殖性疾病?
(4) 淋巴结结核待排。
(5) 脾大。

【诊断思路】

该中年患者以高热起病。首次血常规出现白细胞计数升高,首先需要排除各种病原微生物感染可能。虽然白细胞计数升高,但以淋巴细胞为主,多种抗菌药物不能退热,因此,细菌感染的可能性不大,而病毒感染的可能性上升。随后患者的血象出现变化,表现为两系血细胞减少,并出现肝功能异常,进一步检测发现骨髓中存在部分病态血细胞及噬血细胞现象,外周血 EBV-DNA 拷贝数增加,铁蛋白>2 000.00 μg/L,应重点考虑 HLH。虽然目前尚未达到 HLH-2004 诊断标准,但结合患者体内细胞因子水平升高,肝酶学指标及黄疸指标进行性升高,HLH 诊断应该成立。患者抗 EBV 壳抗原抗体(IgG)>50.00 AU/mL,EBV 拷贝数增加,提示存在既往 EBV 感染且病毒一直处在复制状态,故患者存在慢性潜伏感染。同时患者存在多处浅表淋巴结肿大,淋巴结针刺细胞学见高度恶性细胞,须警惕合并 EBV 相关淋巴增殖性疾病可能。下一步诊疗方案:复查骨髓细胞学检查,完善骨髓和淋巴结病理活检及骨髓流式细胞术分型,全身 PET-CT 检查,淋巴细胞亚群 EBV 核酸定量检测,以明确 EBV 感染的类型及排除 EBV 相关淋巴增殖性疾病。

【鉴别诊断】

(1)脓毒症:指严重感染导致宿主免疫反应失调所引起的危及生命的器官功能损伤。临床上,脓毒症也可出现发热、白细胞减少、铁蛋白升高、由 DIC 引起的低纤维蛋白原血症和血小板减少等与 HLH 较为类似的表现。相对于 HLH,脓毒症可表现为体温升高或降低,即使体温正常也不能排除脓毒症诊断,但在 HLH 中,除新生儿外,患者无发热时一般需要十分慎重考虑 HLH;血细胞减少在脓毒症中十分罕见;成人脓毒症患者甘油三酯升高,在 2 mmoL/L 左右;不合并 DIC 的脓毒症患者不表现为低纤维蛋白原血症,因此其是鉴别 HLH 与脓毒症的可靠指标。

(2)HLH 间的鉴别诊断:HLH 根据病因的不同,可分为原发性 HLH 和继发性 HLH 两大类,但随着研究的深入,发现两大类中存在明显的重叠,例如,继发性 HLH 中 EBV-HLH 现可被进一步细分为 EBV 相关的家族性 HLH,EBV 感染在具有潜在遗传易感性的患者中引发 HLH;非肿瘤性 EBV 相关的非家族性 HLH;肿瘤相关的 HLH,临床表现为 T/NK 细胞慢性活动性 EBV 感染;肿瘤相关的 HLH,临床表现为 EBV 感染伴 T/NK 细胞淋巴瘤等。针对不同原发病的 HLH,后续治疗不尽相同。

【初步治疗】

本例患者 HLH 临床诊断成立,立即给予"HLH-1994"方案化疗:分别于第 1 天和第 15 天予 VP-16 80 mg 及地塞米松 15 mg。

【进一步分析】

患者在使用"HLH-1994"方案 2 天后体温正常,但浅表肿大淋巴结未见明显缩小。复查血常规示白细胞计数 $2.84 \times 10^9/L$,血红蛋白 82 g/L,血小板计数 $90 \times 10^9/L$。复查骨髓穿刺示增生明显活跃,粒红比 1.16:1,粒系比例正常,可见核浆发育不平衡,双核杆状粒细胞;红系比例升高,以中晚幼红为主,可见不规则核、核出芽、花瓣核、偶见不对称双核、三核红;成熟红细胞无明显异常;淋巴细胞比例减低,偶见不典型淋巴细胞,胞浆量较丰富,深染部分见颗粒,核椭圆形或不规则,染色质粗糙;可见噬血细胞现象。骨髓病理示骨髓增生极度活跃,粒红比例略低,三系细胞形态及分布未见明显异常,染色质偏细致的细胞比例增高,形态轻度异型,散在或簇状分布,纤维组织灶性增生,网状纤维染色(MF-2 级,灶性约 40%)。分子生物学检测示 IgH、MYC、BCL2 及 BCL6 基因未见异常。分子病理结果示原位荧光杂交法检测 IGH(G)、BCL2、BCL6、c-MYC、P53 均阴性。免疫分型示 B 细胞及 NK 细胞未见克隆性异常,可见 $CD3^+CD8^-$ T 淋巴细胞,其 CD5 及 CD7 表达减弱,占淋巴细胞 31.69%。右颈淋巴结针刺细胞学检查示异型淋巴细胞,可疑恶性细胞,不排除结核。PET-CT 示中轴骨弥漫性代谢增高,其中多个椎体、骨盆多发结节状明显高代谢;右侧颈部及左侧锁骨上窝多发稍大淋巴结,代谢轻度增高;考虑淋巴瘤并骨质侵犯可能性大,建议右侧颈部肿大淋巴结穿刺活检;心包少量积液。EBV 检测结果示 $CD4^+$、$CD8^+$、$CD56^+$ 细胞未检出,$CD19^+$ 细胞 $3.6 \times 10^2/L$。

检查结果的讨论和分析:该患者在接受"HLH-1994"方案 2 天后体温恢复正常,血细胞减少的趋势得到有效的控制,肝功能逐步恢复,提示前期诊断准确且治疗有效,但患者淋巴结未见明显缩小。复查骨髓细胞学检查发现不典型淋巴细胞及病态细胞,骨髓病理同样发现染色质偏细致的异型细胞,结合 PET-CT

结果,高度怀疑患者合并 EBV 相关淋巴增殖性疾病。患者淋巴细胞亚群 EBV 核酸定量检测提示 B 细胞感染。EBV 相关 B 淋巴细胞增殖性疾病主要包括伯基特(Burkitt)淋巴瘤、经典型霍奇金淋巴瘤(CHL)、移植淋巴增殖性疾病(PTLD)、原发渗出性淋巴瘤、浆母细胞淋巴瘤等。鉴于患者的 FISH 及分子生物学检查 IGH(G)、BCL2、BCL6、c-MYC、P53 均阴性,结合患者骨髓内检见病态细胞及显著纤维化现象,因此考虑合并霍奇金淋巴瘤可能。虽然骨髓流式细胞提示存在 $CD3^+CD8^-T$ 淋巴细胞,但该群细胞缺乏恶性克隆证据,考虑为 EBV 感染所致的反应性 $CD8^+T$ 细胞的增殖。最终患者右颈淋巴结活检病理示经典霍奇金淋巴瘤(结节硬化型),诊断明确。

【最终诊断】

(1) 经典霍奇金淋巴瘤(结节硬化型)。
(2) HLH。

【进一步治疗】

患者经"HLH-1994"方案治疗后体温回降至正常,炎症指标下降,考虑诱导治疗有效,为控制疾病,延长患者生存期,须针对原发疾病进行治疗。因明确诊断经典霍奇金淋巴瘤(结节硬化型)合并 HLH,2018 年 8 月 18 日开始予"ABVD 方案"化疗:分别于疗程的第 1 天和第 15 天予阿霉素 40 mg,博来霉素 15 mg,长春新碱 2 mg,甲氮咪胺 600 mg,先后给予 3 个疗程"ABVD 方案"化疗。复查外周血 EBV 荧光定量 3.46×10^4 IU/mL;浅表淋巴结彩超示双侧颈部(左侧 2.4 cm×0.5 cm;右侧 1.6 cm×0.8 cm)、双侧腹股沟(左侧 2.1 cm×0.8 cm;右侧 1.4 cm×0.6 cm)可见肿大淋巴结;胸腹部 CT 示右肺下叶背段结节影,较前变化不大。2018 年 12 月 29 日骨髓细胞学示幼稚淋巴细胞占比 6% 骨髓象(淋巴瘤治疗后);骨髓活检示粒、红二系增生,巨核细胞可见,考虑化疗不佳。结合检验检查结果,疗效评估为无反应,于 2019 年 1 月 4 日予"BEACOPP 方案"(博来霉素 16 mg 第 8 天,依托泊苷 160 mg 第 1~3 天,阿霉素 40 mg 第 1 天,环磷酰胺 1 060 mg 第 1 天,长春新碱 2 mg/长春瑞滨 30 mg 第 8 天,甲基苄肼 150 mg 第 1~7 天,泼尼松 65 mg 第 1~14 天)化疗。

【随访】

后于 2019 年 3 月 13 日给予 EC(依托泊苷+卡泊)方案动员,采集单个核细胞数 8.12×10^8/kg,$CD34^+$ 细胞数总量 5.2×10^6/kg。于 2019 年 5 月 16 日给予 CEAC(洛莫司汀+依托泊苷+阿糖胞苷+环磷酰胺)预处理,2019 年 5 月 22 日回输自体造血干细胞 426 mL,单个核细胞数 8.12×10^8/kg,$CD34^+$ 细胞数总量 5.2×10^6/kg,定期血液科随访。

【讨论】

患者以不明原因发热、伴有浅表淋巴结肿大入院,检查后发现患者两系血细胞少、高铁蛋白血症、骨髓内存在噬血现象等,满足 HLH 诊断标准中的 4 条,虽然受限于检测条件未能检测 NK 细胞活性和 sCD25 水平,但是结合患者外周血高细胞因子水平及迅速进展的黄疸和肝酶异常,仍考虑诊断为 HLH,并立即开始"HLH-1994"方案化疗,患者发热等症状迅速得到改善,提示诊断正确。同时,结合患者 B 细胞内 EBV 定量阳性,淋巴结病理结果诊断合并经典霍奇金淋巴瘤(结节硬化型)。

霍奇金淋巴瘤是起源于淋巴组织的恶性肿瘤,占全部恶性淋巴瘤的 8%,亚洲较欧美少见。研究表明,经典霍奇金淋巴瘤的里-斯氏细胞(R-S 细胞)的起源与生发中心 B 细胞(GC B 细胞)有关。绝大多数 R-S 细胞存在免疫球蛋白可变区(IgV)基因重排并合并体细胞高频突变,突变破坏了 IgV 基因的功能,导致不能合成 B 细胞受体(BCR),使得这些 GC B 细胞无法获得滋养信号而发生凋亡。因此,R-S 细胞可能起源于凋亡前获得了不利体细胞突变并通过一些转化事件获得生存信号逃避凋亡的生发中心中的成熟 B 细胞。基于细胞的起源,可以认为经典霍奇金淋巴瘤的发生是异常 B 细胞活化过程中出现免疫发育阻滞而使得趋向凋亡的 B 细胞获得生存信号并发展成为克隆。正常 B 细胞活化的燃点主要是接受来自病原微生物的信号刺激。研究发现,在霍奇金淋巴瘤特征性的 R-S 细胞中检测到克隆性 EBV-DNA,阳性率高达50.0%。因此，EBV在肿瘤发病过程中起到重要作用。霍奇金淋巴瘤中EBV的感染属于潜伏性感染Ⅱ型，在受感染的B细胞中主要表达EBNA1和LMP1两种病毒潜伏蛋白。EBNA1是一种DNA结合蛋白，它能维持胞内EBV基因组持续复制，并上调凋亡抑制蛋白Survivin表达，促进了受感染细胞的存活及病毒的持续复制，为细胞转化所必须。在受感染的R-S细胞中，LMP1高表达，LMP1是EBV主要编码蛋白，类似肿瘤坏死因子受体超家族的CD40，可以刺激B细胞生长和分化；也可激活核转录因子NF-κB信号通路抑制p53依赖的细胞凋亡，上调抗凋亡基因BCL-2、MCL-1的表达。LMP1还可激活JNK、ERK、JAK-STAT、p38等通路，继而激活MARK通路，从而使受感染细胞永生化，最终引起增生与凋亡之间的失衡，淋巴细胞发生克隆性增殖。

霍奇金淋巴瘤是B细胞表型的淋巴瘤，且进展相对较慢，其发生HLH的免疫机制显著不同于T/NK细胞淋巴瘤。目前国内外缺乏霍奇金淋巴瘤合并HLH免疫机制的研究，而霍奇金淋巴瘤独特的大量非肿瘤性反应性炎症细胞背景中散在少数肿瘤性大细胞的病理特点可能是HLH发生的温床。在未发生EBV感染的情况下，R-S细胞通过多种机制营造免疫抑制微环境，导致肿瘤细胞逃避免疫系统的监视和杀伤。EBV感染后，也能诱导促炎免疫的发生来清除EBV及R-S细胞。这表现在：① EBV+霍奇金淋巴瘤的R-S细胞分泌大量IL-12来促进浸润T淋巴细胞发生Th1极化；② R-S细胞上调MHC-1类分子的表达诱导大量$CD8^+$T细胞浸润；③ 诱导巨噬细胞向促炎型M1巨噬细胞极化，进一步促进Th1极化并分泌大量促炎细胞因子。因此，霍奇金淋巴瘤免疫微环境的稳态促进了克隆的缓慢形成，而当稳态失衡时则可能出现局部的炎症因子风暴，外溢的细胞因子及相对受抑制的免疫监视细胞可能触发HLH的发生。

本例患者虽经"HLH-1994"方案迅速缓解了病情，但后续疗程未能获得临床缓解，提示预后不良。分析既往报道的13例接受联合化疗的霍奇金淋巴瘤合并HLH患者的结局，死亡率高达46.2%，提示合并HLH的霍奇金淋巴瘤患者预后较差。有研究提示，HIV相关B细胞淋巴瘤患者在肿瘤克隆形成前存在明显的T细胞激活和Th1细胞因子增多，部分患者在随访中出现了EBV-DNA阳性。这从侧面提示了在淋巴瘤克隆形成前体内存在促炎的免疫倾向这把双刃剑，在杀伤有克隆倾向的受EBV感染的B细胞同时也具备触发HLH的可能。因此，霍奇金淋巴瘤合并HLH的治疗在前期通过化疗阻断细胞因子风暴和杀伤大量激活的NK/T淋巴细胞，后期基于恢复正常免疫功能的阻断霍奇金淋巴瘤细胞PD-1信号通路的单克隆抗体可能是更有希望的治疗方案。

【诊疗体会】

（1）HLH的临床表现有时并不完全符合诊断标准，当出现不能用现阶段疾病状态解释的进行性黄疸加深及肝功能损伤、高细胞因子血症时，应考虑HLH。如果教条式地遵守诊断标准，容易造成诊断延误而使得患者丧失治疗的机会。

（2）随着诊断技术的进步，淋巴瘤合并HLH的病例越来越多，当出现原因未明的合并淋巴结肿大的HLH时，应像完善急性白血病MIGM分型那样积极地完善组织病理学、流式细胞学、分子生物学及细胞遗传学检查，避免漏诊或误诊。

（3）当出现$CD3^+CD8^-$T细胞的扩增时，并不一定是T细胞克隆形成，需要结合其他病毒学检测，排除杀伤表达病毒蛋白的特异性免疫细胞。

（4）重视霍奇金淋巴瘤骨髓形态的非特异性表现，如病态造血的变化及网状纤维增生。霍奇金淋巴瘤常有细胞因子谱异常表达，会引起粒、红、巨三系分化和成熟异常及纤维组织增生。因此，在肿瘤细胞形态不典型或数量较少时，须借助免疫组化鉴别。

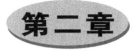

风湿性疾病引起发热及典型病例

第一节 皮肌炎

皮肌炎(dermatomyositis, DM)是一种主要累及皮肤和四肢骨骼肌肉的自身免疫病,是临床上常见的特发性炎症性肌病(idiopathic inflammatory myopathies, IIMs)之一,各年龄段均可发病,女性多于男性。

一、临床表现

1. **发热**

多以中低热为主,少数患者合并感染时亦可出现高热,可同时伴有晨僵、乏力、食欲不振、体重减轻、关节疼痛及雷诺现象。

2. **皮肤表现**

皮肌炎的皮肤表现多种多样,常见的有以下几种。

(1) 向阳疹:表现为双上眼睑和眶周紫红色皮疹,可伴有水肿,光照可加重。

(2) 戈特龙(Gottron)疹:表现为关节伸侧面,特别是掌指关节、指间关节和肘关节伸面红色或紫红色丘疹,边缘不整,可融合成片,或伴有皮肤萎缩、色素脱失,偶伴皮肤溃疡。

(3) Gottron征:分布于掌指关节、指间关节、肘关节、膝关节、踝关节和足跟的对称、融合的红斑或紫红斑。临床上Gottron征常须与Gottron疹相鉴别,两者的区别在于皮疹是否高于皮肤,如高于皮肤则为Gottron疹,反之则为Gottron征。

(4) 甲周病变:甲床不规则增厚,甲根处毛细血管扩张或瘀点。

(5) "技工手":表现为双手手指外侧和掌面皮肤表皮增厚、粗糙,出现角化、裂纹、脱屑,类似长期从事技术工作的工人的手,故名"技工手"。此外亦有研究发现足部皮肤可出现类似病变,又称为"技工足"。

(6) 其他有较高诊断价值的皮肤表现:① 披肩征,表现为上背部红斑或紫红斑;② "V"形征,表现为颈前和上胸部红斑或紫红斑;③ 皮肤钙化;④ 脂膜炎。

3. **肌肉表现**

四肢近端肌群对称性肌无力是DM的主要表现,包括肩胛带肌和骨盆带肌,半数以上的患者可出现肌痛或肌压痛。上肢近端肌肉受累时,可出现抬臂、梳头、穿衣困难;下肢近端肌肉受累时,可出现蹲下、起立或从座椅起立困难。颈屈肌受累时表现为平卧时抬头困难。喉部肌肉受累时可造成发声困难、声嘶、鼻音。远端肌肉受累较为少见。

4. **其他常见表现**

(1) 肺部表现:常表现为间质性肺疾病(interstitial lung disease, ILD)、肺纤维化、胸膜炎,可有胸闷、气急、咳嗽、呼吸困难甚至窘迫,肺部可闻及Velcro啰音,部分患者亦可出现胸腔积液。

(2) 消化道表现:咽部和食管上段横纹肌受累可引起吞咽困难、饮水呛咳等;食管下段扩张和小肠蠕动减弱可引起反酸、吞咽困难、腹痛、吸收障碍等。

二、辅助检查

1. 常规实验室检查

血常规可有轻度贫血、白细胞正常或减少表现，淋巴细胞减少多见于抗黑色素瘤细胞分化相关基因5（melanoma differentiation-associated gene5，MDA-5）抗体阳性DM。ESR和CRP可升高或正常，与疾病活动程度不一定平行。血清铁蛋白升高与DM合并急性ILD的预后相关。

2. 肌酶谱检查

肌酸磷酸激酶（CK）、乳酸脱氢酶（LDH）、醛缩酶（ALD）、丙氨酸氨基转移酶（ALT）和天冬氨酸氨基转移酶（AST）在急性期升高，临床应用最多的是CK。CK升高程度与肌肉损伤程度大致平行，损伤严重时CK可升高至正常上限的50~100倍。当病程迁延、肌肉广泛萎缩时，CK可以正常。肌酶变化可反映疾病活动程度，且肌酶改变通常早于肌力改变3~6周。

3. 肌炎特异性抗体（myositis-specific antibody，MSA）

MSA包括抗转录中介因子1-γ（transcriptional intermediary factor 1-γ，TIF1-γ）抗体，抗核基质蛋白2（nuclear matrix protein-2，NXP-2）抗体，抗Mi-2抗体，抗MDA-5抗体，抗小泛素样修饰物激活酶（small ubiquitin-like modifier activating enzyme，SAE）抗体。

4. 肌肉病理

DM的肌肉病理特点是炎症分布在血管周围或束间隔及周围，浸润的炎症细胞以B细胞和$CD4^+$ T细胞为主，肌纤维表达表现为MHC-Ⅰ类分子明显上调，肌纤维损伤和坏死通常涉及部分肌束或束周并导致其萎缩，DM的特征性表现即为束周萎缩。

5. 其他检查

（1）肌肉MRI：可提示皮肤及肌肉的炎症、脂肪浸润、钙化及特定的肌群病变，此外亦可指导肌肉活检及评估疗效。

（2）肌电图：对DM的诊断有一定的帮助，但常不具备特异性。

（3）肌肉超声：可用于评估疾病活动性，辅助确定肌肉活检部位。

三、分类诊断标准及临床表型

（一）分类诊断标准

目前临床上存在多个IIMs的分类诊断标准。按照2017年美国风湿病学会（American College of Rheumatology，ACR）/欧洲抗风湿病联盟（European League against Rheumatism，EULAR）关于成人IIMs的分类标准，患者积分概率≥55%拟诊IIMs（表2-1-1），拟诊IIMs的患者满足下述①②③项即可诊断为成人DM：① 首次出现IIMs相关症状时年龄≥18岁；② 有Heliotrope征或Gottron疹或Gottron征；③ 客观的上肢近端对称性肌无力[指经徒手肌力评定（mamual muscle test，MMT）或者其他肌力检查方法证实的肌无力]，常为进展性，或客观的下肢近端对称性肌无力，常为进展性，或颈屈肌无力较颈伸肌明显，或下肢近端肌无力较远端明显。若满足①②，但不满足③，可诊断为无肌病性DM。与既往多数标准相比，此标准具有更高的敏感性和特异性。此标准中，临床表现典型（如有典型皮疹）的患者无须进一步检查（如肌肉活检），然而部分不具备典型皮疹的患者可能漏诊。此外，该标准未纳入肌电图、肌肉MRI、除抗Jo-1抗体外的MSA等指标。

表 2-1-1 2017 年 ACR/EULAR 关于成人 IIMs 的分类标准

变量		累积评分		定义
		无肌组织活检	有肌组织活检	
发病年龄	18~40(不含40)岁	1.3	1.5	与疾病相关的第一个症状出现的年龄
	≥40 岁	2.1	2.2	
肌肉无力	客观的上肢近端对称性肌无力,通常是进展性的	0.7	0.7	经 MMT 或其他客观力量检查证实的上肢近端肌无力,双侧存在,且通常为进行性加重
	客观的下肢近端对称性肌无力,通常是进展性的	0.8	0.5	经 MMT 或其他客观力量检查证实的下肢近端肌无力,双侧存在,且通常为进行性加重
	颈屈肌无力比颈伸肌更明显	1.9	1.6	经 MMT 或其他客观力量检查评价,颈屈肌的肌力分级低于颈伸肌
	下肢近端肌无力比远端肌明显	0.9	1.2	经 MMT 或其他客观力量检查评价,下肢近端肌群的肌力分级低于远端肌群
皮肤表现	向阳疹	3.1	3.2	眼睑或眼眶周围分布的紫色、淡紫色或红色斑疹,常伴有眶周水肿
	Gottron 疹	2.1	2.7	关节伸侧的红色到紫红色丘疹,常伴有鳞屑,可以存在于手指关节、肘、膝、踝和脚趾关节
	Gottron 征	3.3	3.7	关节伸侧的红色或紫红色斑疹,是非可触性的
其他临床表现	吞咽困难或食管运动障碍	0.7	0.6	吞咽困难,或客观检查证实的食管运动功能异常
实验室检查	抗 Jo-1 抗体阳性	3.9	3.8	通过标准化和验证检验测定血清自身抗体,显示阳性结果
	CK/LDH/ALT/AST 升高	1.3	1.4	在病种中最高实验室检测值(最高的血清酶绝对值)高于对应指标的正常值上限
肌组织活检特征	肌纤维周围存在单个核细胞的肌内膜浸润,但没有侵入肌纤维	—	1.7	肌内膜的单个核细胞邻近相对正常、没有坏死的肌纤维束的肌膜,但没有侵入肌纤维
	肌束膜和(或)血管周围单个核细胞浸润	—	1.2	单个核细胞位于肌束膜和(或)血管周围(肌膜或肌内膜血管)
	束周萎缩	—	1.9	肌束周围的肌纤维比肌束中间位置的肌纤维体积小
	镶边空泡	—	3.1	镶边空泡在苏木精和曙红染色中显示为蓝色,采用改良 Gomon 三色染色法显示为红色

注:当其他疾病不能解释已有症状和体征时,可应用此分类标准。

(二)临床表型

根据目前 DM 的 MSA 类型,主要将 DM 分为 6 种亚型。

1. 抗 Mi-2 型

这类患者常有典型的 DM 临床表现,包括近端肌肉无力和典型皮疹,但肺部受累相对少且轻,合并肿瘤的风险低。使用激素及免疫抑制剂治疗效果好,预后良好。

2. 抗 NXP-2 型

这类患者的典型表现为严重的四肢近端和远端肌肉无力、皮下水肿及吞咽困难,血清 CK 水平显著升高。此外,抗 NXP-2 抗体阳性者发生皮下钙化的比例高,尤其是青少年患者。抗 NXP-2 抗体阳性者合并肿瘤的风险也较高。

3. 抗SAE型

这类患者相对少见,除有典型皮疹及肌肉病变外,皮肤色素沉积样的皮疹较为多见,合并恶性肿瘤风险也较高。

4. 抗MDA-5型

这类患者皮肤溃疡常见,多数患者的肌肉病变较轻或无明显的肌无力。既往的无肌病性DM主要见于抗MDA-5抗体阳性患者。抗MDA-5抗体阳性患者的另一个突出特点是发生快速进展性ILD的比例高,且常伴有低淋巴细胞血症,对激素及免疫抑制剂治疗反应差,是预后最差的一类DM亚型,死亡率高。

5. 抗TIF1-γ型

这类患者除了有典型的皮肤、肌肉病变外,其特点是合并恶性肿瘤的风险明显升高。对于这类患者,积极筛查肿瘤极为必要,尤其是在病程的前3年。合并肿瘤的类型多种多样,常见的有肺、卵巢、乳腺和结肠等脏器的实体肿瘤。

6. MSA阴性型

上述五种DM特异性抗体均阴性,但符合DM分类诊断标准的患者统称为MSA阴性型DM。这类患者存在较大的异质性,随着对MSA研究的深入,这些患者中也可能存在新型的MSA。

四、鉴别诊断

1. 特应性皮炎

特应性皮炎好发于面部、四肢,容易和DM的皮肌炎皮疹混淆。皮疹形态多样(红斑、水疱、渗出、结痂等),伴有明显瘙痒,"急性发作—缓解"周期是其特点,在四肢屈侧(皮肤褶皱处)更明显,而DM以关节伸面皮疹为主,特应性皮炎少有肌肉及内脏系统损害。

2. 系统性红斑狼疮

系统性红斑狼疮常表现为面部蝶形红斑、指掌部甲周红斑、血管炎样皮损等皮肤病变,容易和DM混淆,但系统性红斑狼疮一般有特异性抗体,如抗双链DNA(double-stranded DNA,ds-DNA)抗体、抗Sm抗体等。除了累及肺部,还可累及中枢神经系统、血液系统、肾脏、胃肠道等。

3. 系统性硬化症

系统性硬化症主要表现为皮肤增厚、紧绷或硬化,并且也伴有ILD。但系统性硬化症早期会有雷诺现象、颜面和四肢末端肿胀、硬化后萎缩,免疫学检查可见自身抗体(如抗核抗体、抗着丝点抗体、抗Scl-70抗体)阳性。

五、治疗

1. 糖皮质激素

糖皮质激素是治疗DM的一线药物,但激素的用法尚无统一标准,一般初始剂量为泼尼松1~2 mg/(kg·d)或等效剂量的其他糖皮质激素。患者常在用药1~2个月后症状开始改善,然后开始逐渐减量。激素的减量应遵循个体化原则,减药过快容易出现病情复发。对于重症患者可加用甲泼尼龙冲击治疗,用法为甲泼尼龙每日500~1 000 mg,静脉滴注,连用3天。对激素治疗反应不佳的患者应及时加用免疫抑制剂治疗。

2. 免疫抑制剂

通常在激素开始减量前后加用免疫抑制剂,以实现激素的早期减量,减少激素的累积用量,并降低复发率。常用的免疫抑制剂包括甲氨蝶呤(MTX)、硫唑嘌呤(AZA)、环孢霉素A(CsA)、他克莫司(TAC)、霉酚酸酯(MMF)及环磷酰胺(CTX)等。MTX和AZA一般用于轻症患者,对于改善患者的皮疹及肌无力有帮助。CsA、TAC、MMF及CTX主要用于中重度及难治性患者的治疗。其剂量及用法与治疗其他系统性风湿病如系统性红斑狼疮等相似。合并ILD的DM患者首选CTX。

3. 其他治疗

对激素联合 MTX 或联合 AZA 治疗抵抗的患者,也可加用静脉输注免疫球蛋白。治疗方案为 0.4 g/(kg·d),连用 3~5 天。若病情不缓解,可每月使用 1 次,每次连用 3~5 天,直至病情控制。

难治性 DM 可应用抗 CD-20 单抗(利妥昔单抗)和 JAK 抑制剂(托法替布、巴瑞替尼等)。此外,难治性重症 DM 也可应用血液净化治疗,如血浆置换或血液灌流等。

典型病例 1

皮肌炎合并 Bazin 硬红斑

【病史简介】

患者女性,55 岁。

主诉:反复皮疹、发热 1 年,肌无力 2 月,加重 1 周。

现病史:患者 1 年前(2020 年 6 月)无明显诱因出现双上臂、腰部皮疹,就诊于皮肤科,考虑过敏性皮炎,予药膏外用好转,遗留色素沉着。后左臀皮肤逐渐出现红色包块,疼痛难忍,常夜间痛醒,伴发热,体温最高 38 ℃,于当地医院就诊,予激素、抗生素等治疗 10 余天无缓解。遂至苏州大学附属第一医院皮肤科就诊,予皮肤活检,镜下所见:表皮轻度增生,真皮内及皮下脂肪层见多个上皮样细胞团块,周围有淋巴细胞和中性粒细胞浸润,中央见灶状组织坏死;病理结果不排除硬红斑(图 2-1-1)。查 T-SPOT 示阳性,胸部 CT 示陈旧性肺结核,后就诊于苏州市传染病医院,考虑陈旧性肺结核,未予特殊处理。2 个月前出现对称性四肢近端肌无力,双臂不能上抬,双腿下蹲困难,伴左臀皮肤红色包块,面部、眼睑紫红色皮疹,入住苏州大学附属第一医院风湿免疫科,查 CK:2 385 U/L;肌肉 MRI:双侧臀部及大腿肌肉广泛信号异常;外送肌炎抗体:抗 Mi-2 抗体阳性(+)。诊断为皮肌炎,予甲泼尼龙 80 mg 抗炎(逐渐减量),CTX 0.4 g 静滴 1 次,治疗 20 余天,患者 CK 降至正常,肌无力症状好转,臀部皮痛稍缓解,予以出院。1 周前患者出现右臀皮肤红色包块,感疼痛剧烈、夜不能寐,再次至苏州大学附属第一医院风湿免疫科就诊。

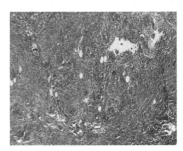
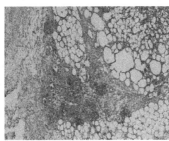
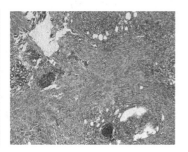

图 2-1-1 皮肤活检病理结果

【既往史及个人史】

否认高血压、糖尿病、肾病病史,否认肝炎、伤寒等传染病病史,否认家族中类似疾病史,否认遗传性疾病家族史。

【体格检查】

体温 36.6 ℃,脉搏 80 次/分,呼吸 18 次/分,血压 108/60 mmHg,神志清,精神可。面部、眼睑紫红色皮疹较前好转,右侧臀部皮肤红色包块(图 2-1-2),皮温升高,左臀部皮肤活检处窦道形成(图 2-1-3)。双肺呼吸音清,未闻及明显干、湿啰音。心律齐,各瓣膜听诊区未闻及病理性杂音。腹平软,全腹无压痛及反跳痛,双上肢肌力 4⁺ 级,双下肢肌力 4⁻ 级。

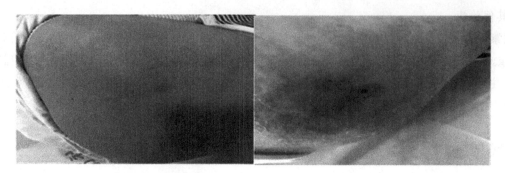

图 2-1-2 右侧臀部皮肤红色包块　　图 2-1-3 左臀部皮肤活检处窦道形成

【辅助检查】

(1) 血常规:白细胞计数 $11.28\times10^9/L$,血红蛋白 $112\ g/L$,血小板计数 $167\times10^9/L$。

(2) 粪常规、尿常规未见明显异常。

(3) ESR:68 mm/h。

(4) CRP134.00 mg/L。

(5) 抗核抗体阳性,细颗粒型;抗中性粒细胞蛋白酶 3 抗体、抗 β_2-糖蛋白 1 抗体测定未见明显异常。

(6) CK:115.9 U/L。

(7) 自身免疫性肌炎抗体:抗 Mi-2 抗体(+)。

(8) T-SPOT:阳性。

(9) 超声:双侧髋部皮下组织水肿增厚(右侧显著)。

(10) 胸部 CT:双肺多发高密度实性结节影,双肺陈旧性肺结核,右侧胸膜增厚、钙化。

【初步诊断】

(1) 皮肌炎(抗 Mi-2 抗体阳性)。

(2) 陈旧性肺结核。

【诊疗经过】

入院后予甲泼尼龙 80 mg 静滴(规律减量)抗炎治疗,吗替麦考酚酯 0.75 g bid 免疫抑制治疗,依托考昔 60 mg bid 止痛,联合抗感染、护胃等治疗,1 周后复查 ESR 72 mm/h;CRP 85.00 mg/L。

患者自觉皮肤红肿较前稍好转,但仍感疼痛难忍。考虑患者皮肤病理提示硬红斑,留取左侧皮肤活检处窦道分泌物至苏州市传染病医院行 GeneXpert(一种用于检测结核分枝杆菌的 PCR 分析系统)检测,结果提示结核分枝杆菌核酸检测阳性,遂停用吗替麦考酚酯,将激素调整为甲泼尼龙 12 mg/d,同时加用异烟肼 0.3 g、利福平 0.6 g、吡嗪酰胺 1.5 g、乙胺丁醇 0.75 g 四联抗结核治疗,治疗 3 天后,患者臀部、腰部皮肤疼痛、红肿明显好转。连续随访 12 个月,患者臀部、腰部皮肤红肿消失,无明显疼痛。

【最终诊断】

(1) 皮肌炎(抗 Mi-2 抗体阳性)。

(2) 皮肤结核。

(3) 陈旧性肺结核。

【讨论】

本例患者特点为:① 中年女性,反复皮疹、逐渐出现皮肤红肿、疼痛;② 辅助检查提示 CK 增高、皮肌炎抗体阳性,MRI 示肌肉水肿信号;③ 经大剂量糖皮质激素、免疫抑制剂治疗后 CK 降至正常,但皮肤红肿及疼痛无明显好转。在本例患者的诊治过程中,起初我们力求用"一元论"来解释该患者的所有临床表现,但在治疗过程中发现患者用大剂量糖皮质激素及免疫抑制剂治疗后 ESR 不降反升,皮肤疼痛并无明显缓解,故而思考是否存在"多元论"可能,通过对左臀部皮肤活检形成的窦道分泌物进行病原学检测,最终明确诊断。

皮肤结核常见的临床类型有硬红斑、寻常性狼疮、丘疹坏死性结核疹和瘰疬性皮肤结核。本例患者皮肤病理提示不排除硬红斑,但硬红斑分为 2 种类型:① Bazin 硬红斑,又称为硬结性皮肤结核;② Whittield硬红斑,为一种血管炎。本例患者系 Bazin 硬红斑,虽然皮肤结核占结核病例的 1%~2%,但发病人数不容忽视。Bazin 硬红斑皮疹以小腿屈侧多见,常对称分布,亦可累及单侧下肢、躯干四肢等部位。典型皮肤表现为暗红色硬结,不高出皮面,可互相融合增大,易破溃、难愈合。部分皮肤结核合并其他脏器结核出现,按其发生的概率依次为淋巴结核、肺结核、骨结核。该病的确诊依赖典型的皮疹、皮肤病理和(或)病原学检查。

GeneXpert 作为一种新兴的分子生物学检测手段,极大地提高了结核病的诊断水平,其主要优势有:① 检测样本广,除痰液外,伤口分泌物、肺泡灌洗液、胸腔积液、腹水、尿液等均可检测;② 检测时间短,一般仅需 2~3 h;③ 检测结果可信度高,因其检测过程为封闭的反应体系,较少出现标本污染所致的假阳性;④ 检测利福平是否耐药,及早发现利福平耐药患者,为精准治疗提供依据。

本例患者胸部 CT 显示陈旧性肺结核,但患者否认有抗结核治疗史,提示其既往感染过结核分枝杆菌。此次肺部未见明显活动性病灶,患者无咳嗽、咳痰等临床表现,且目前暂无淋巴结核及骨结核的相关诊断依据,考虑结核分枝杆菌主要侵犯皮下结缔组织,其机制可能是患者患有皮肌炎,自身免疫功能已有紊乱,加之应用激素和免疫抑制剂对机体免疫功能、特别是细胞免疫功能的抑制,导致结核分枝杆菌的皮肤局部侵犯。检索文献亦可见皮肌炎合并皮肤结核的散在报道。针对 Bazin 硬红斑的治疗,一般推荐四联方案,即异烟肼 0.3 g、利福平 0.6 g、乙胺丁醇 0.75 g、吡嗪酰胺 1.0 g 每日 1 次,疗程 6~9 个月。

【诊疗体会】

(1) 皮肤结核是一种较为少见的肺外结核,缺乏其他典型结核症状,易造成漏诊和误诊。

(2) 临床遇见慢性皮下结节且经治不愈者,须警惕皮肤结核可能,必要时可行皮肤活检或局部分泌物病原学检测,避免延误病情。

(3) 风湿免疫病患者大部分使用过糖皮质激素和免疫抑制剂等治疗,其外周血中对结核特异的效应 T 淋巴细胞功能常常存在抑制状态,T-SPOT 极易出现假阴性结果,临床应对其辨证解读。

(4) 病灶部位的病原学证据仍是诊断结核病的"金标准"。

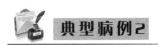

典型病例2

抗 MDA-5 抗体阳性皮肌炎合并纵隔气肿

【病史简介】

患者女性,44 岁。

主诉:面部、双手皮疹伴干咳 5 月余,加重伴发热半月。

现病史:患者 5 月余前无明显诱因出现颜面部及眶周红斑、双手指关节屈面及左肘关节皮疹,伴破溃,双手指间粗糙;同时出现反复咳嗽,伴有少量咳痰,痰不易咳出,为白色黏痰,白天较重。至当地医院就诊,予完善肌炎抗体组套,结果提示:抗 MDA-5 抗体阳性,抗 Ro52 抗体阳性;完善胸部 CT 示双肺间质性肺炎。诊断考虑抗 MDA-5 抗体阳性皮肌炎合并间质性肺炎,予甲泼尼龙(具体剂量不详) + 他克莫司 1 mg bid + 羟氯喹 0.2 g bid 治疗原发病,吡非尼酮 0.3 g tid 抗纤维化,辅以保肝、护胃、补钙等治疗。出院后规律随访。半个月前患者出现发热,体温最高 38.9 ℃,气促较前加重,伴呼吸时胸痛、吞咽困难、饮水呛咳、四肢乏力及肌肉酸痛,无腹痛、腹泻等不适。现至苏州大学附属第一医院就诊并收住入院。

【既往史及个人史】

既往史：有高血压病史，平素服用缬沙坦 80 mg qd，血压控制在 130/90 mmHg 左右。否认糖尿病、肾病病史，否认心脑血管病史，否认肝炎、结核等传染病史。既往剖宫产手术史，无输血史，否认其他外伤手术史。否认药物、食物过敏史。

个人史：否认家族性遗传病史。

【体格检查】

体温 36.5 ℃，脉搏 105 次/分，呼吸 32 次/分，血压 132/82 mmHg，神志清，气促。颜面部、双手、双肘关节可见皮疹，见"技工手"，双下肺可闻及 Velcro 啰音，心律齐，未及明显杂音，四肢肌力正常，双下肢无明显水肿。

【辅助检查】

(1) 血常规：白细胞计数 $10.43\times10^9/L$，中性粒细胞计数 $4.15\times10^9/L$，血红蛋白 62 g/L，血小板计数 $84\times10^9/L$。

(2) CRP：10.68 mg/L。

(3) ESR：115 mm/h。

(4) 铁蛋白：2 538 ng/mL。

(5) 生化全套：ALT 191 U/L，AST 62 U/L，LDH 2 792 U/L，CK 384.0 U/L，白蛋白 25.4 g/L，肌酐 164 μmol/L。

(6) 电解质：血钾 5.7 mmol/L。

(7) 凝血常规：纤维蛋白原 1.26 g/L。

(8) GM 试验：7.11 μg/L。

(9) PCT：0.53 ng/mL。

(10) 呼吸道病原体、T-SPOT、ANA、ANCA、ACA 等大致正常。

(11) 胸部 CT：双肺间质性肺炎伴感染（图 2-1-4），纵隔气肿（图 2-1-5）。

(12) 骨髓穿刺：骨髓增生尚可，未见成熟障碍，NK 细胞活性、可溶性 CD25 均正常。

(13) 尿蛋白与肌酐比值正常。

(14) 人血管性血友病因子裂解酶 13（ADAMTS-13）：未见异常。

(15) 血涂片：未见明显破碎红细胞。

(16) 痰培养：烟曲霉菌。

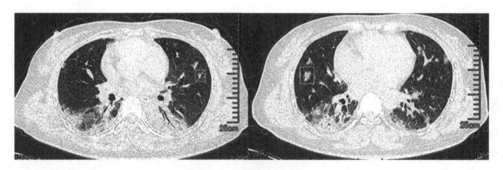

图 2-1-4 胸部 CT 结果 1

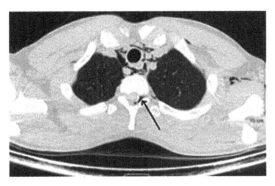

图 2-1-5 胸部 CT 结果 2

【初步诊断】

（1）抗 MDA-5 抗体阳性皮肌炎。
（2）间质性肺炎,肺部感染。
（3）纵隔气肿。
（4）高血压。
（5）肾功能不全。
（6）贫血。
（7）血小板减少。
（8）高钾血症。

【诊疗经过】

入院后予甲泼尼龙 40 mg（逐渐减量）抗炎,托法替布 1 片 qd,丙种球蛋白 20 g qd（连用 3 天）,尼达尼布 100 mg bid 抗纤维化,莫西沙星抗感染,伏立康唑 0.2 g bid 抗真菌。后患者体温逐渐正常,呼吸时胸痛、咳嗽、咳痰、吞咽困难较前减轻,体温大致正常。复查白细胞计数 9.34×10^9/L,血红蛋白 83 g/L,血小板计数 94×10^9/L;CRP 6.78 mg/L;ESR 58 mm/h;铁蛋白 906.5 ng/mL;生化:ALT 68 U/L,AST 53 U/L,LDH 923 U/L,CK 421 U/L, Cr 102 μmol/L;电解质:血钾 4.1 mmol/L。治疗 2 周后患者咳嗽、咳痰、吞咽困难较前明显好转,体温正常。再次复查白细胞计数 5.21×10^9/L,血红蛋白 98 g/L,血小板计数 126×10^9/L,CRP 3.12 mg/L;ESR 34 mm/h;铁蛋白 467 ng/mL;生化:ALT 48 U/L,AST 32 U/L, LDH 512 U/L, CK 134 U/L, Cr 87 μmol/L;电解质:血钾 3.9 mmol/L;CT:纵隔气肿较前基本吸收,间质性肺炎较前好转（图 2-1-6）,予以出院。

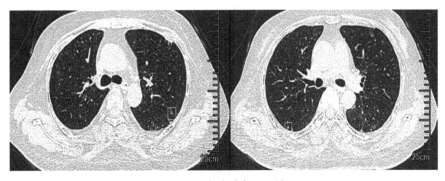

图 2-1-6 复查胸部 CT 结果

【最终诊断】

（1）抗 MDA-5 抗体阳性皮肌炎。
（2）间质性肺炎,肺部真菌感染。
（3）纵隔气肿。

（4）肾功能不全。

（5）高血压。

【讨论】

该患者为中年女性，因皮疹、发热入院，结合患者典型皮疹及肌炎抗体组套结果，诊断抗MDA-5抗体阳性皮肌炎并不困难。既往在外院已予甲泼尼龙+他克莫司+羟氯喹治疗原发病，吡非尼酮抗纤维化治疗，此次因发热、呼吸时胸痛、吞咽困难、饮水呛咳入院，胸部CT提示双肺可见多发磨玻璃影、斑片状密度增高影。患者肺部病变进展迅速，需要鉴别以下病因。

（1）合并HLH：HLH是一类由感染、免疫、肿瘤等继发性因素所导致的高炎症反应综合征，主要以持续发热、肝脾肿大、全血细胞减少为临床表现，且以在肝、脾、骨髓、淋巴结等组织中出现噬血细胞为主要特征，是一种进展迅速、危及生命的血液系统疾病。文献报道，抗MDA-5抗体阳性皮肌炎合并HLH死亡率极高。该患者有发热、血红蛋白和血小板两系下降、高脂血症、铁蛋白增高，进一步完善骨髓穿刺未见噬血细胞，NK细胞活性、可溶性CD25均正常，故诊断HLH证据不充分。

（2）合并血栓性血小板减少性紫癜（thrombotic thrombocytopenic purpura, TTP）：TTP是一种血栓性微血管病，患者因严重缺乏ADAMTS导致大量富血小板血栓堵塞血管，最终引发终末器官衰竭。该患者有发热、血小板减少、肾功能不全，须警惕TTP，但进一步检查尿蛋白与肌酐比值正常，ADAMTS-13未见异常，血涂片未见明显破碎红细胞，故不能诊断TTP。

（3）肺部感染：文献报道，有28%的皮肌炎患者可伴发肺部感染，原因可能为继发于食管张力降低，食管内容物的吸入，引起吸入性肺炎；呼吸肌无力所致的分泌物潴留及通气功能不足引起坠积性肺炎；激素及免疫抑制剂的使用造成机体抵抗力下降，造成机会性感染。患者入院时胸部CT病变以斑片影为主，同时伴咳嗽、咳痰、气短等，痰培养提示真菌感染，故而肺部感染诊断明确。

（4）肺间质病变合并纵隔气肿：皮肌炎除累及横纹肌外，也可累及肺脏、心肌、消化道、关节等组织、器官。在皮肌炎的患者中，有5%~10%的患者出现肺间质病变。这种肺间质病变可以发生在皮肌炎病程的任何阶段，可以在皮肌炎典型症状出现以前或以后发生，亦可在激素治疗或减量过程中发生。纵隔、皮下气肿则是皮肌炎患者中的一种少见、但易致命的并发症，发生率约2.2%，其可能机制为肺部血管炎和肺纤维化。血管炎使肺泡壁破坏，气体渗入纵隔而导致纵隔、皮下气肿；肺纤维化可引起靠近纵隔的胸膜下发生小片肺不张，形成肺大疱，肺大疱一旦破裂并穿透胸膜，气体将进入纵隔组织而形成纵隔气肿。临床上若出现颈部皮下气肿、呼吸困难、胸痛三联征，应首先考虑纵隔气肿的可能。该患者此次入院出现呼吸时胸闷、胸痛，吞咽困难，饮水呛咳，结合胸部CT，考虑纵隔气肿诊断。

（5）其他因素：该患者治疗过程中出现高钾血症、肌酐升高，须排除是否与治疗药物相关，钙调神经酶抑制剂他克莫司刺激Na^+-K^+-$2Cl^-$协同转运体的活性，从而使K^+的回收增加，故入院后我们暂停使用他克莫司，予以小剂量托法替布治疗。

抗MDA-5抗体阳性皮肌炎伴肺部间质病变死亡率极高，患者通常死于呼吸衰竭。本例患者的治疗难点在于如何阻止快速进展的肺部病变，避免出现呼吸衰竭导致死亡。我们既往的经验提示尽早应用免疫抑制剂能在一定程度上抑制肺部病变的进展，本例患者积极应用常规免疫抑制剂治疗，但在应用过程中出现血象下降、肝损伤、肾损伤、高钾血症及肺部继发感染等情况，限制了进一步的免疫抑制治疗，此又一难点。我们对本例患者大胆尝试了生物制剂治疗，托法替布是安全广谱JAK抑制剂（一种酪氨酸激酶抑制剂），主要靶向抑制细胞内的JAK-STAT信号通路，直接或间接调节多种细胞因子及免疫细胞分化发育、调控炎症进程。已有研究证实，托法替布在治疗抗MDA-5抗体阳性的皮肌炎伴ILD患者中具有较好的临床疗效。我们通过综合治疗，成功挽救本例患者生命。

【诊疗体会】

（1）抗MDA-5抗体阳性皮肌炎患者异质性大，若病程中出现呼吸痛、吞咽困难，须警惕合并纵隔气肿。

（2）皮肌炎合并 ILD 的诊治过程中,感染与原发病的鉴别诊断是临床诊疗的难点,需要反复多次病原学检查,必要时送检 mNGS。

（3）重视药物治疗的副作用。

第二节　复发性多软骨炎

复发性多软骨炎(relapsing polychondritis,RP)是一种主要累及软骨和富含蛋白聚糖组织的炎症性疾病,国外研究发现 RP 发病率为 0.035/100 万~0.9/100 万,各年龄段均可发病,好发年龄为 40~60 岁,女性和男性的发病率没有明显差异。

一、临床表现

1. 全身症状

患者会出现发热,一般以中低热为主,合并感染时可出现高热。可出现乏力、体重减轻等常见的全身症状。

2. 软骨炎

（1）耳软骨炎:耳软骨炎是 RP 患者最常见的症状,主要表现为有软骨的耳廓部位的红、肿、热、痛。如果没有得到及时有效的治疗,病情反复发作,会导致耳廓塌陷畸形,形成特征性的"菜花耳"和"松软耳"。耳廓塌陷会导致外耳道狭窄,易滋生细菌形成中耳炎症,累及内耳时可出现前庭功能障碍和听力下降。

（2）鼻软骨炎:约60%的患者会出现鼻软骨炎,主要表现为疼痛肿胀。如果反复发作,可能会导致鼻软骨塌陷,形成特征性的"鞍鼻"。

（3）气道损伤:大约一半的患者会出现气道损伤,早期多出现局限性的气道增厚、软化,症状较隐匿;晚期可能会出现气道狭窄、塌陷,出现声嘶、顽固性干咳、呼吸困难;突发喉软骨塌陷会出现窒息的情况。

（4）骨、关节炎:多表现为不对称、间歇性、非侵蚀性的关节炎症,掌指关节近端、远端和拇指指间关节等多个关节均可受累,晚期可出现胸廓塌陷、畸形。

3. 系统表现

眼部受累多表现为巩膜炎,巩膜变薄可能会出现特征性的蓝色巩膜。约30%的患者可能出现皮肤受累,但一般没有特征性的表现。心血管、肾脏、神经系统、血液系统等也都可能受累,临床表现均无特征性。

二、辅助检查

1. 常规实验室检查

处于急性活动期的 RP 患者的血常规可出现白细胞升高,贫血。此外,亦可出现 ESR、CRP 增高。

2. 自身抗体检查

目前未发现特异性抗体,但是部分 RP 患者检测抗体时可能会出现抗核抗体、类风湿因子(rheumatoid factor,RF)或 ANCA 的阳性,需要鉴别有没有伴随相关疾病。

3. 听力检查

出现听力问题的患者应该完善相关听力检查,明确听力损失情况。

4. 影像学检查及肺功能

胸部 CT 可发现气道狭窄、增厚、肺部感染等;肺功能可发现气道狭窄导致的阻塞性通气障碍。心电图和超声心动图可用于检查 RP 累及心脏的相关疾病。有研究表明 PET-CT 对发现受累软骨有一定的灵敏性。

三、分类诊断标准及活动指数评估

1. 分类诊断标准

目前临床上存在多个 RP 的分类诊断标准,应用较多的是 1986 年制定的 RP 诊断标准,该标准临床操作简单、实用。

(1)主要标准:① 明确的发作性耳软骨炎;② 明确的发作性鼻软骨炎;③ 明确的发作性喉、气管软骨炎。

(2)次要标准:① 眼炎;② 听力下降;③ 前庭功能障碍;④ 血清阴性关节炎。

符合 2 项主要标准或 1 项主要标准 + 2 项次要标准可诊断 RP。

2. 活动指数评估

2012 年 RP 国际协作组提出的 RP 疾病活动指数(RP disease activity index,RPDAI)(表 2-2-1)可以用来全面评估 RP 病情的严重程度,从而提供相应的治疗以及评估预后。

表 2-2-1 RPDAI 评估表

项目	得分	项目	得分
关节炎	1	鼻软骨炎	9
发热	2	巩膜炎	9
胸骨柄软骨炎	3	角膜溃疡	11
CRP 升高	3	感音神经性耳聋	12
紫癜	3	运动或感觉性神经病变	12
血尿	4	呼吸道软骨炎(无急性呼吸衰竭)	14
肋软骨炎	4	视网膜血管炎	14
胸锁关节软骨炎	4	累及中到大血管的血管炎	16
巩膜外层炎	5	肾衰竭	17
蛋白尿	6	心肌炎	17
前庭功能障碍	8	急性二尖瓣或主动脉瓣关闭不全	18
心包炎	9	脑炎	22
耳廓软骨炎	9	呼吸道软骨炎伴急性呼吸衰竭	24
葡萄膜炎	9	—	—

注:所有评分的总分即为 RPDAI 评分,最高为 265 分。

四、鉴别诊断

1. 耳部感染性疾病

结核分枝杆菌、真菌、梅毒螺旋体、麻风分枝杆菌等都会引起耳部的炎症,出现耳朵红、肿、热、痛等症状,但这些疾病通常伴有淋巴结肿大,并且病原体培养会呈阳性。

2. 耳部肿瘤病变

皮肤白血病、淋巴瘤会出现发热、乏力等全身症状,也有相关耳软骨炎的表现,可以通过取样活检来进行鉴别。

3. 耳部受创

耳部受创亦可能出现耳朵肿痛以及"菜花耳"的表现,该类患者通常有外伤史,可以通过询问病史进

4. 红耳综合征

红耳综合征是一种罕见的疾病,会出现双侧或单侧耳朵烧灼感和发红的症状,且伴有间断性疼痛,容易和 RP 混淆,但红耳综合征没有其他全身症状。

5. 肉芽肿性多血管炎(granulomatosis with polyangiitis,GPA)

GPA 和 RP 有很多相似的表现,比如都可出现耳软骨炎,鞍鼻畸形,喉、气管和支气管病,甚至也都可以合并肾小球肾炎、神经系统受累等症状。GPA 一般存在抗中性粒细胞抗体阳性,此外,GPA 患者 CT 检查报告常出现空洞性肺病,而 RP 患者一般表现为气管、支气管塌陷。

五、治疗

RP 属于罕见型疾病,所以对它的治疗效果研究缺少临床对照组,目前没有找到根治的方法,一般以延缓症状、提高患者生活质量为主。

1. 一般治疗

注意休息,进行适当的运动,通过接种疫苗、补充营养、提高免疫力等方式预防感染等诱病因素。

2. 药物治疗

(1) 无重要脏器受累:如果患者症状较轻,只是出现轻微的耳朵、鼻部以及关节的炎症,没有明显的耳道塌陷、器官软骨炎以及眼睛、心脏、肾脏、神经等问题时,一般首选非甾体类抗炎药如吲哚美辛、双氯芬酸钠或秋水仙碱等治疗。

(2) 出现重要脏器受累:急性发作导致一些重要脏器受累时,应使用糖皮质激素进行治疗,如出现严重喉炎、气管软骨炎、眼炎、感音神经性耳聋或合并活动的系统性血管炎时,可行糖皮质激素冲击治疗,后逐渐减至常规剂量。同时可以考虑联合使用甲氨蝶呤、来氟米特、硫唑嘌呤等免疫抑制剂。

(3) 对症治疗:严重的眼病可以采用局部注射糖皮质激素的方法进行治疗。如果患者出现了耳聋的情况,可以进行耳蜗移植。气道严重狭窄影响正常呼吸的患者可以持续正压通气。严重的心脏问题可以安装起搏器。

(4) 生物制剂:生物制剂对 RP 疗效欠佳,但法国 RPC 多中心研究小组对生物制剂的治疗用法进行了研究,结果显示,IL-6 抑制剂(托珠单抗)、TNF 抑制剂(尤其是阿达木单抗或英夫利西单抗)和利妥昔单抗治疗的临床应答率最高可以达到 71%。阿巴西普(Abatacept)和阿那白滞素(Anakinra)的应答率则各为 50%。伴有骨髓增生异常综合征的 RP 通常对生物制剂的临床应答率较低。但是,以上结论还是缺乏高质量的随机对照研究数据证实,需要进一步严谨的认证。

 典型病例

复发性多软骨炎合并急性呼吸衰竭

【病史简介】

患者女性,58 岁。

主诉:咽部不适伴反复发热半年余,气喘伴耳鸣 1 月。

现病史:患者半年前无明显诱因出现咽部不适,伴咳嗽咳痰,痰为白黏痰,伴反复低热,体温最高 37.8 ℃,后至苏州大学附属第一医院完善胸部 CT:双肺多发小结节,部分为磨玻璃样结节,右肺中叶、左肺上叶支气管扩张;颈部 CT:未见明显异常,喉部运动伪影明显,声带显示不清;喉镜:双侧声带、声门下水肿;肺功能:混合性通气功能障碍[慢性阻塞性肺疾病全球创议(global initiative for chronic obstructive lung disease,GOLD)分级为3级],支气管舒张试验阴性。予抗感染治疗未见明显好转。1个月前患者出现气喘、右耳耳鸣症状,伴有耳廓肿胀,鼻软骨塌陷表现,至当地医院就诊,完善检查:抗核抗体阴性,HLA-B27阴性,ANCA阴性。予头孢唑肟抗感染,甲泼尼龙40 mg抗炎治疗后无明显好转。现患者为求进一步治疗收住苏州大学附属第一医院风湿免疫科。病程中,患者食纳、睡眠一般,二便如常,体重半年下降约15 kg。

【既往史及个人史】

患者因胆囊结石行胆囊切除术,否认高血压、糖尿病、肾病病史,否认肝炎、结核等传染病史。既往无输血史。否认食物、药物过敏史。

【体格检查】

体温36.4 ℃,脉搏77次/分,呼吸20次/分,血压125/70 mmHg,神志清,精神可,发育正常,营养一般,轮椅推入病房,自主体位,查体合作。皮肤、黏膜无黄染及出血点,全身浅表淋巴结无肿大。无蝶形红斑,双侧瞳孔等大等圆,对光反射灵敏。鼻梁塌陷,呈鞍鼻状,无鼻衄,耳廓肿胀,无牙龈出血,无口腔溃疡,咽不红。颈软,气管居中,两侧甲状腺无肿大,颈静脉无怒张。心律齐,未及明显病理性杂音,双肺呼吸音粗,可闻及明显湿啰音。腹平软,无压痛,肝脾肋下未及,肝颈反流征阴性,移动性浊音阴性。脊柱无畸形,双侧腕、肘、膝关节无活动受限,双下肢无水肿。生理反射存在,病理反射未引出。

【辅助检查】

(1) 血常规:白细胞计数10.29×10^9/L,中性粒细胞计数7.28×10^9/L,嗜酸性细胞计数0.01×10^9/L,红细胞计数5.12×10^{12}/L,血红蛋白114 g/L,血小板计数156×10^9/L。

(2) 尿常规检测+尿沉渣定量:尿隐血阳性(+),红细胞计数45/μL。

(3) 粪便常规+隐血:未见明显异常。

(4) ESR:5 mm/h。

(5) PCT:0.042 ng/mL。

(6) CRP:28.9 mg/L。

(7) 生化全套:胱抑素C 1.23 mg/L,肌酸激酶22.3 U/L,氯97.3 mmol/L,钠135.9 mmol/L,低密度脂蛋白胆固醇3.67 mmol/L,总胆固醇6.21 mmol/L,葡萄糖3.51 mmol/L,肌酐40.2 μmol/L,白蛋白35.6 g/L,谷氨酰转肽酶51.7 U/L,铁蛋白126.29 ng/mL。

(8) 痰培养:其他奈瑟菌(正常菌群)。

(9) T-SPOT:阳性。

(10) PR3-ANCA检测:未见明显异常。

(11) 细胞因子检测12项:IL-6 16.16 pg/mL。

(12) 胸部CT:右肺中叶、左肺上叶支气管扩张,周围模糊影较前有吸收,建议复查。双肺多发小结节,部分为磨玻璃结节,建议随访复查。

(13) 血气分析:pH 7.38,动脉血氧分压(PaO_2)63 mmHg,二氧化碳分压(PCO_2)46 mmHg,碳酸氢根离子(HCO_3^-)26.9 mmol/L,碱剩余(BE)2.7 mmol/L,动脉血氧饱和度(SaO_2)93%。

【初步诊断】

复发性多软骨炎。

【诊疗经过】

入院后予甲泼尼龙80 mg静滴治疗原发病,头孢哌酮舒巴坦抗感染,氨溴索雾化化痰改善症状,同时予补钙、补钾、护胃等治疗,后患者呼吸困难症状进行性加重,伴"三凹征"明显,请呼吸内科及五官科急会诊后,建议转入ICU行气管切开治疗。

转入 ICU 后,患者存在明显的呼吸肌疲劳,复查血气分析:pH 7.31,PaO_2 61 mmHg,PCO_2 69.8 mmHg,HCO_3^- 38.9 mmol/L,BE 13.4 mmol/L,SaO_2 90%,须行气管插管或气管切开后机械通气治疗。患者家属签字同意经口气管插管或气管切开后机械通气治疗,由于气道狭窄,6.0 号气管导管置入失败,遂紧急气管切开后进行机械通气。机械通气模式为:同步间歇指令通气(synchronized intermittent mandatory ventilation,SIMV)+压力支持通气(pressure support ventilation,PSV)模式,吸入气中的氧浓度分数(FiO_2)70%,潮气量 467 mL,呼吸频率 16 次/分,呼气末正压(positive end-expiratory pressure,PEEP)5 cmH_2O。上机 20 min 后复查血气分析:pH 7.54,PCO_2 38.8 mmHg,PaO_2 296 mmHg,PaO_2 较高,调整参数 FiO_2 为 35%,呼吸频率 14 次/分。后逐步调整呼吸机参数,同时予甲泼尼龙 40 mg 抗炎、吗替麦考酚酯 0.5 g bid 治疗原发病,舒普深抗感染,护胃、补液等综合治疗,1 周后患者逐步脱机锻炼。患者生命体征平稳后带药出院,长期门诊随诊。

【最终诊断】

(1)复发性多软骨炎。

(2)Ⅱ型呼吸衰竭。

(3)肺部感染。

(4)气管切开术后。

【讨论】

RP 是一种反复发作性软骨炎症,可累及外耳、鼻、喉、气管、支气管软骨,有时可伴有耳廓、眼睛、皮肤、内耳及血管等系统受累。自 1923 年首次描述本病以来,关于本病的流行病学方面的资料很少。文献提示发病者大部分为高加索人,但任何人种、年龄、性别均可发病,最好发于中年。病因不明,免疫学因素及遗传背景在发病中起了重要作用,有研究提示,HLA-DR4 与 RP 可能相关。

该患者为中年,是 RP 的好发年龄。耳软骨炎是 RP 最主要的临床表现,很少有 RP 患者不出现耳软骨炎。累及气道可导致气道管腔狭窄甚至阻塞,严重时气管软骨环塌陷可导致窒息。因其可导致咳嗽、咳痰、气喘、声嘶和呼吸困难等表现,常与慢性支气管炎、哮喘混淆。本病例的疑难之处在于初始诊断。本例患者未出现耳软骨炎,而以呼吸道症状为首发表现,有咳嗽、咳痰、气短,影像学提示双肺炎症,肺功能提示阻塞性通气功能障碍,支气管扩张试验阴性,提示不可逆性通气功能障碍,极易误诊为慢性阻塞性肺疾病,因而把治疗重点放在抗感染、扩张支气管方面。该患者在外院确实被误诊为慢性支气管炎,并按此治疗,但由于未使用糖皮质激素,原发病未控制,因此抗感染效果不佳。

目前对 RP 的诊断缺乏特异性的生物学标志物,实验室检查对 RP 诊断价值有限,影像学和病理学检查是确诊的重要手段。在气道受累时,胸部影像学检查常可提示气道狭窄,纤维支气管镜检查可见气管、支气管黏膜充血、水肿、肥厚,气管环消失,随病情进展可出现支气管壁的塌陷和管腔的狭窄。本例患者的胸部 CT 提示气管各叶段支气管弥漫气管壁增厚。糖皮质激素是 RP 最基本的治疗方式,严重的呼吸道或血管病变、糖皮质激素无效者须加用免疫抑制剂,其中环磷酰胺、吗替麦考酚酯最为常用。气管、支气管塌陷或狭窄而导致的呼吸困难、远端反复感染者,可予气管、支气管金属支架置入,气道功能受累患者的预后不佳。由于该患者气道受累明显,入院第二天即出现呼吸困难、呼吸衰竭,因此我们紧急行气管切开后呼吸机辅助呼吸治疗。考虑患者并非气管急性炎症而是气管增厚、塌陷引起的慢性病变,故激素冲击治疗有效,因而使用大剂量激素联合免疫抑制剂。经过短期治疗,患者症状即有好转,肺功能改善,提示积极的治疗能对疾病的控制起到较好的效果。

【诊疗体会】

RP 是一种少见的、累及全身多系统的疾病,具有反复发作和缓解的进展性炎性破坏性病变的特点,累及软骨和其他全身结缔组织包括耳、鼻、眼、关节、呼吸道和心血管系统等。由于 RP 早期表现可不典型或仅仅表现为发热、乏力、肺部感染等非特异性症状,且无特异性自身抗体,使诊断有一定的难度。因此,临床上一旦发现有软骨组织受累表现,要高度警惕 RP 可能。

第三节 抗中性粒细胞胞质抗体相关血管炎

抗中性粒细胞胞质抗体(antineutrophil cytoplasmic antibody,ANCA)相关血管炎(ANCA associated vasculitis,AAV)是 ANCA 介导的以小血管壁炎症和纤维素坏死为特征的一类系统性疾病。经典 AAV 包括肉芽肿性多血管炎(granulomatosis with polyangiitis,GPA)、显微镜下多血管炎(microscopic polyangiitis,MPA)和嗜酸性肉芽肿性多血管炎(eosinophilic granulomatosis with polyangiitis,EGPA)。我国 AAV 以 MPA 为主,占 80%。虽然 GPA、MPA、EGPA 统称为 AAV,但是不同类型的血管炎发病机制和临床表现存在一定差异,预后不完全相同。

一、临床表现

1. AAV 常见的受累部位及临床表现

(1)非特异性症状:发热、乏力、肌痛、食欲减退和体重下降。

(2)皮肤、黏膜:AAV 最常受累的器官和组织之一,主要表现为皮疹、紫癜、网状青斑、皮肤梗死、溃疡和坏疽,多发指端溃疡常见。

(3)眼:眼部病变常见的表现有结膜炎、眼睑炎、角膜炎、巩膜炎、虹膜炎,眼底检查可见视网膜渗出、出血、血管炎表现和血栓形成,少数患者可出现复视、视力下降。

(4)耳、鼻、喉:AAV 的常见受累部位,耳部受累以中耳炎、神经感应性或传导性耳聋最常见;耳软骨受累可出现耳廓红、肿、热、痛。鼻塞、脓血涕、脓血鼻痂、嗅觉减退或丧失是常见的鼻和鼻旁窦炎症表现;鼻软骨受累可导致鞍鼻。喉软骨和气管软骨受累可出现声嘶、喘鸣、呼吸困难。

(5)肺:持续咳嗽、咳痰,甚至咯血、呼吸困难。

(6)肾:常见表现为血尿、蛋白尿、水肿、高血压,严重者出现血肌酐升高,部分患者出现急进性肾衰竭。

(7)消化系统:可表现为腹部不适,腹痛、腹泻、肠穿孔、肠梗阻和腹膜炎。

(8)神经系统:多发性单神经炎是最常见的周围神经病变,患者出现手足发麻、垂腕、垂足等,中枢受累时可表现为意识模糊、抽搐、卒中及脑脊髓炎等。

(9)心脏:心脏受累较为少见,部分患者可出现心包积液、心肌病变;冠状动脉受累时可出现心绞痛、心肌梗死。

2. 三种 AAV 的不同点

(1)GPA:临床上常见耳、鼻、喉、气管和肺部受累。耳、鼻、喉受累表现突出,常出现脓血涕、鼻塞、鼻咽部溃疡、鼻咽部骨和软骨破坏引起鼻中隔或软腭穿孔,出现"鞍鼻"畸形。气管受累常导致气管狭窄,肺部受累出现咳嗽、咳痰、咯血、胸痛和呼吸困难。部分患者出现不同程度的肾脏病变,甚至出现进行性肾小球肾炎导致肾衰竭。

(2)MPA:几乎所有患者均有肾脏受累,表现为镜下血尿和红细胞管型尿、蛋白尿,严重者出现肾功能不全。其次为神经系统受累,以周围神经系统受累为主,中枢神经系统受累相对少见。出现肺部受累时 CT 常表现为浸润影、间质病变、小结节和气道改变等。

(3)EGPA:临床上以支气管哮喘、外周血嗜酸性粒细胞增多、发热和肺部浸润影为特征,病理特点是坏死性小血管炎,组织中有嗜酸性粒细胞浸润和肉芽肿形成。常分为三期,第一期为支气管哮喘,第二期为嗜酸性粒细胞组织浸润阶段,第三期为肉芽肿性血管炎阶段。上呼吸道受累以过敏性鼻炎、鼻息肉、鼻塞最多见,半数以上的患者可出现过敏性鼻炎和鼻窦炎,亦可出现听力下降和耳聋。肺部表现是 EGPA

最突出的临床表现,包括支气管哮喘发作和多变的肺部浸润影。其次是多发性单神经炎,可见于约72%的患者。约14%的患者出现心脏受累,冠状动脉受累虽不常见,却占死亡原因的50%以上。

二、辅助检查

1. 一般实验室检查

全身炎症反应表现为ESR、CRP升高;肾脏受累者出现血尿、红细胞管型尿与蛋白尿;严重者出现血肌酐升高。EGPA患者最突出的是外周血嗜酸性粒细胞增多,部分患者血清IgE升高。

2. 自身抗体

ANCA是AAV患者血清中最常见的自身抗体,是诊断AAV的重要依据。超过70%的GPA患者ANCA阳性,其中的70%~90%为PR3-ANCA阳性,少数患者为髓过氧化物酶(MPO)-ANCA阳性。MPA患者中80%以上为ANCA阳性,大多数为核周型ANCA(p-ANCA)阳性和MPO-ANCA阳性。EGPA中仅有1/3为ANCA阳性,多为p-ANCA。

3. 影像学检查

影像学检查在AAV的诊治中起着重要作用。鼻窦受累和肺部受累时,X线、CT可表现为鼻窦骨破坏,胸腔积液、肺浸润影、肺结节和空洞。在各分类疾病中,EGPA患者最常有肺部浸润影。MPA患者最常见的肺部病变是肺间质病变。

三、诊断

目前国际上尚无公认、统一的AAV临床分型标准,各标准均有一定的局限性,应用较多的是1990年ACR有关GPA和EGPA的分类标准。

1. GPA分类标准

(1) 鼻或口腔炎症:痛或无痛性口腔溃疡,脓性或血性鼻分泌物。
(2) 胸部X线片异常:X线片示结节、固定浸润灶或空洞。
(3) 尿沉渣异常:镜下血尿(>5个红细胞/高倍)或红细胞管型。
(4) 病理:动脉壁、动脉周围或血管外部区域有肉芽肿性炎症。

上述4项符合2项即可诊断GPA。

2. EPGA分类标准

(1) 支气管哮喘。
(2) 外周血嗜酸性粒细胞增多,占比超过10%。
(3) 单发或多发性神经病变。
(4) 游走性或一过性肺浸润。
(5) 鼻窦病变。
(6) 血管外嗜酸性粒细胞浸润。

符合上述4项及以上者可诊断EGPA。应注意与结节性多动脉炎、白细胞破碎性血管炎、GPA、慢性嗜酸性粒细胞性肺炎等鉴别。

3. MPA诊断方法

如果患者的临床表现和组织病理学改变符合系统性小血管炎,但无GPA的特征性改变,且不符合EGPA分类标准,或临床表现符合系统性小血管炎,无病理学证据,无GPA的特征性临床表现,且不符合EGPA分类标准,但肾脏活检符合肾脏血管炎表现(包括局限于肾脏的血管炎)且血清PR3-ANCA或MPO-ANCA阳性,可考虑临床诊断MPA。

四、治疗

1. 治疗原则

AAV 的治疗分为诱导缓解与维持缓解两个阶段,诱导缓解治疗阶段控制疾病活动,争取达到完全缓解;维持缓解治疗阶段防止复发,并尽可能减少治疗相关不良反应,长期保护受累脏器功能。

2. 诱导缓解治疗

诱导缓解治疗的药物是糖皮质激素联合免疫抑制剂。糖皮质激素是 AAV 诱导缓解的一线治疗药物,诱导缓解治疗通常须足量激素联合免疫抑制剂,最常用于诱导缓解治疗的免疫制剂为环磷酰胺。利妥昔单抗在 AAV 诱导缓解治疗中的疗效与环磷酰胺相比无显著差异,但对复发的 AAV,利妥昔单抗的诱导缓解率高于环磷酰胺。

3. 维持缓解治疗

经诱导缓解治疗病情稳定后,患者进入维持缓解治疗阶段。维持缓解治疗主要为小剂量激素联合一种免疫抑制剂治疗,如硫唑嘌呤、甲氨蝶呤、霉酚酸酯、钙调蛋白酶抑制剂等。硫唑嘌呤为维持缓解治疗的首选药物,对病情重或难治的患者,可以使用环磷酰胺维持缓解治疗。近年来大量临床研究显示,利妥昔单抗既可用于诱导缓解治疗,亦可用于维持缓解治疗,尤其对复发或难治的 AAV 维持缓解疗效好,已成为 AAV 诱导缓解和维持缓解治疗的重要药物。维持治疗阶段利妥昔单抗治疗剂量为 500 mg,每 6 个月 1 次。

4. 疾病复发的治疗

对出现重要脏器损害的重症复发,须按照新发疾病进行治疗,即使用足量激素联合环磷酰胺或利妥昔单抗治疗。轻症复发可通过增加激素剂量来重新诱导疾病缓解。对复发频繁的轻症复发患者,须加强或调整免疫抑制剂的使用。

5. 血浆置换

AAV 患者出现血肌酐水平 >500 mmol/L(5.7 mg/dL)时或须进行透析治疗者,须行血浆置换治疗。

6. EGPA 的治疗

近年来有研究发现,IL-5 在 EGPA 的发病中起重要作用。已有高质量临床研究证实,人源化 IL-5 单克隆抗体美泊利单抗(mepolizumab)可有效治疗 EGPA,降低 EGPA 复发率,减少激素用量,对难治性 EGPA 可考虑使用。

五、预后

如不正规治疗,AAV 平均存活时间约为半年,使用免疫抑制剂可使 AAV 的预后大幅延长。AAV 患者的预后取决于受累脏器的严重程度,尤其是肾脏和肺脏病变的严重程度。据文献报道,GPA 的 5 年存活率为 74%~91%,MPA 的 5 年存活率为 45%~76%,EGPA 的 5 年存活率为 60%~97%。

 典型病例

显微镜下多血管炎

【病史简介】

患者男性,68 岁。

主诉:突发耳聋伴乏力、纳差 1 月余,发热 6 天。

现病史:患者 1 个月前(2022 年 6 月 12 日)因突发神经性耳聋行高压氧舱治疗,后出现乏力、纳差,无胸闷、胸痛，无恶心、呕吐，无腹胀、腹泻，后至当地医院就诊，查肺部 CT：两肺炎症，右肺中下叶支气管扩张。当地医院诊断为"肺部感染"，予抗感染、抑酸、护胃、营养支持等治疗。6 天前（2022 年 7 月 7 日）出现发热，体温最高至 38.6 ℃，伴少量咳嗽、咳痰，无腹痛、腹泻，无畏寒、寒战等，后至苏州大学附属第一医院急诊科就诊，查胸痛组套：BNP 1 684 pg/mL，高敏肌钙蛋白 42 pg/mL；血常规：白细胞计数 12.91×10^9/L，中性粒细胞计数 10.28×10^9/L，血红蛋白 89 g/L，血小板计数 188×10^9/L；PCT 0.081 ng/mL；CRP 136 mg/L；白蛋白 23.5 g/L，肌酐 163 μmol/L；床旁心超：左室壁节段性运动异常，左房增大，室间隔稍增厚，主动脉瓣轻度反流，二尖瓣轻度反流，左室收缩功能减退。急诊予哌拉西林他唑巴坦联合力纬抗感染，氨溴索化痰，营养支持等治疗。2022 年 7 月 14 日患者自行下床小便后突发胸闷气促，呼吸困难伴烦躁，心率增快，脉氧下降，心率为 150～160 次/分，呼吸 33 次/分，血压 167/120 mmHg，脉氧为 86%，予气管插管接呼吸机辅助通气后转入 ICU 治疗。住院期间，予抗炎、抗感染等对症支持治疗后患者情况较前好转，动态复查血气分析，充分评估患者呼吸情况，2022 年 7 月 17 日拔除气管插管，续接高流量吸氧支持。患者心功能不全，完善心电图、心超及胸痛组套，请心内科会诊后建议完善冠状动脉 CTA 或冠状动脉造影明确冠状动脉情况，结合患者肾功能情况，暂缓冠状动脉 CTA 及冠状动脉造影，予新活素抗心衰、氯吡格雷抗血小板、阿托伐他汀调脂等对症治疗。后患者情况好转，住院期间查系统性小血管炎和肾炎组套示：MPO-ANCA > 400 U/mL，PR3-ANCA > 300 U/mL，p-ANCA 阳性。为进一步诊治，拟诊"AAV"收住苏州大学附属第一医院风湿免疫科。病程中患者食纳欠佳，睡眠一般，大便正常。近期体重未见明显下降。

【既往史及个人史】

患者既往有高血压、消化道出血病史，年幼时有肺结核病史，否认糖尿病、冠心病等慢性病史，否认血吸虫等传染病病史，否认食物过敏史，无输血史。

【体格检查】

体温 36.5 ℃，脉搏 105 次/分，呼吸 32 次/分，血压 132/82 mmHg，神志清，精神可，自主体位，查体配合。全身皮肤明显黄染，全身浅表淋巴结未扪及肿大。巩膜无黄染，心律齐，各瓣膜听诊区未闻及明显病理性杂音。两肺呼吸音粗，可闻及明显啰音。腹膨隆，未见胃肠型及蠕动波，无腹壁静脉曲张，腹软，全腹无压痛及反跳痛，无肌卫，Murphy 征阴性，麦氏点无压痛，移动性浊音阴性，肠鸣音 4 次/分，双下肢无凹陷性水肿。

【辅助检查】

(1) 血细胞分析：白细胞计数 13.52×10^9/L，红细胞计数 2.44×10^{12}/L，血红蛋白 80 g/L，血小板计数 361×10^9/L；CRP 61.28 mg/L。

(2) 尿常规：红细胞计数 22.99/μL，尿蛋白质 1+。

(3) 粪常规：未见异常。

(4) 体液免疫：补体 C4 0.18 g/L，补体 C3 0.70 g/L，免疫球蛋白 G 27.40 g/L。

(5) ESR：110 mm/h。

(6) 生化全套：肌酐 168.5 μmol/L，尿素 27.5 mmol/L，天冬氨酸氨基转移酶 30.9 U/L，丙氨酸氨基转移酶 49.1 U/L。

(7) PCT：0.021 ng/mL。

(8) 细胞免疫组套：$CD3^- CD19^+$ 22.47%。

(9) 尿微量白蛋白测定：尿蛋白 0.81 g/24 h，尿量 3 380 mL/24 h，尿蛋白 0.239 g/L。

(10) 痰培养：鲍曼不动杆菌。

(11) 结核感染 T 细胞检测、G 试验、GM 试验均阴性。

(12) 抗核抗体测定：ANA 阳性，抗 SSA/RO52kD 阳性。

(13) 肿瘤全套：铁蛋白 1 324 ng/mL。

(14) 胸痛组套(急):高敏肌钙蛋白 T 26.58 pg/mL,B 型氨基端尿钠肽原 1 141 pg/mL。

(15) p-ANCA:阳性;MPO-ANCA > 300 U/mL,PR3-ANCA 0.012 U/mL。

(16) MRI:双侧额顶叶、侧脑室旁、右侧基底节区、脑干缺血灶;老年脑;左侧斜坡异常信号,双侧蝶窦炎;双侧乳突炎,左侧为著,似侵及面、听神经;双侧颈内动脉颅内段硬化改变;左侧大脑前动脉 A1 段纤细,考虑发育异常;右侧顶叶微出血灶;余未见明显异常;双侧面、听神经未见明显压迫,请结合临床。

【初步诊断】

(1) ANCA 相关性血管炎。

(2) 肾功能不全。

(3) 肺部感染。

(4) 高血压。

(5) 贫血。

【诊疗经过】

入院后予甲泼尼龙 120 mg 抗炎 3 天,后减量至 80 mg(后规律减量),纷乐治疗原发病,丙种球蛋白封闭抗体,前列地尔改善循环,头孢哌酮舒巴坦抗感染,阿托伐他汀降脂稳定斑块,氯吡格雷抗血小板聚集,复方磺胺甲噁唑片预防机会性感染,辅以抑酸、护胃、补钙、降压、降脂等治疗,同时于 7 月 27 日予利妥昔单抗 0.5 g 治疗原发病。半个月后复查 CRP 降至 4.33 mg/L。复查胸部 CT 示右肺中、下叶支气管扩张伴两肺感染,较前有吸收;右侧胸腔积液,较前吸收;左侧胸腔积液已吸收;两肺多发结节,建议复查;胆囊及胆囊管内结石。目前长期门诊随访,复查胸部 CT 示肺部炎症较前吸收好转,尿常规示尿蛋白转阴,肌酐波动在 138~177.43 μmol/L 之间。

【最终诊断】

(1) 显微镜下多血管炎。

(2) 肾功能不全。

(3) 心功能不全。

(4) 肺部感染。

(5) 高血压。

(6) 贫血。

【讨论】

显微镜下多血管炎(MPA)主要影响老年患者,临床表现多样,常以发热为首发症状,主要累及肺和肾脏,发病时血清肌酐高,合并 PR3-ANCA 阳性提示预后不佳。本例患者为中老年男性,临床表现为突发耳聋、发热、肺部炎症、肾功能不全、尿蛋白阳性,常规抗感染、对症治疗未见好转,并且出现反复高热,结合实验室检查和影像学检查,排除了菌血症、结核、肿瘤、病毒感染、真菌感染等因素,结合 ANCA 检测结果,诊断为 MPA。

ANCA 检测为 AAV 敏感而特异的血清学诊断工具,常须联合间接免疫荧光法(indivect immunofluorescence, IIF)和酶联免疫吸附试验(enzyme-linked immunosorbent assay, ELISA)。2016 年欧洲血管炎研究组(European Vasculitis Study Group, EUVAS)开展了 IIF 和抗原特异性免疫学方法检测 ANCA 的多中心研究,结果提示,与 IIF 相比,直接采用抗原特异性免疫学方法检测 PR3-ANCA 和 MPO-ANCA 对 AAV(主要为 GPA 和 MPA)有着更高的诊断效能。既往研究发现,MPA 患者人群中 c-ANCA 占 25%~35%,p-ANCA 占 50%~60%。另有报道,c-ANCA 或 p-ANCA 亦可在其他不同疾病中出现,尤其是炎症性肠病和自身免疫性肝病。因此,ANCA 对 MPA 的敏感度和特异度均非 100%,须结合临床表现进行诊断。

肺部是 MPA 患者的常见受累器官,研究表明,60% 的患者有肺部病灶,其中以 ILD 最常见。日本的一项多中心研究提示肺部受累占 50.5%,其中 ILD 占 37.1%,均明显高于英国 MPA 患者的肺部累及率

(35.3%,其中 ILD 占 19.6%)。上述研究提示亚洲 MPA 患者肺部受累多于欧美患者,且主要以间质性炎症为主,这种差异可能与人种差异有关,而非吸烟等环境因素。MPA 常累及的另一重要脏器是肾脏,研究报道,MPA 患者肾脏受累发生率为 78.8%~98.3%。肾脏受累时,无症状的尿沉渣异常、急进性肾小球肾炎、需要透析治疗的终末期肾病均可发生。肾小管炎性反应被认为是肾功能恶化及预后不良的重要标志。

AAV 的治疗原则为早期诊断、早期治疗,其治疗分为诱导缓解和维持缓解两个阶段。糖皮质激素联合免疫抑制剂治疗和严密的随访,能诱导和维持长期缓解。早期诊断和有效的治疗能明显改善预后。出现危及生命的脏器受累时还可选用大剂量激素静脉冲击治疗,难治性病例还可应用 CD20 单抗生物制剂。

【诊疗体会】

AAV 尚未被大多数临床医生所认识。本病例首发症状在肺部,拟诊肺部感染,反复治疗无效,病情逐渐累及肾脏,影响肾功能,予激素及 CTX 积极治疗后病情好转。以往有类似发热病例,临床医生仅关注肺部病情,反复长期抗感染治疗,未及时进行 ANCA 等免疫指标检测,导致肾功能不可逆损伤,甚至发展至尿毒症,须长期透析治疗,严重影响生活质量。因此,对反复发热伴有肺部症状的患者,应及时检查尿常规、肾功能以及自身抗体等指标,及早诊断,及早治疗。

第四节　反应性关节炎

反应性关节炎(reactive arthritis,ReA)是一种在某些特定部位感染之后出现的关节炎,有性传播型和肠道型 2 种发病形式,性传播型多发生于 20~40 岁男性,肠道型男性和女性发病率之比约为 1∶1。

一、临床表现

1. **全身症状**

常见发热、乏力、肌肉酸痛、体重下降等全身症状。

2. **关节炎**

不同患者的关节炎症轻重表现不一,但是很少见到关节损伤,典型表现为渐进性加重的非对称性单关节或多关节炎症,常见下肢关节受累。跟腱附着于骨的地方出现炎症反应也是 ReA 的一种特征性病变。

3. **皮肤黏膜炎症**

特征性的表现是手掌及足底出现水泡,以及出现皮肤溢脓性角化症。部分患者也可见结节性红斑,以耶尔森菌感染者为主。

4. **泌尿生殖道炎症**

典型的患者在发生性接触后的 7~14 天内可能会发生尿道炎,男性患者会出现尿频、尿道红肿、有烧灼感的症状,女性患者一般症状轻微,可表现为无症状或轻微的排尿困难和少量阴道分泌物。

5. **其他**

约 1/3 的 ReA 患者可能会有结膜炎症,少数患者可出现主动脉瓣关闭不全、心电图异常等心脏异常症状,偶尔也可见肾脏和神经系统方面的改变。

二、辅助检查

1. **常规实验室检查**

ReA 患者急性期的血常规会出现炎症指标的升高,主要是白细胞计数、CRP、ESR 升高。慢性期的患者可出现正细胞性贫血,一般程度较轻。部分患者因为出现累及肾脏的病变,会有镜下血尿。

对于有尿道炎的患者,可以取中段尿做细菌学检查,对有肠道症状的患者可以进行大便培养,致病菌主要有沙门菌、弯曲菌、衣原体、乙型溶血性链球菌、志贺菌等。

2. HLA-B27 检查

很多 ReA 患者呈现 HLA-B27 阳性,HLA-B27 检查结合其他临床表现和实验室检查可以辅助 ReA 的诊断。

3. 影像学检查

MRI 对软组织病变的分辨有很大优势,尤其是在病程的早期可以更有效率地检测出关节附着点炎症。

三、诊断标准

目前多沿用 1996 年 Kingslev 与 Sieper 提出的 ReA 的诊断标准。

（1）外周关节炎:下肢为主的非对称性寡关节炎。

（2）前驱感染的证据:① 如果 4 周前有临床典型的腹泻或尿道炎,则实验室证据可有可无;② 如果缺乏感染的临床证据,则必须有感染的实验室证据。

（3）排除引起单或寡关节炎的其他原因:如其他脊柱关节病、感染性关节炎、莱姆病及链球菌 ReA。

（4）HLA-B27 阳性:实验室检查见 HLA-B27 阳性可辅助诊断。

ReA 的关节外表现(如结膜炎、虹膜炎,以及皮肤、心脏与神经系统病变等),或典型脊柱关节病的临床表现(如炎性下腰痛、交替性臀区疼痛、肌腱端炎或虹膜炎)不是 ReA 确诊必须具备的条件。

四、鉴别诊断

1. 细菌性关节炎

细菌性关节炎常表现为高热、乏力等感染中毒症状,进行关节液培养可发现致病菌,且通常表现为急性起病,全身中毒症状较重,较少出现眼睛和皮肤黏膜的损害。

2. 痛风性关节炎

痛风性关节炎常累及第一跖趾关节,伴关节红、肿、热、痛症状,常伴随高尿酸血症,关节处存在尿酸盐结晶,使用秋水仙碱治疗后症状可改善。

3. 银屑病关节炎

银屑病关节炎是一种与银屑病相关的关节炎症性疾病,患者常见关节疼痛,非对称性寡关节炎型银屑病临床表现容易和 ReA 混淆,但是银屑病关节炎患者有银屑疹或指甲病变,并且会波及远端的关节。

4. 强直性脊柱炎

强直性脊柱炎以中青年男性高发,骶髂及脊柱关节是受累的主要部位,影像学检查可出现骶髂关节炎表现。

五、治疗

ReA 目前没有根治性的方法,主要的治疗措施用于延缓疾病进程、减轻疼痛。

1. 一般治疗

泌尿生殖道炎症和口腔溃疡一般能够自行缓解,急性期时推荐卧床休息,急性期以后应当进行适当锻炼,防治肌肉萎缩,维持关节活动度。

2. 非甾体抗炎药

一般认为非甾体抗炎药(NSAIDs)可以减轻关节疼痛肿胀,增加关节活动度,无论是早期还是晚期治疗都被当成首选。

3. 抗生素治疗

抗生素治疗 ReA 并发的尿道感染可能有一定的作用,但是对 ReA 本身有没有效果仍然缺乏临床验证,所以对于抗生素的使用存在争议。

4. 糖皮质激素

对于使用 NSAIDs 没有显著效果的患者可以考虑短期使用糖皮质激素,但一般建议小剂量、短疗程,必要时可局部注射。

5. 改善病情抗风湿药（disease-modifying anti-rheumatic drugs, DMARDs）

当使用 NSAIDs 持续 3 个月,仍然发现关节破坏时,可以考虑加用 DMARDs。最常用的药物是柳氮磺吡啶。

6. 生物制剂

肿瘤坏死因子(TNF)抑制剂有时也被应用于治疗强直性脊柱炎等,但对治疗 ReA 的有效性仍然缺乏临床证据。

 典型病例 1

卡介苗膀胱灌注治疗诱发反应性关节炎

【病史简介】

患者女性,46 岁。

主诉:多关节痛伴发热 20 余天。

现病史:患者 20 天前无明显诱因出现左侧膝关节肿胀、疼痛,伴发热,体温最高 38.5 ℃,无畏寒、寒战,可自行热退。2 天后右侧膝关节疼痛,左侧膝关节疼痛加重,掌指关节及肩关节、肘关节亦有活动受限,活动时疼痛,无晨僵,弯腰时有腰背疼痛。无口腔溃疡,无咳嗽咳痰,无胸闷气急,无腹痛腹泻,遂至当地医院就诊,当地医院予消炎、止痛等对症治疗后缓解不明显,外院查 HLA-B27 阳性,ANA 阳性,考虑为类风湿关节炎或感染性关节炎可能,遂建议转至苏州大学附属第一医院就诊,门诊拟"强直性脊柱炎"收住入院。

【既往史及个人史】

患者于 2022 年 11 月行膀胱癌根治手术,术后规律予卡介苗灌注治疗(intravesical instillation of bacillus Calmette-Guerin,ivBCG,共 5 次),否认高血压、糖尿病等病史,否认家族遗传疾病史,否认其他手术史。

【体格检查】

体温 36.0 ℃,脉搏 84 次/分,呼吸 18 次/分,血压 115/89 mmHg。全身皮肤、黏膜无黄染、皮疹,全身浅表淋巴结无肿大。双瞳等大等圆,对光反射存在,眼球运动正常。颈软,气管居中。胸廓无畸形,两肺呼吸运动对称,两肺呼吸音清,未闻及干、湿啰音。心律齐,各瓣膜听诊区未闻及明显病理性杂音。腹平软,无压痛、反跳痛,肝脾肋下未及,移动性浊音阴性。脊柱、四肢无畸形,左手第一和第五掌指关节、右手第四掌指关节、无名指近端触痛,肘关节、肩关节活动受限,弯腰时有腰背痛,双膝关节肿胀、压痛、皮温升高,双下肢无明显水肿。

【辅助检查】

(1) 血常规:白细胞计数 $12.21 \times 10^9/L$,血红蛋白 100 g/L,血小板计数 $509 \times 10^9/L$,CRP 107.36 mg/L。

(2) 尿常规:尿隐血 2+,红细胞计数 836/μL,白细胞计数 442.85/μL。

(3) 尿培养阴性。

(4) ESR:90 mm/h。

(5) HLA-B27:阳性。

(6) 抗核抗体:弱阳性。

(7) 体液免疫、ANCA、自身免疫性肌炎抗体、RF、抗环瓜氨酸多肽(CCP)抗体、结核感染 T 细胞检测:阴性。

(8) 胸部 CT:双肺多发小结节。

(9) 骨扫描:未见明显异常。

(10) 骶髂关节 MRI:未见明显异常。

【初步诊断】

关节痛待查:脊柱关节炎可能。

【诊疗经过】

入院后治疗上予以甲泼尼龙 40 mg 抗炎(逐渐减量),依托考昔止痛,依替米星抗感染,辅以补钙、护胃等治疗,予得宝松注射至双膝关节腔治疗。治疗 2 周后患者双手、双膝关节肿痛较前明显好转,可自行行走。复查血常规:白细胞计数 $10.43 \times 10^9/L$,血小板计数 $211 \times 10^9/L$,CRP 5.36 mg/L;尿常规:尿隐血 1+,红细胞计数 $34/\mu L$,白细胞计数 $85.13/\mu L$;ESR:18 mm/h。患者病情好转,予以出院。

【最终诊断】

ReA:卡介苗膀胱灌注治疗诱发。

【讨论】

该患者为中年女性,以发热、多关节肿痛急性起病,有膀胱肿瘤根治手术史,术后行卡介苗膀胱灌注治疗,HLA-B27 阳性,结合该患者的临床特点,以及检索国内外相关文献,最终诊断为 ReA,由卡介苗膀胱灌注治疗诱发,但诊治过程中仍须与相关疾病相鉴别:① RS3PE 综合征,又称缓解性血清阴性对称性滑膜炎伴凹陷性水肿综合征。该患者有多关节肿痛,RF、抗 CCP 均阴性,但 RS3PE 一般为老年起病,急性发作,常为四肢对称性关节炎伴肢端凹陷性水肿,该患者并非肢端水肿,而是以大关节肿胀为主。② 脊柱关节炎(外周型)。该患者 HLA-B27 阳性,外周关节肿胀,似乎符合外周型脊柱关节炎的诊断,但外周型脊柱关节炎一般病史相对更长,须超过 3 个月,且脊柱关节炎无法解释患者病程中尿路感染等临床表现。

卡介苗是活的牛型减毒结核分枝杆菌,法国科学家卡默特通过 13 年的传代培养,于 1908 年培养成功并命名。1929 年珀尔进行尸检时发现结核病患者的肿瘤发生率较低,1976 年莫拉莱斯等首次报道卡介苗治疗膀胱癌,1980 年拉姆进一步证实了卡介苗治疗膀胱癌的作用。膀胱癌行 ivBCG 治疗后的骨骼肌肉不良作用较为罕见。蒂纳齐等的一篇综述中总结了 ivBCG 治疗后出现的自身免疫病表现,包括关节痛/关节炎,赖特综合征,银屑病、干燥综合征、强直性脊柱炎伴发的外周关节炎等。欧美国家报道 ReA 发病率为 0.5%~1%,日本报道 ReA 的发病率为 2%~2.2%,而国内报道 ivBCG 诱发的 ReA 较为少见。

ivBCG 诱发 ReA 好发于 50~60 岁男性患者,大多数 ReA 发生于第 4 次或第 5 次 ivBCG 治疗后,临床表现以关节痛和关节炎为主。关节炎分多种类型,其中多关节炎最好发,占 55.1%,寡关节炎占 37.0%,单关节炎占 7.9%。多关节炎中对称性关节炎略多于非对称性关节炎,而寡关节炎以非对称性关节炎为主,膝、踝、腕关节是最常受累的关节。超过一半的患者常伴有发热,还可伴发结膜炎、葡萄膜炎、肌腱炎、指炎、尿道炎、皮肤损害等。急性期反应物如 ESR、CRP 等升高。ivBCG 诱发 ReA 好发于 HLA-B27 阳性或 HLA-B7 阳性(与 HLA-B27 具有强烈同源性)的患者。在欧美国家,ivBCG 诱发 ReA 患者中 HLA-B27 阳性率为 50.9%,但是日本的研究报道中 HLA-B27 阳性率仅 9.1%~33%。关节液检查具有以多核细胞为主的炎性特征,滑膜活检证实为非特异性滑膜炎,关节液、尿液和血液分枝杆菌培养均为阴性。

ivBCG 诱发 ReA 的治疗方案尚不统一。多数患者在停止 ivBCG 治疗或使用 NSAIDs 后可缓解,且不复发,但有一部分治疗失败、进展为慢性病或无法停止 ivBCG 治疗的患者,可单独或联合使用糖皮质激素和 NSAIDs。对这些药物反应不佳的患者,也可加用免疫抑制剂如甲氨蝶呤。治疗效果仍不理想或严重患者,还可联合使用抗结核药物如异烟肼。

【诊疗体会】

ReA 指体内其他部位感染伴发的急性非化脓性关节炎。ReA 是 ivBCG 的罕见不良反应,但若不引起重视,病情可加重,迁延为慢性关节炎,影响患者生活质量,也影响治疗效果。本例患者以膀胱癌灌注卡介苗治疗后出现关节肿痛为突出表现,在门诊拟诊"强直性脊柱炎"入院后继续完善相关检查,并最终明确诊断。该病的确诊缺乏特异性指标,诊断存在一定困难,这也提示临床医生遇到行 ivBCG 治疗的膀胱癌患者出现非特异性关节炎和发热时,须警惕是否为 ReA,尤其是出现尿路感染症状时,不能漏诊 ReA。

典型病例 2

以高热起病的反应性关节炎

【病史简介】

患者男性,21 岁。

主诉:腹泻 1 月,发热伴关节痛 2 天。

现病史:患者 1 个月前食用生冷食物后出现腹泻,为水样泻,不伴恶心、呕吐、腹痛、发热等症状,未予特殊处理,2 天后自愈。近 2 日无诱因出现发热,体温最高 39.7 ℃,为持续高热,不伴畏寒、寒战,无咳嗽、咳痰、尿频、尿急、腹泻等症状,伴双踝关节红、肿、热、痛,自服解热镇痛药后症状不缓解。为进一步诊治,拟"关节痛待查"收入院。起病来,患者饮食、睡眠欠佳,体重下降 3 kg。

【既往史及个人史】

否认高血压、糖尿病等病史,否认家族遗传疾病史,否认手术史。

【体格检查】

体温 37.8 ℃,脉搏 91 次/分,呼吸 19 次/分,血压 120/85 mmHg,全身皮肤、黏膜无黄染、皮疹,全身浅表淋巴结无肿大。双瞳等大等圆,对光反射存在,眼球运动正常。颈软,气管居中。胸廓无畸形,两肺呼吸运动对称,两肺呼吸音清,未闻及干、湿啰音。心律齐,各瓣膜听诊区未闻及明显病理性杂音。腹平软,无压痛及反跳痛,肝脾肋下未及,移动性浊音阴性。脊柱、四肢无畸形,双踝肿胀伴压痛,右第 2 足趾呈腊肠样外观,余各关节无明显肿胀或压痛,双侧"4"字征阴性,指地距 -3 cm,枕壁试验阴性。

【辅助检查】

(1) 血常规:白细胞计数 11.87×10^9/L,中性粒细胞占比 86.3%,血红蛋白 103 g/L,血小板计数 512×10^9/L。尿常规及粪便常规正常。

(2) 生化全套:ALT 79 U/L,AST 21 U/L,肾功能及电解质正常。

(3) ESR:123 mm/h。

(4) CRP:63.6 mg/L。

(5) 血清铁蛋白:568 ng/mL。

(6) HLA-B27:阳性。

(7) 免疫相关:免疫球蛋白、C3、C4 均正常;RF 阴性;抗 CCP 抗体、抗核周因子抗体、抗角蛋白抗体均阴性;抗核抗体、抗 ENA14 项均阴性;ANCA 阴性。

(8) 感染相关:乙肝病毒表面抗原、艾滋病病毒抗体、布氏杆菌凝集均阴性;降钙素原正常;巨细胞病毒(Cytomegalovirus,CMV)、EBV 抗体均阴性;T-SPOT 阴性;血培养 2 套均无细菌生长。

(9) 胸片:未见明显异常。

(10) 腹部超声:未见明显异常。

(11) 超声心动图:未见明显异常。

【初步诊断】

关节痛待查:ReA 可能。

【诊疗经过】

入院后完善检查无感染证据,考虑发热为 ReA 所致。予泼尼松 15 mg bid,柳氮磺吡啶 0.75 g bid 口服,体温降至正常,但关节肿痛缓解不理想,联合加用美洛昔康 7.5 mg bid 及甲氨蝶呤 10 mg qw,关节肿痛缓解,出院时未出现病情反复,ESR 和 CRP 等炎性指标明显下降至接近正常值。出院 4 个月后,患者痊愈,停用所有药物,恢复正常学习。

【最终诊断】

ReA。

【讨论】

典型的 ReA 多见于年轻男性,在关节炎之前几天至数周有肠道、泌尿生殖道或呼吸道感染史,以及这些感染的细菌学证据。关节炎多为单或寡关节炎,非对称性分布。可以出现关节外的症状,如虹膜睫状体炎、口腔溃疡、皮疹等。女性患者可表现为无症状或症状轻微的膀胱炎和宫颈炎。本例患者为青年男性,发病初期并无泌尿系统、上呼吸道等部位的感染。但病程中因进食不洁食物出现腹泻,关节症状较前加重。以肠道感染后出现发热、关节肿痛为主要临床表现,在排除感染、肿瘤及其他风湿免疫病后诊断为 ReA。

ReA 的诊断往往要仔细鉴别发热的原因,很多其他风湿性疾病、感染性疾病,以及肿瘤性疾病均可能出现发热伴关节炎,详细地询问病史、仔细体格检查及完善辅助检查很重要。ReA 病情活动时可出现中、高热,每日 1~2 个高峰,多不受退热药物的影响。抗生素在 ReA 的治疗中目前仍存在争议,有文献指出,短期应用抗生素治疗 ReA 患者并发的尿道感染可能会减少关节炎复发的风险。但对于慢性关节炎,不推荐长期使用抗生素。米诺环素属四环素类抗生素的一种,近年来研究发现,四环素除了抗感染外,在风湿病的治疗中也起到了一定的作用。既往的研究肯定了米诺环素治疗 ReA 的疗效。糖皮质激素并非 ReA 的一线治疗方案,对于 NSAIDs 不能缓解症状的个别患者,可短期使用糖皮质激素。生物制剂在 ReA 中的应用仍存在争议,小样本的研究或病例报道表明生物制剂可能有效,但目前仍缺乏随机对照研究证实其疗效及安全性。

【诊疗体会】

ReA 在任何年龄均可发病,该例患者 1 个月前出现胃肠道感染后发生关节疼痛伴活动障碍,虽然患者 HLA-B27 为阳性,但仍考虑诊断 ReA,予加用 NSAIDs、中剂量激素及慢作用抗风湿药治疗后症状缓解,此后逐渐停药,患者病情稳定,无复发。对于腰背痛伴 HLA-B27 阳性、炎症指标升高的患者,须注意患者病程长短,有无感染病灶存在,或发病前有无感染前驱症状,注意 ReA 与强直性脊柱炎的鉴别,减少误诊。

第五节 类风湿关节炎

类风湿关节炎(rheumatoid arthritis,RA)是一种发病机制不明的以慢性、侵袭性关节炎为主的自身免疫性疾病。其特征是手、足小关节的多关节、对称性、侵袭性关节炎症,经常伴有关节外器官受累及血清

RF 阳性,可以导致关节畸形及功能丧失。流行病学调查显示,我国 RA 的患病率为 0.42%,患者总数约 500 万,男女比例约为 1∶4。

一、临床表现

1. 关节表现

关节炎是 RA 的典型表现,患者通常会感到关节疼痛肿胀,一般呈对称性、可持续性,部分患者关节疼痛可在休息后有所缓解,但运动或活动后会再次加重。同时可能会伴随晨僵现象,疾病继续进展,关节可能会功能受限。常见受累关节主要包括近端指间关节、掌指关节、腕关节、肘关节、肩关节、膝关节、足趾关节。

2. 关节外表现

除了关节炎外,RA 还可能伴随以下其他部位的表现。

(1) 肺:肺间质性疾病是 RA 第二常见的临床表现,一项我国的大样本研究发现 RA 患者伴有肺间质性疾病的发生率为 14.7%。

(2) 皮肤症状:患者可能出现类风湿皮下结节,质地坚韧且活动性较差;有时伴发皮肤血管炎,可能会出现皮肤溃疡、坏疽。

(3) 眼部症状:患者可能出现干眼症、巩膜发炎、结膜炎等眼部症状。

(4) 心血管系统症状:患者可能出现心包炎、心肌炎、心脏瓣膜病变等心血管系统相关症状,但比较少见。

(5) 血液系统症状:患者常见贫血,长病程患者可能出现 Felty 综合征,特点是脾大伴白细胞、血小板计数减少。

(6) 骨质疏松:RA 与骨质疏松之间存在一定的关联。RA 患者由于长期的炎症性过程和关节破坏,容易出现骨质疏松的情况。

除此之外,RA 患者也可能出现肾脏疾病、继发性干燥综合征、乏力、低热等表现。

二、辅助检查

1. 常规实验室检查

RA 患者可出现血红蛋白降低、血小板计数增多,ESR 和 CRP 等炎症指标升高。

2. 自身抗体

临床上应用较多的且对 RA 诊断价值最高的自身抗体是 RF 和抗 CCP 抗体。研究显示,RF 对 RA 诊断的敏感度为 69%,特异度为 85%;抗 CCP 抗体对 RA 诊断的敏感度为 50%~80%,但特异度 >90%。高滴度抗 CCP 抗体或 RF 阳性的 RA 患者更易发生骨破坏,合并心血管疾病、肺间质病变等关节外表现,是 RA 预后不良因素。另外,抗角蛋白抗体(AKA)、抗核周因子(APF)、抗突变型瓜氨酸波形蛋白(MCV)抗体、抗氨甲酰化蛋白(CarP)抗体和抗葡萄糖-6-磷酸异构酶(GPI)抗体对诊断 RA 亦有一定价值。

3. 影像学检查

(1) X 线检查:可见关节侵蚀和关节间隙狭窄,但是对病程早期骨破坏显示不敏感,现在更多地应用于随访病程中。

(2) MRI 和超声检查:可发现早期滑膜炎和关节积液、骨髓水肿,因此可以为 RA 的早期诊断、判定疾病活动性和评估预后提供重要依据;超声检查可以发现 RA 关节滑膜增生、滑膜炎症、关节腔积液、肌腱炎、腱鞘炎、滑囊炎、骨侵蚀等多种 RA 常见的病变。超声对滑膜炎症有较高的检出率,可以非常早地发现骨侵蚀,此外超声还具有无辐射、价格低、诊出率高的优点,被更多地应用于 RA 的临床诊断和治疗中。

三、分类诊断标准及活动度评估

1. 分类诊断标准

临床上存在多个 RA 的分类诊断标准,目前应用较多的是 2010 年 ACR/EULAR 制定的 RA 分类标准(表 2-5-1),该标准相较 1987 年 ACR 制定的 RA 分类标准敏感性更高,临床操作简单实用。

表 2-5-1　2010 年 ACR/EULAR 制定的 RA 分类标准

项目		评分/分
受累关节	1 个大关节	0
	2~10 个大关节	1
	1~3 个小关节(伴或不伴有大关节受累)	2
	4~10 个小关节(伴或不伴有大关节受累)	3
	>10 个关节(至少 1 个小关节)	5
自身抗体	RF 和抗 CCP 抗体均阴性	0
	RF 或抗 CCP 抗体至少一项低滴度阳性(>正常参考值上限)	2
	RF 或抗 CCP 抗体至少一项高滴度阳性(>正常参考值上限 3 倍)	3
急性期反应物	CRP 和 ESR 正常	0
	CRP 或 ESR 升高	1
滑膜炎持续时间	<6 周	0
	≥6 周	1

注:大关节包括肩、肘、髋、膝、踝关节;小关节包括腕、掌指关节、近端指间关节、跖趾关节 2~5;不包括远端指间关节、第一腕掌关节、第一跖趾关节;RF 为类风湿因子;CCP 为环瓜氨酸多肽;CRP 为 C 反应蛋白;ESR 为红细胞沉降率;评分≥6 分时,可确诊为 RA。

2. 活动度评估

对 RA 患者病情的活动度进行准确评估有利于治疗疾病、制订合理的治疗方案、预测疾病预后,当前多采用复合评分的方式进行活动度评估。最常用的是基于 28 个关节疾病活动度评分(DAS28)、临床疾病活动指数(CDAI)、简化疾病活动指数(SDAI)(表 2-5-2)。

表 2-5-2　RA 疾病活动度分级

疾病活动度分级	DAS28	CDAI	SDAI
临床缓解	<2.6	≤2.8	≤3.3
低疾病活动度	2.6~3.2(不含 3.2)	2.8(不含 2.8)~10(不含 10)	3.3(不含 3.3)~11(不含 11)
中疾病活动度	3.2~5.1	10~22	11~26
高疾病活动度	>5.1	>22	>26

四、鉴别诊断

1. 骨关节炎

骨关节炎是一种非炎症性的关节疾病,主要由关节退行性病变引起,容易和 RA 混淆。骨关节炎常常累及手关节、膝关节、髋关节或者脊柱关节,活动时加重,休息时减轻。骨关节炎多见于中老年人,而 RA 多发生于年轻女性,并且骨关节炎患者的 RF 为阴性。

2. 银屑病关节炎

银屑病关节炎是一种与银屑病相关的关节炎症性疾病,患者常见关节疼痛、肿胀僵硬,临床表现容易和 RA 混淆,但是银屑病关节炎患者有银屑疹或指甲病变,并且会波及远端的关节,而 RA 不会出现类似症状。

3. 强直性脊柱炎

强直性脊柱炎患者常自觉关节肿胀或者疼痛,容易和 RA 混淆,但强直性脊柱炎以中青年男性高发,骶髂及脊柱关节是主要受累部位,RF 为阴性,有家族遗传史,可以通过发病人群、受累部位、抗体检查、家族遗传史等进行鉴别。

五、治疗

1. 非药物治疗

对患者及其家属进行健康教育、鼓励患者坚持康复锻炼等,有助于缓解症状,提高生活质量,改善预后。

2. 药物治疗

(1) NSAIDs:用于缓解疼痛和减轻炎症。

(2) 改变病情抗风湿药(DMARDs):包括四大类药物,即传统合成 DMARDs、靶向合成 DMARDs、生物原研 DMARDs 及生物类似药 DMARDs。其中,甲氨蝶呤作为锚定药物,首选推荐甲氨蝶呤单药治疗,存在甲氨蝶呤禁忌或不耐受的情况下,可考虑来氟米特或柳氮磺吡啶。传统合成 DMARDs 起效较慢,需要 1~3 个月,因此在中、高疾病活动度 RA 患者中可联合糖皮质激素作为桥接治疗,以快速控制症状。糖皮质激素的起始剂量、给药途径可视患者具体情况而定,但不建议长期使用,应在 3 个月内逐渐减停。传统合成 DMARDs 治疗 3 个月疾病活动度改善 <50% 或 6 个月未达标者,应根据有无合并预后不良因素及时调整治疗方案。对无预后不良因素者可在原有单药治疗的基础上,联合另一种或两种传统合成 DMARDs 治疗继续观察,如甲氨蝶呤联合来氟米特、甲氨蝶呤联合柳氮磺吡啶、甲氨蝶呤联合羟氯喹、甲氨蝶呤联合柳氮磺吡啶及羟氯喹等;而对合并预后不良因素或糖皮质激素减停失败者,应及早联用一种靶向药物(生物原研 DMARDs 或生物类似药 DMARDs 或靶向合成 DMARDs)治疗,各种靶向药物的选择无优先推荐。靶向药物可抑制 RA 的核心致炎因子或关键免疫细胞功能,快速缓解 RA 病情。常用的靶向药物有 TNF-α 抑制剂、IL-6 受体拮抗剂、T 细胞共刺激信号调节剂、抗 CD20 单抗、生物类似药 DMARDs 和 Janus 激酶(JAK)抑制剂。

(3) 手术治疗:如果患者关节活动受限,可以考虑采用外科治疗的方法,如滑膜切除术、关节清理术、截骨术、人工关节置换术等。

 典型病例 1

类风湿关节炎合并肺间质病变

【病史简介】

患者女性,53 岁。

主诉:多关节肿痛 10 余年,口干 6 年,加重伴发热 3 月。

现病史:患者于 10 年前无明显诱因出现双手近端指间关节、掌指关节、双腕关节、双膝关节、双踝关节肿痛,伴晨起僵硬感,活动约 1.5 h 后缓解,就诊于当地医院,诊断为"类风湿关节炎",给予中药及针灸治疗后上述症状明显缓解。后上述症状反复发作多次,自行应用中药治疗。6 年前再次出现上述关节肿痛及晨僵,并出现口干,无眼干及牙齿片状脱落、吞咽干食困难,未系统诊治。后逐渐出现胸闷、气短,以活动后为著,伴咳嗽、咳白色黏痰,并出现眼干、吞咽干食困难,须用水送服,当地医院就诊,查胸部 CT 提示双肺间质性改变,给予抗感染、对症治疗,病情无明显缓解。3 个月前受凉后出现发热,体温最高 38.4 ℃,伴咳嗽、咳痰,并逐渐出现双手近端指间关节、双肘关节、双膝关节、双踝关节肿痛,伴晨僵,现为求进一步诊治,门诊以"类风湿关节炎"收入苏州大学附属第一医院风湿免疫科。病程中无明显脱发,无皮疹、光过敏、口腔溃疡,无双手遇冷变白变紫,无夜间喘憋,无乏力、盗汗,无恶心、呕吐,无腹痛、腹胀、腹泻、黑便,无尿频、尿急、尿痛、肉眼血尿及夜尿增多。饮食、睡眠欠佳,大小便正常,体重无明显增减。

【既往史及个人史】

既往有青霉素过敏史,否认高血压、糖尿病、肾病史,否认肝炎、结核、伤寒等传染病病史,否认家族中类似疾病史,否认遗传性疾病家族史。

【体格检查】

体温37.8 ℃,脉搏84次/分,呼吸18次/分,血压112/75 mmHg。神清语明,颜面部及四肢无水肿。浅表淋巴结未触及肿大。咽部无充血,双侧扁桃体无肿大。舌苔少,舌面光滑。双肺呼吸音清,可闻及Velcro啰音。心率84次/分,律齐,心音正常,各瓣膜听诊区未闻及病理性杂音及额外心音。腹平软,无压痛、反跳痛及肌紧张,肝脾肋下未触及,肝肾区无叩痛,移动性浊音阴性。四肢肌肉无压痛,肌力5级,肌张力正常。双手第1指间关节、第2~5近端指间关节、第1~5掌指关节、双肘关节、双膝关节、双踝关节肿胀,压痛阳性,活动受限。双腕关节无肿胀,压痛阴性,活动无受限。双肩关节无肿胀,压痛阳性,活动略受限。

【辅助检查】

血常规示白细胞计数4.88×10^9/L,血红蛋白98 g/L,血小板计数432×10^9/L;免疫球蛋白G 32.8 g/L,补体C4 0.11 g/L;CRP 16.8 mg/L,ESR 68 mm/h,抗CCP抗体377 U/mL;RF分类示IgG 235 IU/mL、IgM 66 IU/mL;尿常规正常;肝功能、肾功能、电解质均正常;抗核抗体颗粒型1∶1 000,抗核抗体系列示抗SSA抗体阳性、抗SSB抗体阳性,免疫固定电泳正常;本周氏蛋白阴性;PCT正常。骨髓象示骨髓增生活跃,红系比例减低;肺功能测定示肺通气功能正常、弥散量中度减低;腮腺ECT提示腮腺功能重度受损;双手关节正位片示双手掌骨、指骨及双侧腕关节可见骨质密度减低,双手及双腕关节的关节间隙变窄,周围未见肿胀软组织影,提示双手、腕关节改变为类风湿关节炎;胸部CT示双肺纹理增粗、紊乱、模糊,略呈网格样改变,双肺内可见散在斑片状稍高密度影,边缘模糊,提示双肺间质性改变合并感染;腹部彩超未见明显异常。

【初步诊断】

(1) 类风湿关节炎。

(2) 继发干燥综合征。

(3) 双肺间质病变。

(4) 肺部感染。

【诊疗经过】

入院后予甲泼尼龙40 mg qd 静滴抗炎,同时予头孢他啶2 g bid 静滴抗感染,加用环磷酰胺0.2 g q2w 静滴、硫酸羟氯喹0.2 g bid 口服免疫调节治疗,茴三硫片促进腺体分泌治疗及补钙、护胃等对症治疗,患者体温逐渐正常。治疗1周后患者关节肿痛较前明显缓解,无晨僵,关节活动无受限,仍有口干、眼干,活动后胸闷及气短减轻,无发热、咳嗽、咳痰。复查血常规、尿常规、生化全套均大致正常,CRP 3.68 mg/L,降至正常,ESR 33 mm/h,较前下降。病情明显好转后出院。

【讨论】

间质性肺病(interstitial lung disease, ILD)是RA最常见的肺部受累表现,占19%~44%。同样,ILD也是干燥综合征最常见的肺部受累表现,占9%~75%。研究表明,RA伴干燥综合征会导致患者ILD的发生率升高,并出现更加明显的系统受累。本例患者RA病史多年,后逐渐继发干燥综合征和肺间质病变,肺间质病变和肺部感染常常为RA患者的主要死因。RA患者由于存在自身免疫功能紊乱和应用激素及免疫抑制剂,容易合并感染,临床工作中须引起足够重视。此外,有研究报道,干燥综合征合并淋巴瘤的概率为正常人的44倍,该患者病程中出现高球蛋白血症,因此,完善骨髓穿刺、免疫蛋白电泳等相关检查进一步排除淋巴瘤、骨髓瘤等血液系统相关疾病。

目前临床上对肺间质病变的诊断主要通过高分辨CT、肺功能检测、支气管肺泡灌洗和肺活检等,但这些检查复杂,价格昂贵且不易与其他疾病如感染、肿瘤等相鉴别。此外,对肺间质病变疾病活动性的评估目前仍是临床上的一大难题。研究发现血清涎液化糖链抗原-6(KL-6)是肌炎合并肺间质病变的特异性指标,与疾病活动相关,且对疾病的预后有预测价值;有研究显示,血清KL-6浓度是结缔组织病合并ILD特异和敏感的血清学指标,可用来鉴别肺部感染和肺间质病变,高水平的血清KL-6浓度可能提示患者预后不良;另有研究显示,血清KL-6水平可以作为干燥综合征合并ILD的一种有价值的生物标志物,但不同的检测方法对其结果影响较大。此外,在急性呼吸窘迫综合征、过敏性肺炎、特异性间质性肺炎、结节病等疾病中KL-6水平亦可增高,临床仍需仔细鉴别。

【诊疗体会】

该患者在积极改善RA基础病的基础上,适时适量应用激素,并经验性选择合适抗生素规律控制感染,此诊治经过体现了综合把握病情能力及多发合并症诊治能力的重要性。

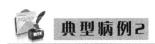

典型病例2

血清阴性类风湿关节炎

【病史简介】

患者女性,60岁。

主诉:多关节疼痛10年,加重伴发热1月。

现病史:患者10年前无明显诱因出现关节疼痛,累及左肘关节、左膝关节,伴关节肿胀、晨僵,活动后可稍缓解,后逐渐累及颈肩部,劳累后加重,休息后稍好转,至当地医院就诊后,查血常规示CRP 78.88 mg/L, ESR 86 mm/h,RF、抗CCP抗体均阴性;予激素抗炎治疗后疼痛等症状稍好转。后自行停止激素治疗,肩关节疼痛加剧,无法上抬,双膝关节疼痛伴肿胀,影响行走。1个月前出现发热,体温最高38.1 ℃,无畏寒、寒战,无咳嗽、咳痰,无腹痛、腹泻,遂至苏州大学附属第一医院风湿免疫科门诊查血常规示血红蛋白78 g/L;生化示总胆红素3.96 μmol/L,总蛋白66.1 g/L,白蛋白25.9 g/L,尿素2.4 mmol/L,肌酐48.8 μmol/L,尿酸145.6 μmol/L;风湿四项示抗CCP抗体>400 U/mL,抗角蛋白抗体阳性,RF-IgM 156.8 IU/mL,RF-IgA 150.0 RU/mL,RF-IgG 6.1 RU/mL;ESR 80 mm/h。现为求进一步治疗,拟"类风湿关节炎"收治入院。

【既往史及个人史】

否认高血压、糖尿病、肾病史,否认肝炎、结核、伤寒等传染病病史,否认家族中类似疾病史,否认遗传性疾病家族史。

【体格检查】

体温37.5 ℃,脉搏80次/分,呼吸15次/分,血压147/98 mmHg。神志清,精神尚可。全身皮肤、黏膜无黄染、苍白、发绀、蜘蛛痣、溃疡。眼睑无水肿,无口腔溃疡,无猖獗性龋齿,无腮腺肿大。颈软,双肺呼吸音粗,未闻及干、湿啰音。心率80次/分,律齐,各瓣膜听诊区未闻及明显病理性杂音。腹平软,无压痛及反跳痛,肝脾肋下未及。双手近端指间关节、腕关节肿胀、压痛,双膝关节疼痛肿胀。

【辅助检查】

(1) 血常规:白细胞计数 2.36×10^9/L,淋巴细胞计数 1.06×10^9/L,中性粒细胞计数 1.00×10^9/L,单核细胞百分比 11.5%,红细胞计数 3.49×10^{12}/L,血红蛋白 79 g/L。

(2) 尿常规检测 + 沉渣定量:红细胞计数 8.00/μL,白细胞计数 15.03/μL。

(3) CRP 31.95 mg/L,ESR 64 mm/h。

(4) 生化全套:胱抑素 C 1.32 mg/L,前白蛋白 134.6 mg/L,超敏 CRP > 15.36 mg/L,肌酸激酶 28.0 U/L,高密度脂蛋白胆固醇 0.91 mmol/L,葡萄糖 3.82 mmol/L,尿酸 136.9 μmol/L,白蛋白 26.9 g/L。

(5) 肿瘤全套(女性):铁蛋白 360.79 ng/mL,肿瘤特异生长因子 76.90 U/mL。

(6) RF 66.3 IU/mL;抗 CCP 抗体 835.496 RU/mL。

(7) 抗核抗体、抗中性粒细胞抗体、结核感染 T 细胞检测、PCT、G 试验、GM 试验、粪便常规未见明显异常。

(8) 胸部 CT:两肺多发结节,考虑纤维增殖灶可能大,建议定期复查;两肺下叶慢性炎症。

(9) 骨密度:双股骨骨含量减少,腰椎骨密度未见明显异常。

(10) 心电图:未见明显异常。

(11) 腹部 B 超:胆囊息肉,其余未见明显异常。

(12) 心脏超声:未见明显异常。

【入院诊断】

(1) 类风湿关节炎。

(2) 胆囊息肉。

【诊疗经过】

入院后予美洛昔康 7.5 mg bid 口服抗炎止痛,地塞米松 2 mg 静滴抗炎,甲氨蝶呤 10 mg qw 联合来氟米特 20 mg qd 治疗原发病,辅以护胃、补钙、改善贫血等对症支持治疗,后患者体温正常,多关节肿痛较前好转,复查血常规示白细胞计数 3.67×10^9/L,血红蛋白 84 g/L,CRP 12.24 mg/L,ESR 31 mm/h。现患者长期门诊随访中,病情平稳。

【讨论】

RA 是一种异质性疾病,一部分患者 RF 和(或)抗 CCP 抗体阳性(简称"血清阳性"),另一部分患者 RF 和抗 CCP 抗体阴性(简称"血清阴性")。RF 与抗 CCP 抗体的联合检测,使 RA 诊断的敏感性和特异性显著提高,但对于血清阴性 RA 患者,目前认识仍然存在不足,诊断相对困难。关于血清阴性 RA 的临床特征,有研究指出,RA 以 30~50 岁为发病高峰,而血清阴性 RA 平均发病年龄稍晚于血清阳性 RA,可能与缺乏自身抗体导致延误诊断有关。血清阴性 RA 患者的关节受累总数低于血清阳性患者,其中以肩关节、肘关节、膝关节及髋关节等大关节受累为主,手、足等小关节受累相对少见,且晨僵时间明显短于血清阳性患者,发生关节畸形的数量也比血清阳性者少。

RA 最常见的早期受累关节是近端指间关节、掌指关节、腕关节和跖趾关节,大关节通常在小关节之后出现症状,而且大多出现 RF 和(或)抗 CCP 抗体阳性。本例患者早期以肘、膝等大中关节肿痛表现为主,RF 及抗 CCP 抗体均阴性,因此在发病的早期未能诊断出 RA。随着病情发展,患者出现双手近端指间关节、掌指关节等小关节对称性肿痛,并伴有晨僵,同时 RF 及抗 CCP 抗体转为阳性,ESR、CRP 等炎症指标明显升高,才考虑诊断为 RA。

因此,对于非老年的患者,在出现大关节症状时,要考虑 RA 的可能,对于一时无法鉴别的,须追踪观察,尽量避免误诊或漏诊。

【诊疗体会】

血清阳性的 RA 诊断难度不大,而对于以单个大关节起病、早期血清阴性的患者则需仔细鉴别,一般有明确滑膜炎、骨侵蚀证据可确诊 RA。

第六节　成人斯蒂尔病

成人斯蒂尔病(adult onset Still's disease, AOSD)是一种病因不明的全身性自身炎症性疾病,临床以发热、皮疹、关节炎或关节痛、咽痛、肝脾及淋巴结肿大、外周血白细胞总数及中性粒细胞比例增高等为主要表现。AOSD 全球发病率为 0.16/10 万 ~ 0.4/10 万,20 ~ 40 岁发病率最高,约占 70%,女性发病率稍高于男性。

一、临床表现

1. 发热

发热是 AOSD 最早出现、最常见的临床表现,通常傍晚或夜间体温开始上升,迅速达到或超过 39 ℃,可伴或不伴寒战,部分患者未经退热处理次日体温可自行降至正常。发热持续时间大于 1 周,热退后患者一般情况良好。

2. 关节炎

关节炎见于 60% 以上的 AOSD 患者,可为多关节炎或单关节炎,与发热有一定相关性,发热时加重,热退后缓解,膝、腕关节为最常受累部位。部分患者可表现为双侧对称性的多关节炎,部分患者会出现关节破坏及双侧腕关节强直。

3. 皮疹

典型的皮疹呈三文鱼样斑疹或斑丘疹,有时皮疹形态多变,可呈荨麻疹样皮疹。主要分布于近端肢体或躯干,亦可见于面部。AOSD 皮疹常为一过性,与发热相伴随,热退后皮疹消失。

4. 咽痛

常在早期有咽痛,有时存在于整个病程中,发热时咽痛出现或加重,热退后缓解。咽拭子培养阴性。

5. 脾及淋巴结肿大

脾肿大和弥漫性对称性的淋巴结肿大。淋巴结活检多为反应性增生或慢性非特异性炎症,亦可为坏死性淋巴结炎。

6. 脏器受累

可出现肝脏肿大或肝酶升高、心包炎、胸膜炎、机化性肺炎等,亦可合并肺动脉高压。

7. 其他并发症

AOSD 患者常常合并出现巨噬细胞活化综合征、血栓性微血管病、弥散性血管内凝血、暴发性肝功能衰竭、急性呼吸窘迫综合征等。

二、辅助检查

1. 常规实验室检查

AOSD 活动期时患者的外周血白细胞计数明显升高,且中性粒细胞占比 >80%。血清铁蛋白水平高于正常参考值 5 倍以上对 AOSD 诊断具有重要的提示作用。血清铁蛋白水平被认为是评估 AOSD 活动及巨噬细胞活化综合征风险的标志。

2. 自身抗体

自身抗体检查包括抗核抗体(ANA)组套、抗中性粒细胞胞质抗体(ANCA)、RF、抗 CCP 抗体等检查,大多数 AOSD 患者 RF 和 ANA 阴性,可用于鉴别自身免疫性疾病。

3. 感染性疾病相关检查

感染性疾病相关检查包括巨细胞病毒、EB 病毒、单纯疱疹病毒、乙型肝炎病毒、丙型肝炎病毒、梅毒螺旋体、HIV、结核分枝杆菌感染 T 细胞斑点试验、痰培养、咽拭子、血培养、PCT、G 试验、GM 试验、寄生虫等检查,以排除感染性疾病所致的发热。

4. 肿瘤相关检查

行骨髓穿刺、肿瘤标志物检测、淋巴结或皮疹活检、PET-CT 等检查与血液系统疾病或其他实体肿瘤相鉴别,协助 AOSD 的诊断。

三、分类诊断标准及临床表型

1. 分类诊断标准

目前临床常用的诊断标准是 Yamaguchi 标准,该标准应用的前提是需要排除感染、肿瘤及其他风湿性疾病。

(1) 主要标准:① 发热≥39 ℃并持续 1 周以上;② 关节痛持续 2 周以上;③ 典型皮疹;④ 白细胞计数≥10×10^9/L 且中性粒细胞比例>80%。

(2) 次要标准:① 咽炎或咽痛;② 淋巴结和(或)脾肿大;③ 肝功能异常;④ RF 和抗核抗体阴性。

(3) 排除标准:① 感染性疾病(尤其是败血症和 EB 病毒感染);② 恶性肿瘤(尤其是淋巴瘤);③ 其他风湿性疾病(尤其是系统性血管炎)。

(4) 诊断:否认排除标准后,符合上述 5 条标准或以上(其中至少 2 条是主要标准)即可诊断为 AOSD。

2. 临床表型

AOSD 根据临床病程可分为单发型、多发型和慢性型。

(1) 单发型:病程超过 2 个月但不到 1 年(平均病程 9 个月)。

(2) 多发型:在应用免疫抑制剂治疗的情况下或停药后达到数月(>2 个月)或数年的缓解时,疾病再次发作。

(3) 慢性型:炎症症状持续时间超过 1 年。

四、鉴别诊断

因 AOSD 患者常以发热待查为主诉,须与感染、肿瘤、系统性疾病及自身炎症性疾病等相鉴别。

(1) 感染性疾病:包括细菌、病毒、寄生虫感染等。

(2) 肿瘤性疾病:在排除实体肿瘤后,主要与血液系统疾病相鉴别,如淋巴瘤、血管免疫母细胞性淋巴结病、Castleman 病及骨髓增殖性疾病。

(3) 系统性疾病:包括自身免疫性疾病,如系统性红斑狼疮、炎症性肌病、血管炎等。

(4) 自身炎症性疾病:如遗传性自身炎症性综合征,包括家族性地中海热、TNF 受体相关周期综合征等。

(5) 其他:如嗜中性细胞皮肤病、ReA、Kikuchi-Fujimoto 病、药物相关的超敏反应等。

五、治疗

轻症者可单独采用 NSAIDs,疗效不佳者可改为激素联合 DMARDs。

1. NSAIDs

NSAIDs 是患者急性发热期的首选用药,发挥抗炎、控制体温、缓解关节疼痛的作用。使用期间定期检查肝肾功能。

2. 糖皮质激素

糖皮质激素是治疗 AOSD 的一线用药,其作用迅速,常在数小时或数天后起效。一般在起始治疗 2~4 周后,当症状和生物标志物恢复正常时,开始逐渐减量。应用激素时须注意高血压、高血糖、高血脂、水钠潴留、感染、胃肠道反应、骨质疏松等不良反应。

3. DMARDs

甲氨蝶呤是 AOSD 患者中使用最多的 DMARDs。甲氨蝶呤每周 1 次,每次 7.5~15 mg,可减少激素依赖型 AOSD 患者的激素用量。该药物常见的不良反应有胃肠道反应、肝功能损害、骨髓抑制、脱发等,亦可根据患者情况个体化选用其他免疫抑制剂如环孢素 A、来氟米特、他克莫司、羟氯喹、硫唑嘌呤等。

4. 生物制剂

临床应用较多的为 IL-6 抑制剂,如托珠单抗(一种人源化抗 IL-6 受体抗体),可用于难治性 AOSD 的治疗,有效控制发热、皮疹、关节疼痛等临床症状。使用托珠单抗时应注意感染、血脂升高、白细胞减少、肝酶升高等不良反应,其他如 TNF 抑制剂、Janus 激酶(JAK)抑制剂可用于慢性关节炎型 AOSD。

5. 静脉注射免疫球蛋白(IVIG)

IVIG 用于复杂和激素依赖、合并重症感染及出现危及生命的并发症的 AOSD 患者,但对 AOSD 的病程和预后无影响,对激素助减作用目前国内外尚无定论。

六、预后

大多数 AOSD 患者预后良好,亦有少部分慢性持续活动的 AOSD 患者,全身症状反复发作,逐渐出现软骨和骨质破坏,进展为 RA。

典型病例 1

成人斯蒂尔病继发性噬血细胞综合征

【病史简介】

患者女性,27 岁。

主诉:皮疹 8 月,加重伴发热、关节痛 3 月。

现病史:患者 8 个月前无明显诱因出现双手表面皮肤发红,无明显瘙痒,未予以重视。3 个月前患者无明显诱因出现颜面部、四肢及胸背部多发红色荨麻疹样皮疹,伴瘙痒,后逐渐出现发热,体温最高超过 39 ℃,发热时皮疹加重伴咽痛、双腕关节肿痛,无光过敏,无口腔溃疡、脱发,双手遇冷变白变紫,无胸闷、气短,无腹痛、腹泻,无尿频、尿急、尿痛。就诊于当地医院,给予抗感染治疗无效。1 周前患者尿色加深,为浓茶色,有黑便,伴乏力、厌食、恶心、呕吐,呕吐胃内容物,伴皮肤黄染、双下肢水肿、尿量较前减少,自行停用所有药物后就诊于苏州大学附属第一医院风湿免疫科门诊,拟诊"发热待查:AOSD?"收住入院。起病来,患者饮食、睡眠欠佳,食纳差,体重减轻 5 kg。

【既往史及个人史】

否认高血压、糖尿病、肾病病史,否认肝炎、结核等传染病史。无外伤史。无输血史。否认药物、食物过敏史。

【体格检查】

体温 38.5 ℃,脉搏 98 次/分,呼吸 20 次/分,血压 120/68 mmHg。皮肤、巩膜黄染。全身皮肤散在皮疹,部分呈荨麻疹样,浅表淋巴结未触及肿大,心、肺查体无异常,肝、脾触诊不满意,移动性浊音阳性。双腕关节无肿胀、无压痛,双下肢轻度凹陷性水肿,病理征阴性。

【辅助检查】

(1) 血常规:白细胞计数 13.54×10^9/L,血红蛋白 113 g/L,血小板计数 212×10^9/L。

(2) 尿细菌培养:阴性。

(3) 24 h 尿蛋白定量:0.27 g/d。

(4) 粪常规:隐血阳性。

(5) 生化:ALT 221 U/L,AST 654 U/L,总蛋白 58.1 g/L,白蛋白 29.8 g/L,碱性磷酸酶 132 U/L,谷酰转肽酶 65 U/L,TBIL 87.6 μmol/L,DBIL 43.2 μmol/L,ESR 115 mm/h。

(6) IgG 16.7 g/L,补体 C3 0.68 g/L,补体 C4 0.15 g/L,CRP 37.6 mg/L,铁蛋白 2 043 ng/mL。

(7) Coomb's 试验、ANA、抗 ds-DNA、抗 ENA、ANCA、自免肝抗体、肿瘤标志物均阴性。

(8) 病原学检查:肺炎支原体抗体阳性(1∶40);EBV-IgM、布氏杆菌凝集试验、HBsAg、抗 HCV 抗体、抗 HIV、TPHA 抗体、甲肝及戊肝抗体、疟原虫抗原、肥达、外斐试验均为阴性;CMV-IgG 阳性;细小病毒 B19-IgM 阳性(1∶100);G 试验阳性;痰涂片未见明显异常。

【初步诊断】

成人斯蒂尔病。

【诊疗经过】

入院后予甲泼尼龙 80 mg qd 静滴抗炎,后逐渐减量,予甘草酸二胺保肝,辅以护胃、抑酸、补钙等治疗。治疗后患者发热较前稍好转,体温最高达 38.1 ℃,伴咳嗽,无咳痰,因不能排除感染,加用头孢哌酮舒巴坦抗感染治疗。1 周后出现三系较前明显下降,纤维蛋白原下降,转氨酶升高,外周血找到破碎红细胞,行骨髓穿刺检查,发现骨髓中存在噬血细胞(图 2-6-1),考虑继发噬血细胞综合征,调整甲泼尼龙剂量为 120 mg qd 输注,联合抗感染,并输注血浆,输注丙种球蛋白 20 g/d(连用 5 天),加用环孢素 A 75 mg bid 口服治疗 2 周,患者体温降至正常,复查肝功能明显好转(ALT 75 U/L,AST 56 U/L),血象恢复正常(白细胞计数 6.8×10^9/L,红细胞计数 3.22×10^{12}/L,血红蛋白 93 g/L,血小板计数 321×10^9/L),后出院。

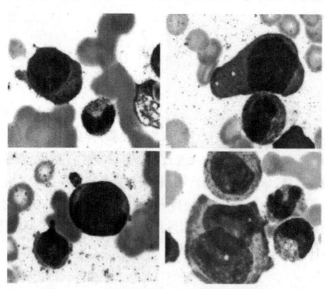

图 2-6-1 骨髓穿刺结果(见网状吞噬细胞吞噬幼红细胞)

【最终诊断】

(1) 成人斯蒂尔病继发性噬血细胞综合征。

(2) 肺部感染。

【讨论】

该患者为青年女性,初次就诊时有发热、皮疹、关节炎、咽痛,外周血白细胞计数升高、肝功能异常、铁蛋白明显升高,基本排除感染、肿瘤及其他自身免疫性疾病,诊断为成人斯蒂尔病。但该病须排除感染、肿瘤,尤其是淋巴瘤等血液系统疾病方可诊断。成人斯蒂尔病与淋巴瘤均属发热待查的重点筛查疾病,两者存在诸多相似点:发病年龄相似,临床表现相似,均可出现肝、脾、淋巴结肿大,自身抗体、病原学指标及肿瘤标志物阴性,尤其是部分患者病因未明前可能使用过糖皮质激素,会掩盖淋巴瘤的证据,从而延误诊断。临床上一定要仔细鉴别,其鉴别点如下。① 临床表现:成人斯蒂尔病患者发热、皮疹、关节炎常相伴出现,随着体温回落皮疹可能消退,发热间歇期患者一般状况很好;但淋巴瘤患者常伴严重消耗症状如消瘦、盗汗、贫血,若出现皮疹,常为持续性皮疹,不易随体温回落而消失。② 辅助检查:淋巴瘤患者外周血以淋巴细胞升高为主,成人斯蒂尔病患者以中性粒细胞升高为主,且由于炎症因子刺激,成人斯蒂尔病患者常出现血小板升高,血清铁蛋白常大于2 000 μg/L;但淋巴瘤患者外周血 β_2 微球蛋白升高;成人斯蒂尔病患者骨髓形态学常为感染骨髓象或类感染骨髓象,淋巴结活检多为反应性增生,但淋巴瘤患者骨髓、淋巴结活检可见到淋巴瘤细胞。

成人斯蒂尔病目前缺乏特异的自身抗体及生物标志物,因此,铁蛋白在诊断成人斯蒂尔病中尤其重要。铁蛋白是一种急性时相产物,成人斯蒂尔病发作时铁蛋白显著升高可能与炎症因子刺激肝脏产生增加有关。感染性疾病、肿瘤及其他自身免性疾疫病也可导致铁蛋白升高,但不同疾病导致铁蛋白升高的程度不一。有研究报道,铁蛋白大于2 000 ng/mL 或正常值5倍有助于诊断成人斯蒂尔病。随着疾病缓解,铁蛋白可降低或恢复正常,因此也常作为疾病缓解复发的监测指标之一。

成人斯蒂尔病多数预后良好,但部分患者可出现严重合并症如急性呼吸窘迫综合征、弥散性血管内凝血、溶血性贫血、噬血细胞综合征、急性肾功能衰竭、坏死性淋巴结病等。该例患者明确诊断为成人斯蒂尔病,初治后病情缓解,但随后疾病复发,给予糖皮质激素治疗效果不佳,并出现三系减低、纤维蛋白原降低、脾大、铁蛋白升高,结合骨髓形态可见噬血现象,考虑继发噬血综合征,予以积极治疗后好转出院。

【诊疗体会】

成人斯蒂尔病诊断不具有特异性,需要与感染、恶性肿瘤作鉴别。本例患者在治疗过程中出现反复发热、肝功能不全、三系下降,铁蛋白增高,首先要考虑治疗后相关的继发感染、药物性肝损伤、药物性骨髓抑制等因素。经骨髓穿刺检查后确认为噬血综合征,该病进展迅速,如不能及时诊断、治疗,存在致死性,故给予患者大剂量激素及早期强效免疫抑制剂联合治疗,最终患者病情好转后出院。

典型病例2

误诊为成人斯蒂尔病的卡氏肺孢子菌肺炎

【病史简介】

患者女性,67岁。

主诉:发热、关节疼痛伴皮疹1月。

现病史:患者1个月前无明显诱因出现发热,体温最高37.7 ℃,无咳嗽咽痛、胸闷气急、尿频尿急、畏寒寒战、腹痛腹泻,未予重视,后发热症状加重,每天下午体温开始升高,热峰38.5 ℃,伴乏力纳差、全身关节疼痛,累及双肩、双腕、双膝关节,无明显关节肿胀,呼吸时胸肋部疼痛,无畏寒寒战、皮疹瘙痒、恶心呕吐,无腹泻、四肢抽搐。自服美林后体温下降,后复升高。3周前至当地医院住院治疗,查血常规示白细胞计数9.1×10^9/L,嗜酸性粒细胞占比8.5%,嗜碱性粒细胞占比1.3%,CRP 53 mg/L;生化示 ALT 556 U/L,

AST 262 U/L,碱性磷酸酶 276 U/L,TBIL 122.4 μmol/L,DBIL 54.7 μmol/L,ESR 37 mm/h;RF 阴性,抗"O" 261 IU/mL。住院期间予抗感染、护肝、护胃、维持水电解质平衡、预防血栓等对症支持治疗。病程中患者体温一度下降,后再次发热,热峰 40 ℃,并出现皮疹,不伴瘙痒,热起疹出,全身多处淋巴结肿大,铁蛋白、CRP 明显升高,不排除成人斯蒂尔病,予甲泼尼龙 80 mg qd(连用 10 天),减量至 40 mg qd(连用 7 天),后逐步减量过渡至口服尤金片 24 mg qd,后再次出现皮疹增多,伴低热,血培养示头状葡萄球菌,尿培养示大肠埃希菌,予哌拉西林他唑巴坦抗感染,完善二代测序,结果暂未回报。现为行进一步治疗,至苏州大学附属第一医院风湿免疫科就诊,门诊拟"发热待查"收住入院。起病来,患者饮食、睡眠差,大小便正常,体重无明显增减。

【既往史及个人史】

既往有高血压病史 20 余年,规律口服代文及络活喜降压治疗,自诉血压控制可。予甲泼尼龙治疗期间出现血糖升高病史,予阿卡波糖、二甲双胍、胰岛素(10 u – 10 u – 8 u)控制血糖。否认肾病病史,否认肝炎、结核等传染病史。无外伤、手术史。无输血史。否认药物、食物过敏史。

【体格检查】

体温 37.8 ℃,脉搏 80 次/分,呼吸 16 次/分,血压 137/87 mmHg,神志清楚,查体合作。颜面部、躯干部皮肤可见弥漫性红色斑丘疹(图 2-6-2)。全身浅表淋巴结未触及肿大。心律齐,心音正常。未见异常血管征,各瓣膜听诊区未闻及杂音及心包摩擦音,双肺呼吸音清,双肺未闻及明显干、湿啰音及胸膜摩擦音。腹部平坦,未见胃肠型及蠕动波,未见腹壁静脉曲张,腹软,无压痛,未触及包块,Murphy 征阴性,肝脾肋下未及。肝区、肾区无叩痛,腹部叩诊呈鼓音,移动性浊音阴性。肠鸣音 5 次/分。双下肢无水肿。

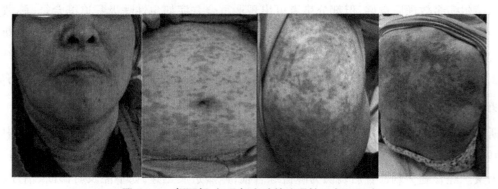

图 2-6-2 颜面部、躯干部皮肤的弥漫性红色斑丘疹

【辅助检查】

(1) 血常规:白细胞计数 6.17×10^9/L,中性粒细胞计数 3.87×10^9/L,血红蛋白 113 g/L,血小板计数 237×10^9/L。

(2) 尿常规:尿糖 4+。

(3) ESR:19 mm/h。

(4) PCT:0.036 ng/mL。

(5) CRP:16.70 mg/L。

(6) 生化全套:ALT 45 U/L,AST 37 U/L,碱性磷酸酶 84 U/L,TBIL 21.3 μmol/L,超敏 CRP>15.36 mg/L,乳酸脱氢酶 337.1 U/L,氯 96.4 mmol/L,钠 135.9 mmol/L,甘油三酯 2.06 mmol/L,总胆固醇 5.47 mmol/L,葡萄糖 13.50 mmol/L,肌酐 36.9 μmol/L,白蛋白 32.2 g/L,总蛋白 61.3 g/L。

(7) 体液免疫:IgM 0.45 g/L,IgA 0.50 g/L。

(8) 肿瘤全套(女性):甲胎蛋白 9.34 μg/L,铁蛋白 659.82 ng/mL,肿瘤特异生长因子 68.90 U/mL,CYFRA211 3.18 ng/mL,SCCA 4.0 ng/mL。

(9) 粪便常规+隐血、RF、G 试验、GM 试验、EBV-DNA 测定、尿培养、ANA、自身免疫性肝病抗体组套、自身免疫性肌炎抗体谱检测、PR3-ANCA 检测、T-SPOT 检测均未见异常。

（10）PET-CT：肝、脾葡萄糖代谢增高；两侧腋窝及腹股沟区慢性炎性淋巴结；两肺少许炎症，右肺中叶纤维灶；两侧上颌窦炎；小肠条带状葡萄糖代谢增高，考虑生理性或炎性摄取；痔疮术后改变。

（11）MRI：右侧肩袖损伤（冈上肌腱断裂可能）；右肩关节退变；右肱骨大结节滑膜囊疝；右肩锁关节炎；右肩峰-三角肌下滑囊、喙突下滑囊、右肩关节囊积液；滑膜炎。

【初步诊断】

发热待查：成人斯蒂尔病？

【诊疗经过】

第一阶段：入院后予甲泼尼龙 80 mg 抗炎，逐渐减量；丙种球蛋白 20 g 封闭抗体；甲氨蝶呤 10 mg 口服抑制免疫；来得时联合二甲双胍、阿卡波糖降血糖，络活喜联合代文降压，辅以补钾、补钙、护胃、护肝等治疗。患者皮疹较前明显好转（图 2-6-3），关节疼痛较前减轻。外院血 mNGS 结果回报：检出巨细胞病毒（相对丰度 46.75%），治疗上加用更昔洛韦抗病毒治疗，2 周后患者体温逐渐正常，ESR、CRP 降至正常，铁蛋白 312.35 ng/mL，予以带药出院。

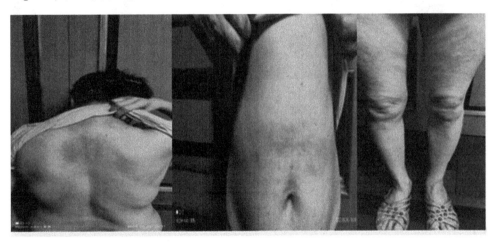

图 2-6-3 四肢、躯干部皮肤的皮疹消退

第二阶段：出院后患者体温基本正常，间断关节不适，1 个月后患者再次出现发热，体温最高 39.1 ℃，伴背痛、四肢肌痛、间断咳嗽、咳黄痰，无腹痛腹泻，无尿频、尿急，再次住院治疗。查体：全身皮肤无红斑，全身浅表淋巴结未触及肿大，心、肺、腹查体未见明显异常。血常规：白细胞计数 7.05×10^9/L，中性粒细胞占比 55.0%，红细胞计数 2.98×10^{12}/L，血红蛋白 98 g/L，血小板计数 145×10^9/L，ESR 120 mm/h；PCT 0.203 ng/mL；生化全套：ALT 57.8 U/L、AST 89.3 U/L，谷氨转肽酶 97 U/L，碱性磷酸酶 185 U/L，TBIL 11.1 μmol/L，胱抑素 C 1.16 mg/L，超敏 CRP＞15.36 mg/L，肌酸激酶 25.2 U/L，乳酸脱氢酶 377.0 U/L，钠 133.6 mmol/L，钾 3.37 mmol/L，甘油三酯 1.75 mmol/L，总胆固醇 5.95 mmol/L，葡萄糖 9.53 mmol/L，白蛋白 30.3 g/L；CRP 98.00 mg/L，Lambda-轻链 765.00 mg/dL，Kappa-轻链 1 640.00 mg/dL，补体 C4 0.46 g/L，补体 C3 1.53 g/L，IgA 0.88 g/L，IgG 18.60 g/L，B 因子 63.30 mg/dL；铁蛋白 1 728.46 ng/mL，肿瘤特异生长因子 78.50 U/mL，CYFRA211 4.67 ng/mL；胸部 CT：双肺炎症（图 2-6-4），主动脉及冠状动脉硬化。住院期间予甲泼尼龙 40 mg 抗炎，头孢尼西抗感染，硫酸羟氯喹免疫抑制，天晴甘平、优思弗护肝降酶，同时予护胃、补钙等治疗，患者仍反复高热且伴咳嗽、咳痰，完善支气管镜下肺泡灌洗，灌洗液 mNGS 示耶氏肺孢子菌（相对丰度 96.33%）。遂治疗上将激素减至美卓乐 4 mg qd，升级抗生素为舒普深 3.0 g bid 静滴，加用复方磺胺甲噁唑片 3 片 tid 口服，余护胃、护肝等治疗同前，2 天后体温降至正常，10 天后复查胸部 CT 示双肺炎症较前明显吸收（图 2-6-5），复查白细胞计数 9.8×10^9/L，中性粒细胞占比 70.10%，红细胞计数 3.94×10^{12}/L，血红蛋白 104 g/L，血小板计数 167×10^9/L，ESR 26 mm/h，CRP 6.2 mg/L，铁蛋白 428.4 ng/mL。目前随访 1 年余，患者已停用糖皮质激素及免疫抑制剂等药物。

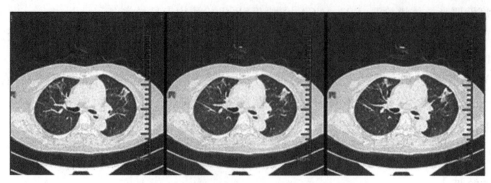

图 2-6-4 胸部 CT 结果（双肺斑片状实变影）

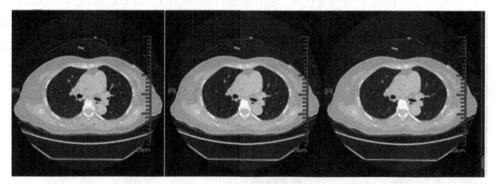

图 2-6-5 胸部 CT 结果（双肺实变影较前吸收好转）

【最终诊断】

（1）卡氏肺孢子菌肺炎（PCP）。

（2）高血压病：2 级，极高危。

（3）2 型糖尿病。

【讨论】

该患者诊治过程颇为曲折，回顾整个病史，在第一阶段，该患者以发热、皮疹、关节痛、肝功能异常为主要临床特点，实验室检查提示白细胞计数高，ANA、RF 均阴性，尽管 mNGS 检出巨细胞病毒但其相对丰度不高，意义不大，结合上述情况基本排除感染、肿瘤、其他自身免疫性疾病，考虑成人斯蒂尔病诊断明确，予大剂量糖皮质激素及免疫抑制剂治疗后患者体温正常、皮疹消退，血液学检查各项指标逐渐恢复正常。在第二阶段，患者再次出现发热，但此次发热与前一次并不完全相同，此次发热的热峰更高，达 39 ℃，并未出现皮疹，出现咳嗽、咳痰等呼吸道症状。基于以上几点，推测此次发热可能并非成人斯蒂尔病原发病复发，故而行支气管肺泡灌洗后送 mNGS 检查，最终明确诊断。纵观诊治全过程，不难发现患者第一阶段的发热、皮疹、肝损伤等临床表现均可能与巨细胞病毒感染有关，这也提示成人斯蒂尔病的诊断并非一蹴而就，而应在初诊时慎重，诊断后及随访过程中密切监测，其鉴别诊断应贯穿在治疗和随访过程中。

肺孢子菌形态特征与原虫相似，最初将其归为锥虫类，由 Delanoe 夫妇于 1912 年在大鼠肺中发现，命名为卡氏肺孢子虫。随后 1952 年从间质性浆细胞肺炎死亡患儿的肺泡渗出液中分离此虫，将该病命名为肺孢子菌肺炎（pneumocystis cariniipneumnia，PCP），又称为卡氏肺囊虫肺炎。随着生物化学、rRNA 及线粒体 DNA 的深入分析发现，其更类似于一种非细胞的真菌，因此国际上将感染人的肺孢子菌重命名为耶氏肺孢子菌。

PCP 为条件性肺部感染性疾病，20 世纪中叶前仅见于早产儿、营养不良婴儿，近年来随着免疫抑制剂的应用，肿瘤化疗的普及，尤其是 HIV 感染的出现，PCP 的发病率明显上升，已成为 HIV 感染患者最常见的机会感染与主要致死病因。健康人多数为隐性感染，无症状，当宿主免疫力低下时，处于潜伏状态的本虫即进行大量繁殖，并在肺组织内扩散，导致间质性浆细胞性肺炎。肺组织的泡沫状渗出物为肺泡内蛋白性渗出伴脱落变性的肺泡细胞、少量巨噬细胞、虫体的滋养体和包囊等。肺部表面活性物质减少,肺弥散功能降低,导致肺泡毛细血管血气交换功能障碍,进而引起缺氧,出现呼吸衰竭而死亡,尤其是 HIV 感染患者肺功能损害更明显,未经治疗可 100% 死于呼吸衰竭。

目前用于 PCP 的药物及药物组合包括复方磺胺甲噁唑,喷他脒,阿托伐醌,伯氨喹和克林霉素,氨苯砜和甲氧苄啶,乙胺嘧啶和磺胺嘧啶,大环内酯和磺胺甲噁唑,卡泊芬净和复方磺胺甲噁唑等。实践建议使用复方磺胺甲噁唑作为一线药物和首选药物。没有一种药物的疗效优于复方磺胺甲噁唑。在严重感染中,静脉注射喷他脒可能仍是复方磺胺甲噁唑后的第二线药物。喷他脒治疗可能因多种毒性作用而复杂化,包括引起胰腺炎、低血糖和高血糖、骨髓抑制、肾功能衰竭和电解质紊乱。

综上所述,免疫抑制是由各种原发性和(或)继发性病因所导致的机体免疫低反应状态,临床以后者更为常见,多表现为以感染为主的临床综合征。耶氏肺孢子菌和巨细胞病毒是免疫抑制状态下最常见的两种机会性感染病原体,由其导致的 PCP 和巨细胞肺炎临床表现极为相似,且存在病原体获取困难、血清学检验阳性率偏低及病原体无法体外培养等特点,如未予及时明确诊治,死亡率均较高,因此,二者的早期诊断极其重要。

【诊疗体会】

(1) AOSD 为排除性诊断,整个排除及鉴别的过程又有很多扑朔迷离的干扰因素,增加诊疗难度。

(2) 重视免疫治疗后伴发的机会性感染。

(3) PCP 临床表现缺乏特异性,疾病进展快,死亡率高,早期诊断尤为关键。

(4) 病原学诊断是诊断 PCP 的"金标准"。

(5) 对高危人群预防性治疗可有效降低 PCP 的发病率。

第七节　原发性干燥综合征

原发性干燥综合征(primary Sjogren's syndrome, pSS)是一种以淋巴细胞增殖和侵犯泪腺、唾液腺等外分泌腺体为特征的慢性自身免疫性疾病,是中老年人最常见的自身免疫性疾病之一。我国 pSS 的患病率为 0.3%~0.7%,女性多见,男女比例为 1:20~1:9,发病年龄在 40~50 岁,亦可见于儿童。

一、临床表现

1. 局部表现

(1) 眼干:干燥性角膜炎患者常感到眼中有异物感,眼睛灼热、疼痛以及对光敏感度增加,严重者可出现角膜穿孔、失明。

(2) 口干:临床上表现为长时间说话、咀嚼和咽干粮困难。pSS 患者的龋齿和早期牙齿脱落的患病率约为普通人群的 2 倍,口腔白色念珠菌感染的发生率为普通人群的 10 倍,同时可出现双侧腮腺肿胀。

2. 系统表现

除口干、眼干等症状外,患者还会出现全身症状,如发热、乏力、淋巴结肿大。

(1) 皮肤:pSS 患者的皮肤会出现雷诺现象、血管炎以及荨麻疹样皮肤损害、红斑结节等。

(2) 关节肌肉:半数以上的 pSS 患者会出现关节痛,慢性病程,常复发,多累及手关节。

(3) 呼吸系统:pSS 患者呼吸系统受累主要表现为气道干燥、肺间质病变,亦可出现毛细支气管炎和支气管扩张,罕见的表现包括假性淋巴瘤、肺动脉高压与胸膜病变。

(4) 消化系统:pSS 患者常有胃食管反流病症状。此外,使用 NSAIDs 和激素的患者易发生胃炎和消化性溃疡。部分患者存在肝功能损害,转氨酶升高,甚至出现黄疸,偶有肝脾肿大。pSS 患者血清碱性磷酸酶水平升高时,应警惕是否合并原发性胆汁性胆管炎,两者常合并出现。

(5) 血液系统:pSS 可引起自身免疫性血细胞减少,其中白细胞减少最常见,其次为免疫性血小板减少症。pSS 患者发生淋巴瘤的风险是健康人群的 18.9 倍。

(6) 神经系统:pSS 患者的周围神经、自主神经和中枢神经系统均可受累,其中以周围神经病变最为常见,10%~20% 的患者可出现周围神经病,多表现为对称性周围感觉神经受累,常发生于存在高球蛋白血症性紫癜的患者,运动神经受累亦可合并出现。pSS 患者中枢神经系统受累可表现为无症状和症状性脑病变,亦可出现视神经脊髓炎谱系疾病或进展性横贯性脊髓炎的脊髓病变。

(7) 肾脏:最常见的是小管间质性肾炎,亦可能发生肾小球肾炎和间质性膀胱炎。肾间质病变者临床可表现为肾小管性酸中毒、肾性尿崩、范可尼综合征等。

(8) 自身免疫性甲状腺疾病:常伴随 pSS 存在,包括 Graves 病和桥本甲状腺炎等,部分患者可出现甲状腺功能亢进症或甲状腺功能减退症表现,血中可检出针对甲状腺抗原的自身抗体,包括甲状腺球蛋白抗体和甲状腺微粒体抗体或促甲状腺受体抗体等。

二、专科检查

1. 口腔科检查

(1) 唾液流率:我国将唾液流率 ≤0.5 mL/min 定为唾液流率低下。检测方法为测前患者静坐 10 min,收集患者 10~15 min 内流出的全部唾液于清洁容器内,测其量。健康人群唾液流率 >15 mL/15 min。

(2) 唇腺活检:黏膜的小涎腺所显示的灶性淋巴细胞数是评估 pSS 的特异性指标。

2. 眼科检查

眼科检查包括泪液流率[Schirmer(滤纸)试验]、泪膜破裂时间及角、结膜染色三部分,目的是明确干眼是否存在及严重程度分级,辅助 pSS 的诊断及帮助确定干眼治疗的方案。① Schirmer(滤纸)试验: ≤5 mm/5 min 为阳性表现;② 角膜染色:双眼的染点各自 >10 个为阳性表现;③ 泪膜破裂时间: ≤10 s 为阳性表现。

三、辅助检查

1. 常规实验室检查

血常规常出现白细胞轻度减少,血小板减少,偶尔可出现溶血性贫血。

2. 血清免疫学检查

抗核抗体(ANA)阳性率为 50%~80%,其中抗 SSA 抗体、抗 SSB 抗体阳性率最高,是诊断 pSS 较特异的抗体。抗着丝点抗体、抗胞衬蛋白抗体等亦常阳性。70%~90% 的患者 RF 阳性。除此之外,IgG 等免疫球蛋白的增高提示疾病活动性增加,可以作为评估治疗效果的一项指标。

3. 其他检查

(1) 超声检查:能够显示唾液腺回声特征,有利于唾液腺分型、分级及评分,指导 pSS 的鉴别诊断。

(2) MRI:pSS 患者的腮腺 MRI 在 T1 加权像及 T2 加权像上出现信号不均匀的概率明显增高,呈斑点状、结节状表现。

四、分类诊断标准及活动指数评估

1. 分类诊断标准

目前常用的分类诊断标准是 2016 年 ACR 和 EULAR 制定的 pSS 分类标准,该分类标准在进一步的队列验证过程中也获得了较为理想的结果,因此,该标准得到了 ACR 和 EULAR 的共同认可,作为今后 pSS 临床研究的国际统一分类标准。

(1) 纳入标准:至少有眼干或口干症状之一的患者,即下列至少一项为阳性。① 每日感到不能忍受的眼干,持续 3 个月以上;② 眼中反复沙砾感;③ 每日须用人工泪液 3 次或 3 次以上;④ 每日感到口干,持续3个月以上;⑤ 吞咽干性食物需要频繁饮水帮助。

（2）排除标准:可能有重叠的临床表现或干扰诊断的试验结果,如出现下述疾病,应予排除。① 头颈部放疗史;② 活动性丙型肝炎病毒感染;③ 获得性免疫缺陷综合征(AIDS);④ 结节病;⑤ 淀粉样变性;⑥ 移植物抗宿主病;⑦ IgG4相关疾病。

满足上述纳入标准和排除标准者,且下述五项评分总和≥4分者诊断为pSS:① 唇腺灶性淋巴细胞浸润,且灶性指数≥1个灶/4 mm^2,计3分;② 血清抗SSA抗体阳性,计1分;③ 至少单眼OSS≥5分或VanBijsterveld评分≥4分,计1分;④ 至少单眼Schirmer试验≤5 mm/5 min,计1分;⑤ 未刺激的全唾液流率≤0.1 mL/min,计1分。

该标准敏感度为96%,特异度为95%,在诊断标准的验证分析及临床试验的入组条件中均适用。

2. 疾病活动指数评估

确诊pSS后应对患者进行全面评估,包括常见干燥、疲劳和疼痛症状的评估,以及各系统器官受累的评估。目前应用较广泛的病情活动指数评估为EULAR制定的干燥综合征疾病活动指数(ESSDAI)评估表(表2-7-1)和EULAR制定的干燥综合征患者自我报告指数(ESSPRI)。ESSPRI由三项患者自我报告的症状组成,分别为干燥症状、疲乏和肢体痛。采用视觉模拟评分法,每项单独评分,依据症状的严重程度,从无症状至最重范围为0~10分。ESSPRI最终得分为三项评分的均值。

表2-7-1 ESSDAI评估表

受累部位	疾病活动水平	定义
全身症状(除疾病以外的原因,如感染引起的发热,减肥所致体重减轻)(权重3)	不活动为0分	无下述任何症状
	轻度活动为1分	轻微发热或间断发热(体温37.5~38.5 ℃)/夜间盗汗/非有意的体重下降5%~10%
	中度活动为2分	高热(体温>38.5 ℃)/夜间盗汗/非有意的体重下降>10%
淋巴结病(排除感染)(权重4)	不活动为0分	无下述任何症状
	轻度活动为1分	全身任意部位淋巴结最大径≥1 cm或腹股沟淋巴结最大径≥2 cm
	中度活动为2分	全身任意部位淋巴结最大径≥2 cm或腹股沟淋巴结最大径≥3 cm/脾肿大(临床可触及或影像学发现)
	高度活动为3分	合并恶性B细胞增殖性疾病
腺体病变(排除结石或感染)(权重2)	不活动为0分	无腺体肿大
	轻度活动为1分	轻度腺体肿大:腮腺肿大最大径≤3 cm/局限性颌下腺或泪腺肿大
	中度活动为2分	重度腺体肿大:腮腺肿大最大径>3 cm/广泛颌下腺或泪腺肿大
关节病变(排除骨关节炎)(权重2)	不活动为0分	目前无活动性关节受累
	轻度活动为1分	手、腕、踝及足关节疼痛伴晨僵(>30 min)
	中度活动为2分	1~5个关节有滑膜炎(28个关节中)
	高度活动为3分	≥6个关节有滑膜炎(28个关节中)
皮肤病变(对稳定长期存在的与损伤有关的表现定级为"不活动")(权重3)	不活动为0分	目前无活动性皮肤病变
	轻度活动为1分	多形红斑
	中度活动为2分	局限性皮肤血管炎,包括荨麻疹性血管炎或局限性足踝部紫癜或亚急性皮肤狼疮
	高度活动为3分	弥漫性皮肤血管炎,包括荨麻疹性血管炎或弥漫性紫癜或血管炎相关溃疡

续表

受累部位	疾病活动水平	定义
肺部病变(对稳定长期存在的与损伤有关的表现,或与本病无关的呼吸系统受累,如吸烟等,定级为"不活动")(权重5)	不活动为0分	目前无活动性肺部病变
	轻度活动为1分	持续咳嗽或支气管病变,但X线胸片无影像异常表现/胸部高分辨率CT诊断的肺间质病变,无呼吸困难,且肺功能正常
	中度活动为2分	中度活动性肺部病变,如胸部高分辨率CT诊断肺间质病变,伴活动后气短(纽约心功能分级Ⅱ级)或肺功能异常(40%≤肺一氧化碳弥散量占预计值百分比<70%或用力肺活量占预计值百分比60%~80%)
	高度活动为3分	重度活动性肺部病变,如胸部高分辨率CT诊断的肺间质病变,伴休息时气短(纽约心功能分级Ⅲ~Ⅳ级)或肺功能异常(肺一氧化碳弥散量占预计值百分比<40%或用力肺活量占预计值百分比<60%)
肾脏病变(对稳定长期存在的与损伤有关的表现,以及与本病无关的肾脏受累,定级为"不活动"。如有肾活检结果,则首先按照肾活检结果定级)(权重5)	不活动为0分	目前无活动性肾脏病变:尿蛋白<0.5 g/d,无血尿,无白细胞尿,无酸中毒或由于损伤所致的持续稳定的蛋白尿
	轻度活动为1分	轻微肾脏活动性病变:肾小管酸中毒不伴肾功能不全(GFR≥60 mL/min)/肾小球病变,尿蛋白0.5~1.0 g/d,无血尿或肾功能不全(GFR≥60 mL/min)
	中度活动为2分	中度肾脏活动性病变:肾小管酸中毒伴肾功能不全(GFR<60 mL/min)/肾小球病变,尿蛋白1~1.5 g/d,无血尿或肾功能不全(GFR≥60 mL/min)/组织学证明外膜性肾小球肾炎或严重的间质淋巴细胞浸润
	高度活动为3分	重度肾脏活动性病变:肾小球病变,尿蛋白>1.5 g/d,或血尿或肾功能不全(GFR<60 mL/min)/组织学证明的增生性肾小球肾炎或冷球蛋白相关肾病
肌肉病变(排除糖皮质激素相关性肌无力)(权重6)	不活动为0分	目前无活动性肌肉病变
	轻度活动为1分	肌电图或肌肉活检证实轻度活动性肌炎,肌力正常,肌酸激酶≤2倍正常参考值
	中度活动为2分	肌电图或肌肉活检证实中度活动性肌炎,伴肌无力(肌力≥4级),或肌酸激酶升高(肌酸激酶2~4倍正常参考值)
	高度活动为3分	肌电图或肌肉活检证实高度活动性肌炎,伴肌无力(肌力≤3级),或肌酸激酶升高(肌酸激酶>4倍正常参考值)
外周神经病变(对稳定长期存在的与损伤有关的表现,或与本病无关的外周神经受累,定级为"不活动")(权重5)	不活动为0分	目前无活动性外周神经病变
	轻度活动为1分	轻度活动性外周神经病变,如神经传导检查证实单纯感觉轴索多神经病变,或三叉神经痛
	中度活动为2分	神经传导检查证实的中度活动性外周神经病变,如轴索感觉-运动神经病变伴运动功能4级以上,单纯感觉神经病变伴冷球蛋白血症性血管炎,神经节病变所致的轻、中度共济失调,炎症性脱髓鞘性多神经病伴轻度运动功能障碍(运动功能4级或轻度共济失调),或颅神经外周病变(三叉神经痛除外)
	高度活动为3分	神经传导检查证实的高度活动性外周神经病变,如轴索感觉-运动神经病变伴运动功能≤3级,血管炎导致的外周神经病变(多发性单神经炎等),神经节病变导致的重度共济失调,炎症性脱髓鞘性多神经病伴重度功能障碍(运动功能≤3级或重度共济失调)
中枢神经病变(对于稳定长期存在的与损伤有关的表现,或与本病无关的中枢神经受累,定级为"不活动")(权重5)	不活动为0分	目前无活动性中枢神经系统病变
	中活动度为2分	中度活动性中枢神经系统病变,如颅神经的中枢病变,视神经炎,或多发性硬化样综合征出现单纯感觉障碍或经证实的认知障碍
	高活动度为3分	高度活动性中枢神经系统病变,如因脑血管炎出现的脑血管意外或短暂缺血发作,癫痫发作,横贯性脊髓炎,淋巴细胞性脑膜炎,多发性硬化样综合征出现运动功能障碍

续表

受累部位	疾病活动水平	定义
血液系统病变(排除由维生素缺乏、铁缺乏或使用药物引起的血细胞减少)(权重2)	不活动为0分	无自身免疫性血细胞减少
	轻度活动为1分	自身免疫性血细胞减少,中性粒细胞减少症(中性粒细胞计数 1 000~1 500/mm^3),贫血(血红蛋白 100~120 g/L),血小板减少症(血小板计数 100 000~150 000/mm^3),或淋巴细胞减少症(淋巴细胞计数 500~1 000/mm^3)
	中度活动为2分	自身免疫性血细胞减少,中性粒细胞减少症(中性粒细胞计数 500~1 000/mm^3),贫血(血红蛋白 80~100 g/L),血小板减少症(血小板计数 50 000~100 000/mm^3),或淋巴细胞减少症(淋巴细胞计数 ≤500/mm^3)
	高度活动为3分	自身免疫性血细胞减少,中性粒细胞减少症(中性粒细胞计数 <500/mm^3),贫血(血红蛋白 <80 g/L),血小板减少症(血小板计数 <50 000/mm^3)
血清学变化(权重1)	不活动为0分	无下述任何血清学变化
	低活动度为1分	血清中出现单克隆成分,低补体血症(补体C3、补体C4或补体CH50低),高球蛋白血症或IgG 16~20 g/L
	中活动度为2分	冷球蛋白血症,高球蛋白血症或IgG >20 g/L,近期出现的低球蛋白血症或IgG减少 <5 g

注:GFR为肾小球滤过率;各项积分=活动水平×权重;最终评分=各项积分和。

五、鉴别诊断

1. 系统性红斑狼疮

系统性红斑狼疮可累及关节、皮肤、神经系统、血液系统、肾脏、胃肠道等多个脏器,容易和pSS相混淆,但系统性红斑狼疮常见面部蝶形红斑,而pSS一般有口干、眼干、皮肤干燥的症状,两者可通过自身抗体、唇腺活检相鉴别。

2. 类风湿关节炎

两者均可表现为手和足多关节、对称性关节肿胀、疼痛,但类风湿关节炎常出现晨僵的症状,而且其关节破坏为侵蚀性,伴有自身抗体抗CCP抗体阳性等,而pSS关节常为非侵蚀性破坏,抗CCP抗体一般为阴性。

六、治疗

1. 局部症状的治疗

(1)口干燥症:pSS患者需要定期进行口腔健康监护,评估唾液腺受损程度,并根据不同的情况制订个体化的治疗计划。轻度受损患者可以选择咀嚼无糖口香糖刺激唾液分泌以及外用氟化物来预防蛀牙;中度受损患者考虑使用毛果芸香碱、茴三硫等药物增加唾液;重度受损患者建议引入人工唾液维持日常生活需要。

(2)眼干燥症:治疗计划根据眼干燥的严重程度而变化,轻微眼干时考虑维持眼睛卫生缓解症状;明显眼干时推荐使用一天两次的人工泪液或者使用润滑油膏。润滑油膏长期使用可能会损害视力,所以通常在睡前使用。对于难治性眼干,考虑使用免疫抑制剂类的滴眼液。

2. 系统症状的治疗

糖皮质激素、免疫抑制剂是pSS患者出现系统症状时的常用药物。常用的免疫抑制剂包括羟氯喹、甲氨蝶呤、来氟米特、吗替麦考酚酯、硫唑嘌呤、环磷酰胺、环孢素、他克莫司等,这些药物通常有一定的毒副作用,须密切监测。

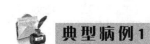

以发热、下颌肿块起病的原发性干燥综合征

【病史简介】

患者女性,48岁。

主诉:口干伴下颌肿块1年余,加重伴发热1月。

现病史:患者1年前起无明显诱因出现口干、脱发,伴有眼干,无关节肿痛,无皮疹、口腔溃疡等,未予重视,后逐渐发现左侧下颌部可扪及一肿块,至苏州大学附属第一医院就诊,查抗核抗体示阴性,查下颌部彩超示左侧颌下腺实质占位。排除手术禁忌证,在全麻下行颌下腺病损切除术(左)+颌下腺切除术(左)+面神经减压术(左)+邻近皮瓣修复术(左)。术后病理报告示左颌下腺慢性炎伴纤维组织、淋巴组织增生。1个月前患者自觉右侧腮腺、颌下腺稍有肿大,伴发热,体温最高38.3℃,无畏寒、寒战,无咳嗽、咳痰,无腹痛、腹泻等症状,至苏州大学附属第一医院查超声示右侧颌下腺低回声。现为进一步治疗收住入院。病程中患者无头晕、头痛,食纳、睡眠可,大小便正常,近期体重无明显下降。

【既往史及个人史】

否认高血压、糖尿病、肾病史,否认肝炎、结核等传染病史。无外伤史,无其他手术史。无输血史。否认药物、食物过敏史。

【体格检查】

体温36.6℃,脉搏90次/分,呼吸20次/分,血压130/80 mmHg。神清,精神可,慢性病容,皮肤、黏膜无黄染,全身浅表淋巴结未触及肿大。舌面干燥,无猖獗性龋齿,右侧颌下可扪及一大小约3 cm×2 cm的包块,无颈静脉怒张,双肺呼吸音粗,可闻及湿啰音。心界无扩大,心率90次/分,律齐,各瓣膜听诊区无杂音。腹平软,无压痛,肝、脾肋下未触及,肝区无叩击痛。双下肢无水肿,双足皮肤干燥,无关节畸形、压痛。

【辅助检查】

(1) 血常规:白细胞计数5.09×10^9/L,淋巴细胞计数1.80×10^9/L,单核细胞计数0.26×10^9/L,中性粒细胞计数2.99×10^9/L,淋巴细胞占比35.3%,单核细胞占比5.1%,中性粒细胞占比58.7%,红细胞计数3.96×10^{12}/L,血红蛋白121 g/L,血小板计数204×10^9/L,CRP 0.14 mg/L。

(2) 尿常规检测+沉渣定量:尿隐血1+。

(3) ESR:8 mm/h。

(4) 体液免疫:补体C3 0.65 g/L,余大致正常。

(5) 细胞免疫组套:$CD3^- CD19^+$ 27.85%,$CD4^+/CD8^+$ 2.71%,$CD3^+ CD8^+$ 14.47%,$CD3^+$ 55.26%。

(6) 生化全套:铁测定7.63 μmol/L,超敏CRP<0.56 mg/L,肌酸激酶50.5 U/L,氯106.9 mmol/L,钠140.2 mmol/L,钾4.26 mmol/L,低密度脂蛋白胆固醇3.05 mmol/L,甘油三酯0.98 mmol/L,总胆固醇5.12 mmol/L,葡萄糖4.15 mmol/L,尿酸189.9 μmol/L,肌酐52.4 μmol/L,尿素4.5 mmol/L,白蛋白46.2 g/L,谷氨酰转肽酶18.8 U/L,丙氨酸氨基转移酶37.0 U/L,总胆红素9.60 μmol/L。

(7) 肿瘤全套、血清IgG4测定、粪便常规、RF测定未见明显异常。

(8) 抗核抗体(ANA)测定:阴性。

(9) 抗ENA抗体测定:抗ds-DNA阴性,抗Nucleo-Somes阴性,抗Histones阴性,抗Sm阴性,抗U1-snRNP阴性,抗Scl-70阴性,抗SSA/RO60kD阴性,抗SSA/RO52kD阴性,抗SSB阴性,抗CENP-B阴性,

抗 JO-1 阴性,抗 PO 阴性。

（10）心脏彩超、腹部超声、心电图、胸部 CT 均未见明显异常。

【初步诊断】

口干待查:原发性干燥综合征?

【诊疗经过】

入院后予茴三硫促进腺体分泌、人工泪液改善眼干等治疗,考虑患者自身抗体均为阴性,进一步完善 Schirmer 试验,结果为 3 mm/5 min,同时完善唇腺活检,结果提示下唇黏膜组织中见 6 个淋巴细胞灶（图 2-7-1）。诊断为原发性干燥综合征,加用泼尼松 15 mg qd 抗炎,艾拉莫德 25 mg bid 调节免疫等治疗。患者体温正常,口干、下颌包块较前明显缩小。

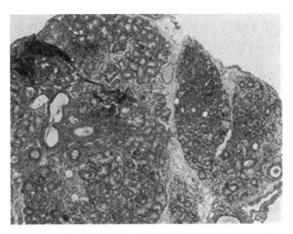

图 2-7-1　唇腺活检病理结果（见灶性淋巴细胞浸润）

【最终诊断】

原发性干燥综合征。

【讨论】

该患者为中年女性,病程 1 年余,临床特点为反复口干、眼干、发热伴下颌部包块,但多次查抗核抗体组套均为阴性,这极易造成临床误诊和漏诊。根据 2016 年 ACR/EULAR 制定的 pSS 分类标准,尽管该患者抗核抗体组套为阴性,但依据唇腺病理及 Schirmer 试验则诊断为 pSS。

ANA 及抗 ENA 抗体在 pSS 的诊断中发挥重要作用,研究显示,pSS 患者的 ANA 阳性率为 50%～80%,这提示对临床症状较为典型的患者来说,尽管其 ANA 阴性,亦不能完全排除 pSS 可能,应进一步完善相关检查,尽早明确诊断。此外,抗干燥综合征抗原 A（Sjogren's syndrome type A,SSA）抗体和抗干燥综合征抗原 B（Sjogren's syndrome type B,SSB）抗体均为 pSS 典型的自身抗体,在 pSS 患者中的阳性率分别为 33%～74% 和 23%～52%,其中抗 SSB 抗体的特异性更高,既往文献报道上述抗体阳性与腺体功能障碍及腺体外表现的发生率升高有关,但关于其参与疾病进程的具体机制仍不明确。

该患者另一临床特点为反复下颌部肿块,须警惕 IgG4 相关疾病（IgG4-RD）,该病是 2010 年才在国际上获得专家共识的一个新的疾病实体,它是一种由免疫介导的慢性、系统性、自身炎症性疾病。该疾病谱包括米库利奇病、自身免疫性胰腺炎、硬化性胆管炎、腹膜后纤维化、间质性肾炎、硬化性纵隔炎、Reidel's 甲状腺炎、眶周炎性假瘤、自身免疫性垂体炎等,临床诊断主要依靠血清 IgG4 检测及病理检查,该患者血清 IgG4 测定未见明显异常,下颌包块并未出现致密或斑驳的淋巴浆细胞浸润、车辐状纤维化、闭塞性静脉炎等典型病理特征,故 IgG4-RD 亦可排除。

【诊疗体会】

本病例的难点主要体现在诊断方面,患者临床症状典型,但缺乏典型的自身抗体,因此容易误导诊断。患者进一步完善了唇腺活检，结合病理检查，使其得到了正确的诊断，提示临床对于血清阴性的患者应进一步完善唇腺病理，避免出现误诊误治。

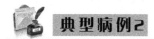

原发性干燥综合征合并噬血细胞综合征

【病史简介】

患者女性，20岁。

主诉：间断发热、多关节肿痛5年余，加重20天。

现病史：患者2017年7月无明显诱因出现发热，最高体温＞39 ℃，伴畏寒，全身散在风团样皮疹，热退疹出，伴瘙痒；有多关节肿痛，累及双腕、双膝、双踝关节，双手晨僵，持续时间超过1 h，全身多处淋巴结肿大。2017年7月14日至上海仁济医院就诊，查PET-CT示全身多发淋巴结肿大伴FDG代谢异常增高，炎症可能性大，无法排除淋巴瘤，建议取浅表淋巴结活检；脾脏增大，FDG代谢增高；骨髓FDG代谢增高，均考虑增生可能；肝脏外形增大，FDG代谢未见明显异常；右肾小囊肿。2017年7月31至复旦大学肿瘤医院门诊行左颈部淋巴结穿刺活检，病理示纤维结缔组织旁见极少量淋巴组织伴出血、挤压，因穿刺组织少，无法再进一步检测。2017年8月23日再次于复旦大学附属肿瘤医院行左颈部淋巴结切除活检术，病理报告未见，自诉良性病变。之后患者反复出现发热，体温最高38.1 ℃，伴双膝、双踝关节疼痛，活动时疼痛明显，偶有四肢散在皮疹，多于进食辛辣食物后出现，可自行缓解，多次查ESR、CRP高于正常范围。2021年3月30日在上海某医院行唇腺活检，病理示唇腺少量腺体无明显萎缩，间质无脂肪组织浸润，淋巴浆细胞浸润灶2处。考虑干燥综合征，予加用纷乐、来氟米特治疗，效果欠佳。近20天出现双踝关节痛，腕关节活动受限，头痛，伴口干、发热，热峰40 ℃，当地诊所予利巴韦林、氢化可的松输液治疗，未见好转。患者为进一步治疗，遂至苏州大学附属第一医院。病程中，患者饮食、睡眠可，二便正常，近期体重无变化，无鼻塞、流涕，无咳嗽、咳痰，无关节痛，无肌痛。

【既往史及个人史】

否认高血压、糖尿病、肾病病史，否认肝炎、结核、伤寒等传染病病史，否认家族中类似疾病史，否认遗传性疾病家族史。

【体格检查】

体温37.6 ℃，脉搏100次/分，呼吸16次/分，血压110/70 mmHg，神清，精神可，查体合作。浅表淋巴结未触及肿大，头颅无畸形，双瞳孔等大等圆，对光反射存在，巩膜无黄染，口唇无发绀，口腔黏膜无溃疡，咽不红，扁桃体不大。胸廓无畸形，两侧呼吸动度对称，两肺呼吸音清，未闻及干、湿啰音，心律齐，未闻及病理性杂音。腹平软，无压痛及反跳痛，无包块触及，肝脾肋下未及，肝区无叩痛，移动性浊音阴性。双肾区无叩击痛。脊柱无畸形。双下肢无水肿，双踝关节、双腕关节肿胀、压痛明显。

【辅助检查】

（1）血常规：白细胞计数3.06×10^9/L，中性粒细胞计数1.10×10^9/L，血红蛋白87 g/L，血小板计数87×10^9/L，CRP 58.18 mg/L。

（2）尿常规检测＋沉渣定量：尿蛋白1＋，白细胞计数14.84/μL，细菌计数50.45/μL，鳞状上皮细胞计数91.88/μL。

（3）RF测定：＜20.0 IU/mL。

（4）免疫全套：IgA 0.75 g/L，B因子56.30 mg/dL，$CD3^-CD16^+CD56^+$ 2.16%，$CD3^-CD19^+$ 0.34%，

$CD4^+/CD8^+$ 0.26%,$CD3^+CD8^+$ 76.25%,$CD3^+CD4^+$ 19.67%,$CD3^+$ 96.75%。

(5) 生化全套:胱抑素 C 1.42 mg/L,前白蛋白 93.9 mg/L,超敏 CRP > 15.36 mg/L,α-羟丁酸脱氢酶 1 670.8 U/L,肌酸激酶 39.9 U/L,乳酸脱氢酶 2 502.6 U/L,钙 2.01 mmol/L,高密度脂蛋白胆固醇 0.54 mmol/L,甘油三酯 3.52 mmol/L,葡萄糖 3.73 mmol/L,白蛋白 31.2 g/L,总蛋白 53.6 g/L,碱性磷酸酶 249.5 U/L,谷氨酰转肽酶 192.3 U/L,天冬氨酸氨基转移酶 447.5 U/L,丙氨酸氨基转移酶 172.7 U/L。

(6) 肿瘤全套(女性):铁蛋白 > 2 000.00 ng/mL,糖类抗原 CA125 44.20 U/mL,糖类抗原 CA153 43.20 U/mL,肿瘤特异生长因子 73.70 U/mL,神经原烯醇化酶 22.10 ng/mL。

(7) 细胞因子检测 12 项:IL-8 30.62 pg/mL,IFN-γ 2 956 pg/mL,IL-6 40.68 pg/mL,IFN-α2 15.45 pg/mL。

(8) 抗环瓜氨酸肽(抗 RA/CP)抗体测定:< 12.5 RU/mL。

(9) 呼吸道感染/肺炎抗体筛查组套、抗核抗体测定、自身免疫性肌炎抗体谱检测、结核感染 T 细胞检测、NK 细胞 KIR 受体及功能检测组套、G 试验、GM 试验、PR3-ANCA 检测、血培养及鉴定未见明显异常。

(10) ESR:158 mm/h。

(11) 腹部超声:脾脏增大。

(12) 心脏超声:未见明显异常。

(13) 骨髓涂片:骨髓增生活跃,全片可见噬血细胞(图 2-7-2)。

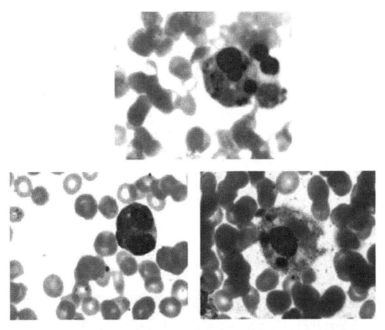

图 2-7-2 骨髓涂片结果(吞噬型网状细胞吞噬幼红细胞、血小板)

【初步诊断】

(1) 原发性干燥综合征。

(2) 噬血细胞综合征。

【诊疗经过】

患者入院后予地塞米松 10 mg bid 静滴抗炎并逐渐减量,纷乐 0.2 g bid、环孢素 75 mg bid 口服免疫抑制,丙种球蛋白 20 g/d(连用 5 天)静滴,辅以护胃、补钙、保肝等对症治疗。1 周后复查生化全套示钾 4.08 mmol/L,肌酐 31.7 μmol/L,碱性磷酸酶 103.9 U/L,谷氨酰转肽酶 157.6 U/L,天冬氨酸氨基转移酶 65.3 U/L,丙氨酸氨基转移酶 34.9 U/L;ESR 68 mm/h;血常规示白细胞计数 5.38×10^9/L,血红蛋白 69 g/L,血小板计数 267×10^9/L,CRP 4.62 mg/L;铁蛋白 2 409.92 ng/mL。目前门诊规律随访,病情稳定。

【最终诊断】

(1) 原发性干燥综合征。

(2) 噬血细胞综合征。

【讨论】

该患者为青年女性,临床特点为反复发热、多关节肿痛,既往外院行唇腺活检明确了原发性干燥综合征诊断,此次入院患者再发高热伴血细胞减少,脾脏增大,高甘油三酯血症,铁蛋白≥500 μg/L,骨髓涂片示噬血细胞,故噬血细胞综合征诊断明确。

噬血细胞综合征是骨髓或单核巨噬细胞系统的良性反应性增生的组织细胞病,发病机制不明,目前的研究表明,受到刺激后的细胞毒性T淋巴细胞和自然杀伤细胞存在缺陷,导致大量巨噬细胞活化的细胞因子被释放。根据临床表型,噬血细胞综合征又分为原发性和继发性,原发性多见于儿童,继发性多见于合并感染、恶性肿瘤尤其是淋巴瘤、结缔组织病的患者。全身起病的幼年型类风湿关节炎、成人斯蒂尔病、系统性红斑狼疮、原发性干燥综合征、混合结缔组织病、结节病、结节性多动脉炎均可继发噬血细胞综合征,以幼年型类风湿关节炎、成人斯蒂尔病、系统性红斑狼疮多见。原发性干燥综合征继发噬血细胞综合征的报道很少。在一项系统综述中,分析了117篇关于自身免疫性疾病合并噬血细胞综合征的文献,共分析了421名患者,其中只有3名与原发性干燥综合征相关。

自身免疫性疾病中继发噬血细胞综合征常可分为两种表型:一种是在免疫抑制治疗过程中出现机会性感染,进而诱发噬血,诊治过程中应特别注意排查EB病毒和其他病原体,如结核分枝杆菌、沙门氏菌病、细小病毒B19等;另一种是在自身免疫性疾病的原发病活动后继发噬血,临床须仔细鉴别,如考虑感染诱发,须在兼顾炎症风暴及原发病的同时,积极抗感染治疗。

目前关于自身免疫性疾病继发噬血细胞综合征的治疗尚无统一的共识,临床上仍然以大剂量糖皮质激素、环孢素A、丙种球蛋白、依托泊苷等药物作为一线治疗药物,对于部分应用传统一线方案治疗后病情仍不能完全控制或对相关治疗不能耐受的患者,可考虑选择应用JAK1/2抑制剂。JAK-STAT是多种细胞和生长因子激活的信号转导途径,酪氨酸激酶及其下游转录因子STAT在此途径中发挥关键作用。芦可替尼通过抑制JAK1/2信号通路、抑制细胞因子分泌而改善炎性状态,无论是在动物模型还是临床研究中都已经显现对噬血细胞综合征良好的治疗作用。与细胞毒性药物依托泊苷相比,芦可替尼在破坏异常激活淋巴细胞及清除EB病毒等方面虽不及依托泊苷,但通过抑制JAK-STAT通路在减轻炎症因子释放、抑制炎性细胞激活方面起效更快、更有优势,且用药后不易引起血细胞减少。

【诊疗体会】

原发性干燥综合征继发噬血细胞综合征较为少见,但起病较急,预后差,在诊治过程中,应注意排除是原发病活动继发噬血还是合并潜在的感染继发噬血。在治疗方面尚无统一标准,总体的原则是在积极治疗原发病的同时兼顾控制炎症风暴。

第八节 强直性脊柱炎

强直性脊柱炎(ankylosing spondylitis,AS)是一种慢性炎症性疾病,主要侵犯骶髂关节、脊柱、脊柱旁软组织及外周关节,亦可伴发关节外表现,严重者可发生脊柱畸形和强直。我国AS患病率约为0.3%,男女发病比例为2∶1~4∶1,女性发病较缓慢且病情较轻。发病年龄为15~40岁,10%~20%的AS患者在16岁前发病,发病高峰年龄在18~35岁。

一、临床表现

1. 腰背痛

腰背痛是普通人群中极为常见的一种症状,但大多数为机械性背痛,而 AS 则为炎性背痛。2009 年国际脊柱关节炎评估学会(Assessment of Spondyloarthritis International Society, ASAS)炎性背痛专家组推荐的诊断标准为:① 发病年龄<40 岁;② 隐匿起病;③ 活动后症状好转;④ 休息时加重;⑤ 夜间痛(起床后好转)。符合上述 5 项中的 4 项,则诊断为 AS 炎性背痛,其敏感度为 79.6%,特异度为 72.4%。

2. 晨僵

AS 患者在早晨起床时会感到腰背部僵硬,活动后可缓解。晨僵是 AS 的典型表现之一。

3. 活动受限

随着病情的发展,AS 患者的脊柱会逐渐变得僵硬,导致脊柱的活动范围受限。这可能影响到患者的弯腰、转身等动作。

4. 外周关节受累

24%~75% 的 AS 患者会出现外周关节受累的症状,多为膝关节、踝关节、肩关节和髋关节。我国 AS 患者除髋关节受累外,其他关节受累很少出现关节破坏。

5. 髋关节受累

有 38%~66% 的 AS 患者会出现髋关节受累,大部分是对称受累,会出现关节破坏、活动受限的情况。

6. 关节外表现

少数重症 AS 患者会出现发热、消瘦等全身症状,也可伴随前葡萄膜炎、银屑病、炎症性肠病、肺上叶纤维化、心血管疾病、神经系统受累等临床症状。

二、专科体格检查

AS 患者可能会出现一些阳性体征,需要进行体格检查,主要包括以下内容。

1. 枕壁试验

健康人在立正姿势双足跟紧贴墙根时,后枕部应贴近墙壁而无间隙。而颈强直和(或)胸椎段畸形后凸者该间隙增大至几厘米以上,致使枕部不能贴壁。

2. 胸廓扩展

在第 4 肋间隙水平测量深吸气和深呼气时胸廓扩展范围,两者之差的正常参考值不小于 2.5 cm,而有肋骨和脊椎广泛受累者则胸廓扩展幅度减小。

3. Schober 试验

于双髂后上棘连线中点上方垂直距离 10 cm 处做出标记,然后嘱患者弯腰(保持双膝直立位)测量脊柱最大前屈度。健康人移动增加距离在 5 cm 以上,脊柱受累者则增加距离小于 4 cm。

4. 骨盆按压

患者侧卧,从另一侧按压骨盆可引起骶髂关节疼痛。

5. Patrick 试验(下肢"4"字试验)

患者仰卧,一侧膝屈曲并将足跟放置至对侧伸直的膝上。检查者用一只手下压屈曲的膝(此时髋关节在屈曲、外展和外旋位),并用另一只手压对侧骨盆,可引出对侧骶髂关节疼痛则为阳性。有膝或髋关节病变者不能完成"4"字试验。

三、辅助检查

1. 实验室检查

(1) 人白细胞抗原 B27(HLA-B27):我国 AS 患者 HLA-B27 阳性率达 90% 左右,但 HLA-B27 并无诊断特异性。而 HLA-B27 阴性者只要临床表现和影像学检查符合 AS 分类标准,也不能排除 AS 可能。

(2) RF：AS 患者的 RF 多为阴性，但 RF 阳性并不排除 AS 的诊断。

(3) ESR 和 CRP：评估炎症反应的常用指标，在 AS 的活动期，它们的水平可能会升高。

2. 影像学检查

(1) 骶髂关节 X 线检查：X 线被认为是具有诊断意义的检查方式。早期 X 线表现轻度异常，可见局限性侵蚀、硬化，但无关节间隙的改变，晚期可见关节间隙狭窄，关节强直。

(2) CT 检查：高分辨率 CT 比 X 线片更清晰显示骶髂关节的结构性改变，如侵蚀、硬化和强直。在临床工作中如 X 线检查结果不明确，尤其怀疑有结构性改变或无法行 MRI 检查时，可行 CT 检查。

(3) MRI 检查：MRI 对了解软组织的病变有优势，骶髂关节 MRI 检查可显示急性炎症性改变和结构损伤改变，从而更早发现脊柱关节炎患者的骶髂关节病变。由于骶髂关节向前倾斜，故应获取骶髂关节的半冠状切面（冠状斜切面）MRI 图像。2009 年 ASAS 制定的中轴型脊柱关节炎分类标准将 MRI 发现的活动性骶髂关节炎作为中轴型脊柱关节炎的主要诊断依据之一，着重强调骨髓水肿与脊柱关节炎高度相关，是诊断活动性骶髂关节炎的标准。

四、分类诊断标准

目前临床上存在多个 AS 的分类诊断标准，应用较多的是 1984 年修订的 AS 纽约标准和 2009 年 ASAS 制定的中轴型脊柱关节炎分类标准。

1. 1984 年修订的 AS 纽约标准

(1) 下腰背痛持续至少 3 个月，疼痛随活动改善，但休息不减轻。

(2) 腰椎在前后和侧屈方向活动受限。

(3) 胸廓扩展范围小于同年龄和性别的正常参考值。

(4) 双侧骶髂关节炎Ⅱ级以上，或单侧骶髂关节炎Ⅲ级以上。

如患者符合第 4 条，并符合第 1~3 条中的任意 1 条，可诊断 AS。

2. 2009 年 ASAS 制定的中轴型脊柱关节炎分类标准

对于起病年龄 <45 岁和腰背痛 >3 个月的患者，符合下述其中 1 项标准可诊断 AS：① 影像学提示骶髂关节炎，加上 ≥1 个脊柱关节炎特征；② HLA-B27 阳性，加上 ≥2 个其他脊柱关节炎特征。

影像学提示骶髂关节炎包括：① MRI 提示骶髂关节活动性（急性）炎症，高度提示与脊柱关节炎相关的骶髂关节炎；② 明确的骶髂关节炎影像学改变（根据1984 年修订的 AS 纽约标准）。

脊柱关节炎特征包括：① 炎性背痛；② 关节炎；③ 附着点炎（跟腱）；④ 眼葡萄膜炎；⑤ 指/趾炎；⑥ 银屑病；⑦ 克罗恩病/溃疡性结肠炎；⑧ 对 NSAIDs 反应良好；⑨ 脊柱关节炎家族史；⑩ HLA-B27 阳性；⑪ CRP 升高。

五、鉴别诊断

1. 弥漫性特发性骨肥厚

弥漫性特发性骨肥厚多见于中老年男性，主要表现为脊椎痛、僵硬感及逐渐加重的脊柱运动受限，可伴有脊柱外受累，如远端指骨肥大、指骨和掌骨密度增高、外周附着点明显钙化等。其临床表现及脊柱、附着点处的 X 线所见与 AS 类似。但该病晨僵感不明显，炎性指标（如 ESR、CRP）通常正常，HLA-B27 多为阴性，X 线片可见韧带钙化常累及颈椎和低位胸椎，而骶髂关节和关节突关节通常无侵蚀和关节间隙变窄。

2. 骨关节炎

骨关节炎可累及脊柱和外周关节，受累关节以疼痛为主要症状，容易和 AS 混淆。但骨关节炎患者活动时受累关节可出现骨摩擦音，一般不会出现关节强直和肌肉萎缩的情况。

3. 结核性脊椎炎

结核性脊椎炎可累及脊柱关节，出现腰背部疼痛症状，容易和 AS 混淆。但结核性脊柱炎是一个全身性的感染疾病,通常有低热、乏力、盗汗等全身症状,同时结核性脊柱炎患者结核分枝杆菌检测通常阳性,而 AS 患者结核分枝杆菌检测阴性。

4. 椎间盘突出

椎间盘突出是引起腰背痛的常见原因之一,常为急性发病,多只限于腰部疼痛,活动后加重,休息后缓解,站立时常有侧曲。所有实验室检查均正常。其与 AS 的主要区别可通过 CT、MRI 或椎管造影检查明确。腰部 X 线片示椎间隙狭窄或前窄后宽或前后等宽;椎体缘后上或下角屑样增生或有游离小骨块;骶髂关节间隙清,关节边缘可有骨赘形成。

六、治疗

1. 一般治疗

(1) 对患者和患者家属进行健康教育科普,有利于患者充分了解疾病,提高依从性,自主进行恢复治疗。

(2) 嘱患者进行恰当的体育锻炼,增加肺活量,锻炼肌肉,保持关节活动度,延缓残疾进程。

(3) 推荐患者保持正确的姿势,预防脊柱或关节畸形,一般建议患者站立时坚持挺胸收腹、目视前方,晚上多睡硬板床。

(4) 建议摄入富含维生素 D 和钙的食物,如瘦肉、鸡蛋、大豆等,避免吸烟和酗酒,增强机体抵抗力。

(5) 对严重影响患者的关节疼痛进行一定的物理治疗。

2. 药物治疗

(1) NSAIDs:对腰背部以及关节的疼痛和僵直有迅速的治疗效果,无论在 AS 早期还是晚期都被认为是首选治疗药物。但是该类药物会产生一定不良反应,主要是会引起胃肠不良反应,少数可引起溃疡;其他较少见的有引起心血管疾病如高血压等,可伴头痛、头晕、肝、肾损伤,血细胞减少、水肿及过敏反应等。

(2) 传统合成 DMARDs:如甲氨蝶呤,沙利度胺,柳氮磺吡啶等。目前未证实传统合成 DMARDs 对 AS 的中轴病变有效。如果患者无法获得更有效的治疗,可以尝试使用传统合成 DMARDs。

(3) 生物 DMARDs:对使用 NSAIDs 治疗后病情仍持续活动的 AS 患者应考虑使用生物 DMARDs,包括 TNF-α 抑制剂和 IL-17 抑制剂。推荐使用生物 DMARDs 的时机:使用至少 2 种 NSAIDs 治疗超过 4 周,症状仍未缓解和(或)出现不良反应。

(4) 糖皮质激素:一般不主张口服或静脉全身应用激素治疗 AS,因其不良反应大,且不能阻止 AS 的病程。葡萄膜炎可通过散瞳和激素点眼获得较好控制。对难治性虹膜炎可能需要全身使用激素或免疫抑制剂治疗。

3. 手术治疗

如果患者出现明显的脊柱畸形和关节活动受限,影响日常生活质量,可以考虑进行外科手术治疗,常见手术方式包括脊柱截骨术、髋关节置换术、膝关节置换术。

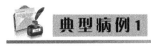

典型病例1

强直性脊柱炎合并成人斯蒂尔病

【病史简介】

患者男性,41 岁。

主诉:反复腰背痛 2 年余,加重伴发热 3 月。

现病史:患者 2 年多前出现腰背痛,夜间尤甚,伴翻身困难,晨起背部僵硬,未予以重视。3 个月前无明显诱因腰背痛加重,同时出现发热,体温最高可达39 ℃,伴剧烈头痛,无畏寒、寒战,伴有恶心,无明显呕吐,无咳嗽、咳痰,无夜间盗汗,无胸闷、气急,无胸痛、咯血,无腹痛、腹泻,无腰酸、腰痛,无关节肌肉酸痛,无皮疹。后至苏州大学附属第一医院急诊就诊,完善血常规示白细胞计数 12.51×10^9/L,CRP 69.05 mg/L,HLA-B27 阳性;胸部 CT 示左肺上叶少量慢性炎症或纤维灶。急诊予抗感染、退热等治疗无明显好转,现为进一步治疗收治风湿免疫科。病程中患者神清,精神尚可,饮食及二便正常,近期体重无明显变化。

【既往史及个人史】

患者既往有高血压病史,予苯磺酸氨氯地平降压治疗;否认糖尿病、肾病病史,否认肝炎、结核、伤寒等传染病病史,否认家族中类似疾病史,否认遗传性疾病家族史。

【体格检查】

体温38.6 ℃,脉搏94 次/分,呼吸20 次/分,血压148/72 mmHg,神志清,精神可,全身浅表淋巴结无肿大,巩膜、皮肤无明显黄染。口唇无发绀,颈软,气管居中,颈静脉无怒张。心律齐,各瓣膜区未闻及病理性杂音。两肺呼吸音稍粗,未闻及干、湿啰音。腹软,无压痛,无反跳痛,肝区无叩击痛,脾肋缘下未触及,双肾区及肝区无叩击痛,肠鸣音可及,移动性浊音阴性,双下肢无水肿。骨盆按压痛明显,左侧"4"字试验阳性。

【辅助检查】

(1) 血常规:白细胞计数 12.82×10^9/L,淋巴细胞计数 2.09×10^9/L,单核细胞计数 1.42×10^9/L,中性粒细胞计数 9.28×10^9/L,单核细胞占比 11.1%,红细胞计数 5.22×10^{12}/L,血红蛋白 152 g/L,血小板计数 259×10^9/L,CRP 61.23 mg/L。

(2) 血凝五项:凝血酶原时间 12.20 s,活化部分凝血活酶时间 28.10 s,纤维蛋白原 6.08 g/L。

(3) PCT:0.111 ng/mL。

(4) 生化全套:超敏 CRP > 15.36 mg/L,肌酐 98.6 μmol/L,球蛋白 36.6 g/L,白蛋白 35.4 g/L,碱性磷酸酶 77.2 U/L,谷氨酰转肽酶 114.4 U/L,天冬氨酸氨基转移酶 33.5 U/L,丙氨酸氨基转移酶 59.0 U/L,总胆红素 8.80 μmol/L。

(5) 肿瘤全套(男性):铁蛋白 457.30 ng/mL。

(6) 输血常规、尿常规、粪便常规均未见明显异常。

(7) 抗核抗体组套、抗中性粒细胞胞浆抗体组套:阴性。

(8) CMV-DNA、EBV-DNA 定量检测组套:阴性。

(9) 结核菌涂片:结核分枝杆菌未找到。

(10) 腹部超声、心脏超声、颈脑血管超声:未见明显异常。

(11) 骶髂关节 CT:双侧骶髂关节炎(图2-8-1)。

(12) MRI:颈胸椎退行性改变;T7~T8、L5~S1 椎间盘突出;腰背部筋膜炎。

(13) 颅脑 MRI + MRA 未见明显异常。右侧横窦局部充盈缺损,考虑伪影,必要时复查。

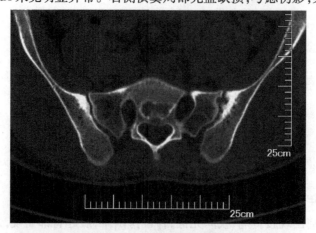

图 2-8-1　骶髂关节 CT 结果(双侧骶髂关节糜烂、硬化)

【初步诊断】

（1）强直性脊柱炎。

（2）发热待查。

【诊疗经过】

入院后予塞来昔布抗炎止痛，万古霉素及头孢曲松经验性抗感染，甘露醇降颅压，改善水电解质平衡、降血压、补液等治疗。考虑患者反复发热、头痛，不排除脑膜炎，完善腰椎穿刺，送检脑脊液生化示氯 117.3 mmol/L，蛋白 0.580 g/L；脑脊液未见隐球菌；其他细菌培养示无菌生长；脑脊液免疫固定电泳示白蛋白（脑脊液）589.0 mg/L，白蛋白（血清）28.7 g/L，IgG（脑脊液）71.6 mg/L。完善血培养及鉴定（厌氧菌、需氧菌）和外周血病原体 mNGS 检查均未见明显异常。患者发热病因未明，予积极抗感染治疗后仍反复发热，目前检查结果无感染性疾病的依据，经全院大会诊后，考虑强直性脊柱炎合并成人斯蒂尔病，遂停用抗生素，加用甲泼尼龙 80 mg 静滴抗炎（逐渐减量），塞来昔布 0.2 g bid 口服，甲氨蝶呤 10 mg qw 口服，辅以护胃、补钙治疗后，患者体温逐渐正常，ESR、CRP 下降，目前门诊随诊。

【最终诊断】

（1）强直性脊柱炎。

（2）成人斯蒂尔病。

（3）高血压。

（4）脂肪肝。

【讨论】

脊柱关节炎是一组有着共同临床特征的疾病，包括 AS、ReA、银屑病关节炎、炎性肠病性关节炎、幼年脊柱关节病及未分化型脊柱关节病。2009 年 ASAS 发布了关于脊柱关节病的新分类标准，核心指标为影像学提示骶髂关节炎、HLA-B27 阳性以及 11 条临床特征。若影像学提示骶髂关节炎阳性加至少一项脊柱关节炎临床表现，或 HLA-B27 阳性加至少两项脊柱关节炎临床表现则可诊断为脊柱关节炎。

该患者为中青年男性，HLA-B27 阳性，有炎性腰背痛病史，影像学提示双侧骶髂关节破坏，炎性指标升高，无银屑病、炎性肠病病史及家族史，无 ReA 等病史，无论是 1984 年的纽约修订标准还是 2009 年 ASAS 的新分类标准，都支持 AS 诊断。该患者的特殊之处在于，此次发热病史是 AS 引起的还是合并有其他疾病，即能否用"一元论"来解释该病的全貌。有研究显示，AS 引起的发热可以表现为弛张热、间歇热及不规则热，但一般对 NSAIDs 药物敏感。该患者入院后一直予塞来昔布抗炎治疗，体温并未明显下降，故提示合并有其他疾病可能；此外，经积极病原体筛查并未发现感染依据，且目前尚无诊断肿瘤的证据，故诊断为成人斯蒂尔病。

检索国内外相关文献，目前尚无 AS 合并成人斯蒂尔病的相关报道，对此类患者的特点缺乏认识。临床对 AS 合并发热的患者应予以高度重视，严格遵循发热待查的诊治流程进行逐一排查，以免漏诊和误诊。在排除感染、肿瘤等疾病后如仍然无法解释发热的病因则可大胆诊断为成人斯蒂尔病。

【诊疗体会】

AS 合并发热特别是高热的患者较为少见，临床遇到类似临床特点的患者，一定要遵循发热待查的诊治流程，逐一排查，仔细鉴别，多学科协作诊疗，同时亦须在随访过程中密切监测。

典型病例2

误诊为强直性脊柱炎的胸椎恶性B细胞性淋巴瘤

【病史简介】

患者女性,65岁。

主诉:腰背痛5月余,加重伴发热、双下肢麻木、乏力1周。

现病史:患者5月余前无明显诱因出现腰痛,活动、休息均有疼痛,伴夜间翻身困难,晨起背部僵硬,口服消炎止痛药可稍缓解。3个月前腰痛加重,遂至苏州某医院就诊,查MRI提示T11病理性骨折(图2-8-2),腰椎退行性病变,L4~L5椎间盘膨出。后在全麻下行T11椎体成形术,术后病理未见明显异常。出院后患者仍有间断腰痛,为明确诊断,于苏州大学附属第一医院门诊行骨髓穿刺,检查结果示骨髓增生活跃,原始粒细胞占0.5%,粒系比例明显增高,红系比例正常;白血病免疫分型示中幼粒细胞偶见,中性粒细胞占80%,分析1.34%的细胞为正常多克隆性浆细胞;骨髓活检病理示增生性骨髓,三系比例大致正常,未见瘤细胞浸润;荧光原位杂交示13q14/Rb1/P53缺失阴性,1q21扩增阴性,IgH重排阴性;染色体核型分析未见异常;骨髓瘤检查未见异常。后至外院完善HLA-B27检测示阳性,结核抗体、肝炎全套、肿瘤全套、胸部CT均未见明显异常,骶髂关节MRI未见明显异常(图2-8-3)。因患者HLA-B27阳性,诊断考虑"强直性脊柱炎",遂予阿达木单抗40 mg皮下注射1次,西乐葆1片bid口服治疗,患者腰痛症状未见明显好转,1周前出现发热,体温最高38.0 ℃,伴双下肢进行性乏力、麻木,伴小便淋漓不尽,现收住苏州大学附属第一医院风湿免疫科进一步诊治。病程中,患者无咳嗽、咳痰,无腹痛、腹泻,饮食、睡眠差,体重无明显增减。

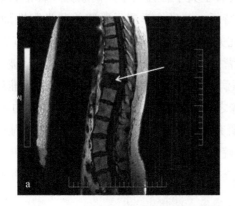
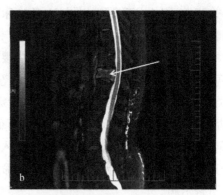

图2-8-2 胸腰椎MRI检查结果

[T1加权像T11呈低信号(a)、T2加权像压脂像T11呈高信号(b)]

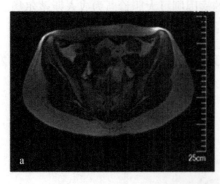
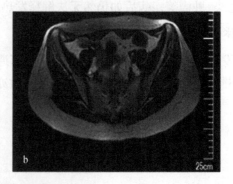

图2-8-3 骶髂关节MRI检查结果

[T1加权像(a)、T2加权像(b)骶髂关节未见明显异常信号]

【既往史及个人史】

既往有虹膜炎病史30年,否认高血压、糖尿病病史及其他疾病家族史。

【体格检查】

体温36.5 ℃,脉搏78次/分,呼吸18次/分,血压155/83 mmHg,神志清楚,查体合作。全身浅表淋巴结未扪及明显肿大。双肺叩诊呈清音,双肺呼吸音清,双肺未闻及明显干、湿啰音及胸膜摩擦音。心前区无隆起,未见异常搏动,未触及震颤,无心包摩擦感,心界不大,心律齐,心音正常,各瓣膜听诊区未闻及杂音及心包摩擦音。腹部平坦,未见胃肠型及蠕动波,肝脾未扪及肿大。脊柱活动度受限,脊柱无畸形,四肢无畸形,关节无红肿及压痛,主动活动轻度受限,脐水平以下感觉减退,双下肢肌力3⁺级,双下肢无水肿。双侧膝腱反射对称引出,双侧巴宾斯基征阴性,脑膜刺激征阴性。

【辅助检查】

(1) 血常规、尿常规、粪便常规均未见明显异常。

(2) ESR:49 mm/h。

(3) CRP:25.3 mg/L。

(4) 体液免疫:IgM 0.04 g/L,IgA 5.32 g/L,Lambda-轻链758 mg/dL。

(5) 结核感染T细胞检测:抗原A>100,抗原B>100,结果阳性。

(6) 肝胆胰脾B超未见明显异常。

(7) 腰椎MRI:T11椎体成形术后;T10~T12椎体及部分附件异常信号,考虑转移瘤可能,伴后方脊髓压迫;腰椎退变,L4~L5腰椎间盘突出(图2-8-4)。

(8) 胸部CT:慢性支气管炎改变,伴两肺局限性纤维化。

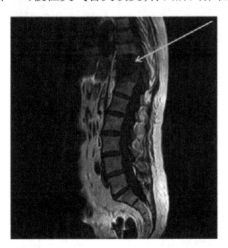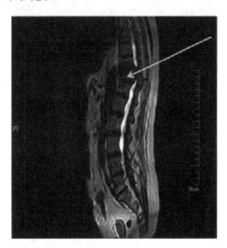

图2-8-4 腰椎MRI检查结果

(T10~T12椎体内见T1加权像、T2加权像均呈低信号)

【初步诊断】

腰痛待查:强直性脊柱炎?脊柱结核?

【诊疗经过】

患者入院后双下肢麻木加重,肌力进行性减退,丧失活动能力,大小便失禁。该患者病情进展快,伴有发热、T-SPOT阳性,夜间盗汗严重,考虑存在脊柱结核感染可能,同时不排除脊柱肿瘤或转移瘤,遂转入骨科进一步治疗。排除手术禁忌,于2016年12月6日在全麻下行"胸椎后路内固定术(T11后路病灶清除减压融合内固定术)",术中切除肿物送病理检查、结核菌培养及抗酸染色。术后病理结果示淋巴组织弥漫增生,结核菌培养及抗酸染色均阴性(图2-8-5);免疫组化示瘤细胞LCA阳性,CD20阳性,CD79a阳性,MUM1散在阳性,Bcl-6阳性,Kappa散在阳性,Lambda散在阳性,VS38C阳性,C-myc 20%,Bcl-2 15%,

Ki-67 80%，CD3 阴性，CD2 阴性，CD43 阴性，CD138 阴性，CK 阴性，CD1a 阴性，CD68 阴性，S-100 阴性，CD10 阴性（图2-8-6）。结合免疫组化结果，诊断为弥漫大 B 活化型淋巴瘤（diffuse large B-cell lymphoma，DLBL）。遂转入血液科予"R-CHOP"方案化疗，具体为利妥昔单抗 600 mg 第 1 天，CTX 1.3 g 第 2 天，立辛 40 mg 第 2 天，地塞米松 15 mg 第 2～6 天，同时予水化、碱化、止吐、护胃等治疗，目前该患者在血液科随访。

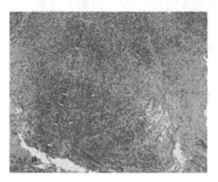
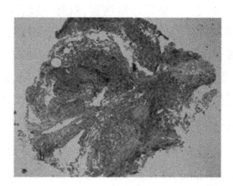

图 2-8-5　病理结果
[淋巴组织弥漫增生(a)；抗酸染色示阴性(b)]

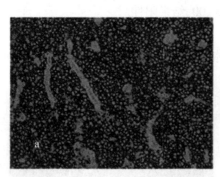
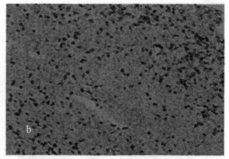

图 2-8-6　免疫组化结果
[CD20 阳性(a)；CD3 阴性(b)]

【最终诊断】

胸椎恶性 B 细胞性淋巴瘤。

【讨论】

该患者影像学提示无骶髂关节炎改变，但 HLA-B27 阳性，同时有虹膜炎（前葡萄膜炎）病史、CRP 增高，故外院门诊将其诊断为 AS，但该诊断忽略了 ASAS 制定的中轴型脊柱关节炎分类标准的前提，即患者发病年龄应小于 45 周岁。因此，对于大于 45 周岁特别是老年患者，出现腰背痛时，即便符合该分类标准，诊断 AS 仍应慎重。

非霍奇金淋巴瘤原发于骨组织者少见，其发生率占骨原发性骨肿瘤的 1.0%～5.4%，而恶性淋巴瘤原发于胸椎者则更为少见，诊断须依靠病理活检及免疫组化分析。在病理确诊前，骨单发的 DLBL 临床表现缺乏特征性改变，往往仅有局部的疼痛、乏力、夜间盗汗、体重减轻等症状，骨恶性淋巴瘤的 MRI 信号改变缺乏特征性，常被误诊为脊柱关节炎、脊柱转移瘤、脊柱结核。本例患者即在出现了范围局限的胸背部疼痛时被误诊为 AS，后出现了脊髓受压的症状，经过病理活检、免疫组化等相关检查，才最终确诊为胸椎 DLBL。

本例患者 T-SPOT 强阳性更增加了诊断难度，T-SPOT 阳性结果仅提示患者体内存在针对结核分枝杆菌特异的效应 T 淋巴细胞，患者存在结核感染，但是否为活动性结核，需要结合临床症状及其他检测指标综合判断，T-SPOT 结果不能作为单独的或是决定性的诊断结核病的依据。

在治疗方面,对于肿瘤 B 细胞抗原 CD20 阳性者,利妥昔单抗可与化疗药物联合使用,尤其是对 DLBL,文献报道 R-CHOP(R 即为利妥昔单抗)已成为其标准的治疗方案,不仅能提高疾病的缓解率,还能延长患者的生存期。

【诊疗体会】

与其他学科不同,风湿免疫病大多要求临床医生在排除其他疾病后结合分类标准诊断,较有代表性的疾病如成人斯蒂尔病,需要在排除感染性疾病和肿瘤性疾病后才能考虑诊断该病。另外,腰背痛特别是炎性腰背痛亦为风湿免疫病较为常见的症状,尤其是 HLA-B27 阳性的患者,往往容易诊断为脊柱关节炎或强直性脊柱炎,但对于发病年龄 >45 岁的患者,即便符合中轴型脊柱关节炎的诊断标准,仍应警惕肿瘤的发生。

对于本病例的诊治有如下体会。

(1)对于老年腰背部疼痛女性,尽管 HLA-B27 阳性,但诊断脊柱关节炎或强直性脊柱炎仍应谨慎,注意排除是否合并其他疾病,特别是脊柱的恶性肿瘤,早期局部症状重而全身症状轻,实验室检查和影像学检查无特异性,极易造成漏诊、误诊,临床医生应提高警惕。

(2)对于有脊髓压迫、出现膀胱功能损伤甚至截瘫的患者,应尽早对病变部位进行手术减压、固定来进行早期治疗,同时对病变组织行病理检查,早期明确诊断,以免延误病情。

(3)T-SPOT 结果不能作为单独的或是决定性的诊断活动性肺结核和(或)肺外结核的依据。

第九节 大动脉炎

大动脉炎(Takayasu arteritis, TAK)是大血管炎(large-vessel vasculitis, LVV)的主要类型之一,是以肉芽肿性炎症为主要类型,影响大血管及其主要分支的慢性特发性血管炎。来自血管损伤的并发症会导致卒中、心肌梗死、肠系膜缺血和肢体跛行风险增高。TAK 的全球患病率为 3.2/100 万 ~ 40/100 万,年发病率为 0.4/100 万 ~ 2.6/100 万,发病年龄为 20 ~ 30 岁,男女发病比例约为 1∶3。

一、临床表现

TAK 可引起疲劳、发热、食欲不振、恶心等全身症状,累及不同部位可表现出相应的局部症状。

1. 全身症状

(1)常规全身症状:乏力、低热、夜汗、体重下降超过 2 kg。

(2)活动性疾病的其他症状:肌痛、关节痛、关节炎、腹痛。

(3)血管受累:脉搏减弱或消失、血管杂音、血管压痛。

2. 局部症状

(1)颈动脉受累:头晕,黑蒙,视力丧失,短暂性脑缺血发作,卒中。

(2)锁骨下动脉受累:手臂疼痛,两臂血压差 >10 mmHg。近端锁骨下梗阻引起椎动脉狭窄或者闭塞可导致眩晕,或者当弓状分支多支堵塞时发生脑缺血症状。

(3)升主动脉和主动脉弓受累:主动脉瓣扩张、动脉瘤引起的主动脉瓣反流,很少发生主动脉瓣狭窄。

(4)降主动脉受累:全身性高血压,呼吸困难,主动脉狭窄引起的心力衰竭,动脉瘤。

(5)腹主动脉受累:全身性高血压,下肢跛行,动脉瘤。

(6)肾动脉受累:全身性高血压,肾功能衰竭。

(7)肠系膜动脉受累:餐后腹痛,体重减轻,静坐恐惧症,胃肠道出血。

（8）髂和股动脉受累：下肢跛行或疲劳。

（9）冠状动脉受累：心绞痛，心力衰竭，心肌梗死。

二、查体和辅助检查

1. 查体

（1）一般检查：血压是否升高，双上肢收缩压相差是否 >10 mmHg。

（2）全身血管体格检查：肱动脉、股动脉是否有血管搏动减弱或消失，颈部、锁骨上下区、上腹部、肾区是否有血管杂音。

2. 实验室检查

（1）血常规：可出现血红蛋白下降，少数患者在疾病活动期白细胞增高或血小板增高。

（2）ESR：疾病活动时 ESR 可增快，病情稳定后 ESR 恢复正常。

（3）CRP：疾病活动时可升高，病情稳定后恢复正常。

（4）抗血管内皮细胞抗体及抗主动脉抗体：可出现阳性。

3. 影像学检查

（1）超声检查：可探查主动脉及其主要分支（颈动脉、锁骨下动脉、肾动脉等）狭窄或闭塞程度，还可测定肢体的动脉压力，是筛查 TAK 首选的检查，但对远端的分支血管探查比较困难。可根据造影剂增强程度进行半定量分级，多数学者将管壁增强强度分为三级：Ⅰ级为管壁无增强，提示 TAK 处于非活动期，Ⅱ级为管壁少量点状增强和（或）一至两条线状增强，需要结合临床证据共同判断疾病的活动性，Ⅲ级为管壁内多发点状及线状增强和（或）团片状增强，提示 TAK 处于活动期。

（2）CT 血管造影（CTA）：CTA 可清晰地显示主动脉及其主要分支的血管壁及管腔改变，管壁强化和环状低密度影提示 TAK 疾病活动。CTA 可准确测量血管管腔直径，冠状动脉 CTA 可评估 TAK 患者的冠状动脉受累情况，是 TAK 诊断和随访的首选检查，但不能观察血管壁厚度的改变。

（3）数字减影血管造影（DSA）：可以详细了解血管病变部位、范围及程度，是目前诊断 TAK 的"金标准"，但对脏器内小动脉如肾内小动脉分支显示不清。

（4）磁共振血管造影（MRA）：MRA 对血管组织的分辨率更高，可显示血管管壁增厚程度、管壁水肿程度和管腔形态改变，联合延迟扫描管壁强化可半定量评估血管壁炎症，有助于综合评估 TAK 的疾病活动度。

（5）正电子发射计算机断层显像（PET）：^{18}F-FDG PET-CT 已用于 TAK 的诊治，其不仅能早期发现血管壁的炎症活动、评估血管受累范围，亦能反映血管炎症的严重程度。

三、分类诊断标准及临床表型

1. 1990 年美国风湿病学会的分类标准

（1）发病年龄 ≤40 岁：发现 TAK 相关症状和检查结果时年龄 ≤40 岁。

（2）肢体运动障碍：活动时一个或多个肢体出现逐渐加重的乏力和肌肉不适，尤以上肢明显。

（3）肱动脉脉搏减弱：一侧或双侧肱动脉搏动减弱。

（4）收缩压差 >10 mmHg：双侧上肢收缩压差值 >10 mmHg。

（5）锁骨下动脉或主动脉杂音：一侧或者两侧锁骨下动脉或腹主动脉可闻及血管杂音。

（6）动脉血管异常：动脉造影显示在主动脉及主要分支或在上下肢大血管任何部位出现狭窄或闭塞。排除动脉硬化、纤维肌肉发育不良或类似原因。这种异常通常是局部的或者节段性的。

排除其他原因引起的上述表现，符合上述 6 项中的 3 项者可诊断 TAK。

2. 1995 年制定的修订版 Ishikawa 诊断标准

（1）主要标准：① 左锁骨中动脉损害，最严重的阻塞发生在左椎动脉口近端 1 cm 和远端 3 cm 之间；② 右锁骨中动脉损害，最严重的阻塞发生在右椎动脉口和远端 3 cm 处；③ 典型症状和体征至少持续 1 个月,包括四肢间歇性跛行、脉搏减弱或四肢脉搏差异、无法测定血压或肢体收缩压差>10 mmHg、发热、颈痛、视觉黑矇、模糊视觉、晕厥、呼吸困难、心悸。

(2) 次要标准:① 高 ESR,在病程中或诊断时出现不明原因的 ESR>20 mm/h;② 颈动脉压痛,单侧或者双侧出现颈动脉压痛;③ 高血压,持续性血压>140/90 mmHg,臂/腘血压>160/90 mmHg;④ 主动脉反流或主动脉环扩张,通过听诊、多普勒或二维超声心动图或血管造影确认;⑤ 肺动脉损害,血管造影或灌注显像显示大叶或节段动脉闭塞,或血管造影显示狭窄、动脉瘤、管腔不规则;⑥ 左侧颈总动脉中部病变,最严重的梗阻发生在其远 2 cm 到开口处的 5 cm 中;⑦ 头臂躯干血管病变,最严重堵塞在末端三角;⑧ 降主动脉病变:狭窄,扩张或动脉瘤,管腔不规则,扭曲超过正常范围;⑨ 腹主动脉病变,狭窄、扩张或动脉瘤,管腔不规则;⑩ 冠状动脉病变,须满足年龄<30 岁,无高脂血症或糖尿病等危险因素。

存在 2 个主要标准或 1 个主要标准和 2 个次要标准或 4 个次要标准则可临床诊断 TAK。

3. 2022 年 ACR/EULAR 联合制定的 TAK 分类标准(表 2-9-1)

表 2-9-1　2022 年 ACR/EULAR 联合制定的 TAK 分类标准

条目		评分
准入条件	诊断年龄≤60 岁	—
	影像学存在血管炎证据	—
分类标准	女性	1
临床标准	血管炎引起的心绞痛或缺血性心脏疼痛	2
	上肢和(或)下肢运动障碍	2
	动脉杂音	2
	上肢动脉搏动减弱	2
	颈动脉搏动减弱或触痛	2
	双上肢收缩压差≥20mmHg	1
影像学标准:受累动脉数	1 支	1
	2 支	2
	3 支及以上	3
	对称动脉成对受累	1
	腹主动脉伴肾动脉或肠系膜动脉受累	3

注:受累动脉数评分为 9 个血管区中的受累动脉(双侧颈动脉、双侧锁骨下动脉、双侧肾动脉、胸主动脉、腹主动脉、肠系膜动脉)数取最高分值;两条准入条件必须满足,同时分类标准评分总分≥5 分者,诊断为 TAK。

4. 临床表型

《中国大动脉炎诊疗指南(2023)》推荐使用 2018 年 EULAR 制定的 TAK 管理指南中的定义。

(1) TAK 疾病活动:存在与 TAK 活动相关的新发、持续或恶化的典型临床症状或体征,且与既往损害无关。至少出现下述表现中的一项:当前影像学或组织活检病理示疾病活动;新近出现的由 TAK 引起的缺血性并发症;持续升高的炎症指标(排除其他原因)。

(2) TAK 复发:在一段时间的缓解后出现 TAK 的活动。

(3) 重症 TAK 复发:在一段时间的缓解后,出现以下疾病活动的表现,包括缺血现象(卒中、肢体跛行),主动脉急性炎症导致的主动脉或其他大血管扩张、坏死或夹层。

(4) 轻症 TAK 复发:不符合重症复发标准的其他疾病活动情况。

(5) 难治性 TAK:即使接受了适当的激素和免疫抑制剂治疗,仍处于持续的疾病活动状态。

(6) TAK 缓解:缺乏与活动性 TAK 有关的临床表现和体征,CRP、ESR 正常,无血管狭窄或扩张等影像学上的进展。

(7) TAK 持续缓解:疾病缓解 6 个月及以上,激素和免疫抑制剂使用达到个体化的最小剂量。

四、鉴别诊断

1. 先天性主动脉缩窄

先天性主动脉缩窄多见于男性,血管杂音位置较高,限于心前区及背部,但全身无炎症活动表现,胸主动脉造影见特定部位狭窄(婴儿在主动脉峡部,成人位于动脉导管相接处)。

2. 动脉粥样硬化

动脉粥样硬化常在 50 岁后发病,伴动脉硬化的其他临床表现,血管造影有助于鉴别。

3. 肾动脉纤维肌发育不良

肾动脉纤维肌发育不良多见于女性,肾动脉造影显示其远端 2/3 及分支狭窄,无 TAK 的表现,病理检查显示血管壁中层发育不良。

4. 血栓闭塞性脉管炎(Buerger 病)

血栓闭塞性脉管炎好发于有吸烟史的年轻男性,为慢性周围血管闭塞性炎症。主要累及四肢中小动脉和静脉,下肢较常见。表现为肢体缺血、剧痛、间歇性跛行,足背动脉搏动减弱或消失。

5. 白塞病

白塞病可出现主动脉瓣及大血管受累,但也可有口腔、外阴溃疡,葡萄膜炎、结节红斑等,针刺反应阳性。

6. 结节性多动脉炎

结节性多动脉炎主要累及中小动脉,表现与 TAK 不同。

五、治疗

TAK 的诊治原则为早期诊断,在对疾病全面评估的基础上进行早期、个体化治疗。TAK 治疗的短期目标为控制疾病活动,改善症状,达到临床缓解;长期目标为预防和减少复发,实现疾病长期持续缓解。

1. 药物治疗

激素是初发活动性 TAK 诱导缓解治疗的一线药物。对重度活动的 TAK 患者,初始治疗推荐口服泼尼松片 40~60 mg/d(或等效剂量的其他激素),每日最大剂量不超过 60 mg;对仅有单个局限性病变(如单侧颈动脉、单侧锁骨下动脉等)的 TAK 患者,激素初始治疗剂量可考虑泼尼松 25~30 mg/d;对轻度活动的 TAK 患者(如有全身症状,但无肢体缺血的患者),初始治疗可选择低剂量激素。对出现急性、严重脏器受损的 TAK 患者,可考虑使用激素冲击治疗。

用于治疗 TAK 的传统合成 DMARDs 主要包括甲氨蝶呤、霉酚酸酯、来氟米特、硫唑嘌呤、环磷酰胺、环孢素 A、他克莫司等。激素联合使用传统合成 DMARDs 进行诱导缓解治疗。

如出现循环障碍,还须使用扩血管、抗凝等药物改善循环。

2. 手术治疗

如病变动脉发生严重的狭窄、闭塞,需要进行手术治疗。

典型病例 1

大动脉炎合并动脉粥样硬化

【病史简介】

患者女性,26 岁。

主诉:间断头晕 10 余年,加重伴发热 1 周余。

现病史：患者10余年前无明显诱因出现头晕、头痛，自行在当地医院就诊，诊断为高血压病，予福辛普利降压治疗，血压控制欠佳，未予重视。1周前出现发热，体温最高38.1℃，伴头晕加重，伴视物模糊，左上肢无力、发凉、麻木，无咳嗽、咳痰，无关节肿痛，无皮疹，无口腔溃疡、雷诺现象，遂至苏州大学附属第一医院风湿免疫科门诊就诊，查体示左侧桡动脉脉搏消失，右上肢血压142/71 mmHg，左上肢血压119/70 mmHg，左锁骨下动脉可闻及血管杂音；查双上肢血管B超示左侧腋动脉、肱动脉、尺动脉及桡动脉血流通畅，流速偏低。右侧腋动脉、肱动脉、尺动脉及桡动脉血流通畅；锁骨下动脉B超示左侧锁骨下动脉粥样斑块形成；腹主动脉B超示腹主动脉粥样斑块形成；ESR 96 mm/h。门诊拟"大动脉炎"收住风湿免疫科进一步治疗。病程中，患者精神、食纳、睡眠可，大小便如常，近期体重无明显增减。

【既往史及个人史】

患者高血压病史10年余，长期口服福辛普利10 mg qd，血压控制欠佳，否认糖尿病、肾病病史，否认肝炎、结核、伤寒等传染病病史。否认输血史。有头孢类药物过敏史，否认家族中有类似疾病史，否认遗传性疾病家族史。

【体格检查】

体温37.5℃，脉搏（右）78次/分，呼吸18次/分，右上肢血压148/82 mmHg，左上肢血压107/65 mmHg，神清，精神可，发育正常，营养中等。皮肤、黏膜无黄染及出血点，全身浅表淋巴结无肿大。面部无蝶形红斑，双瞳孔等大等圆，对光反射敏感，无鼻衄，无牙龈出血，无口腔溃疡，咽不红。颈软，气管居中，两侧甲状腺无肿大，颈静脉无怒张，左锁骨下处可闻及血管杂音。胸廓无畸形，两肺呼吸音清，未闻及干、湿啰音。心率78次/分，心律齐，未闻及杂音，腹平软，无压痛，肝脾肋下未及，肝颈反流征阴性，移动性浊音阴性。双下肢无水肿，脊柱、四肢无畸形，关节无明显肿胀、压痛，下肢疼痛，生理反射存在，病理反射未引出。右侧桡动脉脉搏偏弱，左侧桡动脉脉搏未扪及。

【辅助检查】

（1）血常规：白细胞计数7.74×10^9/L，血红蛋白109 g/L，血小板计数289×10^9/L。

（2）生化全套：白蛋白38.8 g/L，血脂均在正常范围，超敏CRP 3.41 mg/L。

（3）ESR：87.00 mm/h。

（4）CRP：5.42 mg/L。

（5）体液免疫：IgG 16.60 g/L；ANA、ENA、ANCA检查均无异常。

（6）大血管CTA：头臂干、胸腹主动脉炎，左侧锁骨下动脉起始段动脉瘤形成（图2-9-1），腹腔干开口处重度狭窄（图2-9-2），双肾动脉狭窄（图2-9-3）。

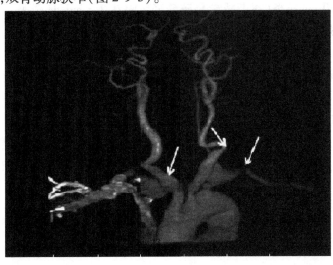

图2-9-1　大血管CTA结果1

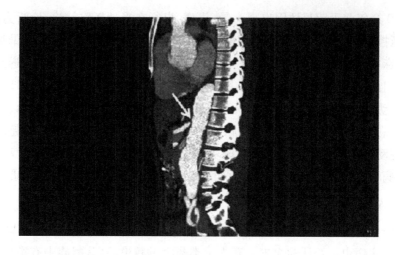

图2-9-2 大血管CTA结果2

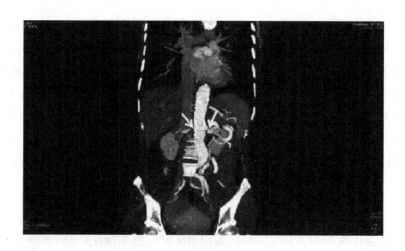

图2-9-3 大血管CTA结果3

【初步诊断】

大动脉炎。

【诊疗经过】

入院后予甲泼尼龙40 mg抗炎（逐渐减量），硫酸羟氯喹0.2 g bid、环磷酰胺0.4 g q2w静滴免疫抑制。考虑患者有肾动脉狭窄，停用福辛普利，改络活喜2.5 mg qd降血压，辅以补钾、补钙等支持治疗后，患者体温恢复正常，头晕较前好转，2周后复查ESR降至39.00 mm/h，CRP降至3.8 mg/L，左侧桡动脉搏动、左上肢发凉、左上肢麻木及疼痛、头晕均较前明显好转，但患者诉仍有反复视物模糊，加做颈脑血管超声示右侧椎动脉闭塞，左侧锁骨下动脉瘤样扩张，右侧锁骨下动脉易损斑块形成（图2-9-4），两侧颈总动脉多发斑块形成。考虑患者有多发易损斑块，加做大动脉斑块高分辨MRI平扫示双侧锁骨下动脉近段瘤样扩张；双侧颈总动脉多发粥样斑块，最窄处位于左侧颈总动脉中段，呈中度狭窄；右侧椎动脉V1段闭塞；双侧颈动脉鞘周围多发淋巴结。加用阿托伐他汀稳定斑块，患者症状好转出院。目前该患者门诊随访，病情平稳。

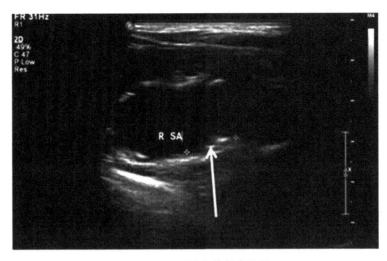

图 2-9-4 颈脑血管超声结果

(右侧锁骨下动脉起始部可探及 12.5 mm×1.78 mm 环形混合回声不规则斑块,其纤维帽不完整)

【最终诊断】

(1) 广泛型大动脉炎。

(2) 动脉粥样硬化。

【讨论】

TAK 是指主动脉及其主要分支的慢性进行性非特异性的炎性疾病,以病变位于主动脉弓及其分支最为多见。一般临床分为 4 种类型:头臂动脉型、胸-腹主动脉型、肺动脉型和广泛型。本例患者临床症状和体征符合头臂动脉型表现,但 CTA 证实除头臂动脉型血管受累外,尚有其他腹腔干、肾动脉受累,故广泛型 TAK 诊断明确。

广泛型 TAK 临床少见,极易误诊。广泛型 TAK 是原因不明的非特异性动脉炎,好发于女性,因其节段性影响主动脉及其分支,可致动脉狭窄闭塞、扩张和动脉瘤形成,以头臂动脉受累引起的上肢无脉症最为多见,临床有发热、乏力、关节痛、ESR 增快等活动期炎症表现;其次是受累动脉血流阻塞引起的症状,较突出的表现有高血压、高血压脑病、心脏扩大及心力衰竭。本病为慢性进行性血管病变,治疗上一般采用糖皮质激素及免疫抑制剂治疗,个别难治型也可采用生物制剂治疗。对无合并症的患者多随访观察;对存在合并症的患者多行对症处理,该类患者的预后主要取决于高血压的程度及脑供血情况,其合并症有脑出血、脑血栓、心力衰竭、肾功能衰竭、心肌梗死、主动脉瓣关闭不全、失明等。

另外,本例患者在颈动脉超声下显示双侧颈总动脉及锁骨下动脉均存在多发易损斑块,大动脉斑块高分辨 MRI 提示为粥样斑块,故明确本例患者同时合并动脉粥样硬化。近年来,随着对系统性红斑狼疮和类风湿关节炎的心血管系统损害的关注越来越多,TAK 患者合并动脉粥样硬化亦开始引起学者的关注,但报道并不多见。该类患者引起心脑血管疾病的原因是血管炎本身导致的动脉狭窄或闭锁,还是继发性动脉粥样硬化,研究结论不尽相同。有文献报道了 2 例 TAK 患者出现缺血性脑卒中,认为主要是血管炎本身累及颅内血管导致的栓塞;亦报道了 1 例出现缺血性脑卒中的 TAK 患者,其认为动脉粥样硬化是发病的主因。目前倾向于认为两者在症状产生中都发挥作用,TAK 本身可致全身性炎症,损伤血管内皮细胞后,内皮细胞正常的抗凝、抗氧化功能及抗细胞黏附功能均降低,受损的血管内皮细胞可分泌多种细胞因子和炎症介质。另外,炎症也可引起黏附分子表达增加,引起单核/巨噬细胞在内皮受损局部募集,在高脂血症的情况下,巨噬细胞通过清道夫受体识别氧化修饰的低密度脂蛋白(ox-LDL)而成为泡沫细胞,从而为纤维斑块及动脉粥样硬化的形成奠定了基础。另外,血管狭窄处的血液湍流所产生的剪切力及其影响,可能都与 TAK 患者发生动脉粥样硬化相关。

【诊疗体会】

(1) 该患者以发热、头晕、血压高为主要表现,经仔细地体格检查发现双上肢血压不对称,完善影像学检查确诊为TAK。临床工作中,多数头晕、血压高的患者就诊于心血管内科,对于年轻患者,若出现双侧肢体血压明显不对称,有血管搏动减弱及血管杂音,出现肢体间歇性跛行或合并结核感染,应该高度警惕TAK。

(2) TAK的治疗主要是糖皮质激素及免疫抑制剂治疗,同时采用扩张血管、改善循环等对症治疗,必要时可行血管重建。

(3) 广泛型TAK临床较为少见,应予以重视。此外需要关注TAK的心血管风险,治疗上除了常规应用糖皮质激素和免疫抑制剂外,增加预防动脉粥样硬化的治疗策略,降低该类患者的心血管事件亦显得尤为重要。

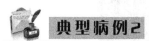

以反复发热起病的大动脉炎

【病史简介】

患者女性,59岁。

主诉:发热1月余。

现病史:患者1月余前无明显诱因出现发热,体温波动在37.5~38.5 ℃,多为午后出现发热,次日凌晨可自行退热,发热时有背部肌肉酸痛,伴全身乏力,食欲下降,无畏寒、寒战,无恶心、呕吐,无头晕、头痛,无关节肿痛、口腔溃疡等。后至苏州某医院就诊,查CRP 71.78 mg/L,ESR 106 mm/h,抗dsDNA抗体阳性,抗CENP-B抗体弱阳性;抗SSB/La抗体弱阳性,抗Mi-2抗体弱阳性。血常规、血培养、尿常规、粪便常规、ANA、呼吸道病原体检测、胸部CT、腹部B超均未见异常。予间断抗感染治疗近2周,期间可退热,但停药后仍有反复发热,遂至苏州大学附属第一医院就诊,进一步完善T-SPOT、ANA、ENA、ANCA、HLA-B27均未见明显异常,现为求进一步诊治,收住入院。

【既往史及个人史】

否认高血压、糖尿病、肾病病史,否认肝炎、结核、伤寒等传染病病史,否认家族中类似疾病史,否认遗传性疾病家族史。

【体格检查】

体温36.6 ℃,脉搏78次/分,呼吸17次/分,左上肢血压140/80 mmHg,右上肢血压125/73 mmHg。皮肤、黏膜无黄染及出血点,头发不稀,颜面无蝶形红斑,双瞳孔等大等圆,对光反射敏感,无鼻衄,无牙龈出血,无口腔溃疡,咽不红。颈软,气管居中,甲状腺未触及肿大,颈静脉无怒张。胸廓无畸形,两肺呼吸运动对称,两肺呼吸音清,未闻及干、湿啰音。心律齐,未闻及明显病理性杂音,腹平软,无压痛,肝脾触诊不满意。脊柱、四肢无畸形,各关节不肿,无明显压痛,肌肉无压痛,四肢肌力、肌张力正常,生理反射存在,病理反射未引出。

【辅助检查】

(1) 血常规:白细胞计数4.77×10^9/L,血小板计数383×10^9/L,血红蛋白98 g/L,红细胞计数3.55×10^{12}/L。

(2) 尿常规、粪便常规均未见明显异常。

(3) 生化全套:碱性磷酸酶139.8 U/L,谷丙转氨酶34.5 U/L,谷草转氨酶12.2 U/L,钾3.44 mmol/L,高密度脂蛋白胆固醇0.90 mmol/L,γ-谷氨酰转肽酶84.5 U/L,白蛋白32.9 g/L。

(4) CRP:36 mg/L。

(5) ESR：45 mm/h。

(6) 血培养及鉴定（厌氧菌）：阴性。

(7) PET-CT：胸主动脉、腹主动脉、颈部血管及两上肢血管环形葡萄糖代谢增高，考虑大动脉炎（图2-9-5）；左侧颌下炎性淋巴结；心包积液；肝左叶囊肿；盆腔囊肿可能；升结肠炎；脾亢。

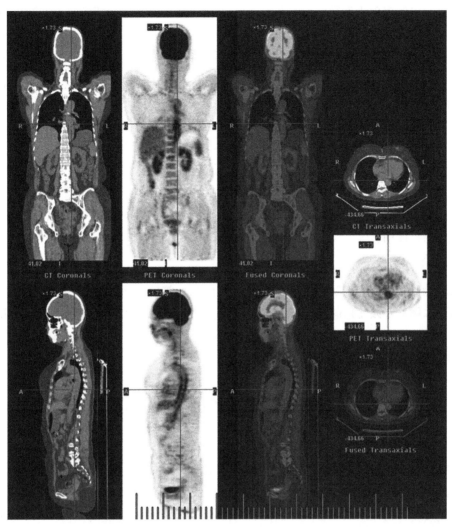

图 2-9-5　PET-CT 结果

【诊断】

大动脉炎。

【诊疗经过】

入院后予泼尼松 30 mg 口服抗炎（规律减量），吗替麦考酚酯 0.75 g bid 免疫抑制，同时予拜阿司匹林抗血小板，补钙、护胃等对症治疗，患者体温逐渐正常。治疗 1 周后复查 CRP 4.21 mg/L，ESR 14 mm/h，患者好转出院。目前长期门诊随访，病情平稳。

【讨论】

国际上于 1907 年即出现发热待查的相关概念，在之后数十年间陆续有"fever of unknown origin""fever of undetermined origin""unexplained fever"等不同表述。我国最早于 1962 年出现"发热待查"这一概念，指代"开始症状或物征不典型以致诊断不明确的发热"。随着国际上相关表述的统一，2020 年发热待查诊治专家共识也统一了这一概念的中文表述，同时将发热待查分为经典型发热待查和特殊人群的发热待查，特殊人群的发热待查又包括住院患者的发热待查、粒细胞缺乏患者的发热待查和 HIV 感染者的发热待查。经典型发热待查为发热持续 3 周以上，口腔体温至少 3 次 >38.3 ℃（或至少 3 次体温在 1 天内波动

>1.2 ℃),经过至少1周在门诊或住院的系统全面的检查仍不能确诊的一组疾病。系统全面的检查应至少包括血常规、尿常规、粪便常规、粪便隐血试验、肝功能、肾功能、电解质、血培养、胸部X线片和腹部B超,且患者无免疫缺陷相关疾病史。

本例患者为经典型发热待查,其特点为中年女性,以反复发热起病,影像学提示大血管增厚伴散在钙化斑块。患者最突出的表现为发热、血管受累,且为大血管病变,在排除感染、肿瘤等疾病后考虑TAK。发热待查历来是内科系统疾病的难点,而血管炎的诊断是难中之难,其中最主要的原因为血管炎,特别是TAK无明确的血清学标志物,其诊断主要依赖于影像学检查排除诊断,在整个排除及鉴别的过程中又存在很多扑朔迷离的干扰因素,这就更加增大了诊疗难度。

此外,临床须规范糖皮质激素的应用。糖皮质激素对感染性和非感染性炎症都具有抑制作用,因而对包括感染、结缔组织病、肿瘤在内的大多数病因引起的发热待查都具有良好的退热作用。糖皮质激素还可扩张血管,改善微循环,增强心肌收缩力,提高机体对细菌内毒素的耐受力,可用于休克、多器官功能衰竭及严重炎症反应综合征等治疗。但由于疗效显著,基层医院在发热患者中滥用激素的现象日益严重。激素的滥用不但改变了原有的热型和临床表现,使诊断更加困难,长期应用还会使潜在的感染性病原体播散或诱发二重感染,延误必要的治疗。因此,原则上不主张在病因未明的发热患者中使用激素,尤其不应作为退热药物使用。

【诊疗体会】

TAK起病较为隐蔽,临床症状不典型,由于病变部位和血管狭窄程度不同,临床表现也变化多端,临床上不易诊断。本例患者以发热起病,病程中无明显眩晕、黑蒙等缺血表现,起病不典型,最终经PET-CT明确诊断。

第十节 系统性红斑狼疮

系统性红斑狼疮(systemic lupus erythematosus,SLE)是一种自身免疫介导的、全身多系统多脏器受累的弥漫性结缔组织疾病,常累及皮肤、关节、肾脏、神经系统、血液系统等,其主要病理特征为对自身抗原的免疫反应及免疫复合物在组织器官的沉积,从而引起组织和器官的炎症及损伤。SLE好发于育龄期女性,女性与男性的发病比例在成人中为7∶1~15∶1。在我国,SLE的患病率为70/10万人,其中女性患病率达113/10万人。

SLE的病因复杂,传统观念认为可能与遗传、感染、紫外线暴露等相关,近来又有一些新的相关因素,如吸烟与SLE发展之间存在正相关关系,适度饮酒与女性SLE风险呈负相关,饮食可能通过表观遗传变化如影响DNA甲基化、与肠道微生物群相互作用在SLE发病中发挥作用,红茶和咖啡的饮用量与SLE发病有关,增加盐摄入可以促进SLE病情进展。

SLE的发病机制尚不明确,环境因素和基因组的复杂相互作用,发生表观遗传学改变,从而导致特定基因表达的异常,引起自身免疫异常激活、T细胞和B细胞的异常活化,产生自身抗体、免疫复合物及补体激活、细胞因子的释放,导致广泛的组织损伤,促进SLE的发生与发展。

在过去的10年中,全基因组关联研究(genome-wide association study,GWAS)绘制了超过90个SLE易感位点,包括罕见的SLE单基因遗传及多个单核苷酸多态性(single nucleotide polymorphism,SNP)叠加作用。这些SNP部分位于基因编码区内,部分位于基因间,共同作用调控基因表达。大部分SLE相关位点集中在编码免疫复合物沉积、淋巴细胞信号传导和1型干扰素(IFN-1)信号传导中起作用的相关产物基因或附近,通过多种机制在疾病发病中发挥作用。

T细胞通过分泌促炎细胞因子驱动炎症,诱导B细胞产生自身抗体,并通过自身反应性记忆T细胞池维持疾病,这在 SLE 发病机制中发挥着重要作用。SLE 患者中某些 T 细胞亚群的比例及其功能异常。滤泡辅助 T(Tfh)细胞对于生发中心诱导、增殖、分化至关重要,可产生细胞因子 IL-21,诱导 B 细胞分化为记忆 B 细胞和产生抗体的浆母细胞。调节性 T(Treg)细胞可抑制健康个体的免疫反应并维持自我耐受,从而抑制自身反应性淋巴细胞增生。在 SLE 中,转录因子激活蛋白 1(AP-1)水平降低,IL-2 表达减少,导致 Treg 细胞发育和功能受损,最终促进了 SLE 的发展。B 细胞通过对抗原的反应和自身抗体的产生促进 SLE 的发病。B 细胞异常激活的途径包括 Toll 样受体(TLR)途径、β 细胞激活因子(BAAF)刺激和 B 细胞受体(BCR)介导的激活。补体功能障碍会加速 SLE 的致病过程,主要通过凋亡碎片和免疫复合物的清除受损、自身反应性 $CD8^+$ T 细胞活性增加及器官中免疫复合物的沉积、炎症级联的激活而导致组织损伤。

一、临床表现

SLE 临床表现多样,可隐匿起病或仅有皮肤症状,也可起病时即出现较严重的内脏损伤,累及多个重要脏器及系统。SLE 的自然病程表现为病情的加重与缓解交替。SLE 累及不同器官及系统时表现各异。

临床前狼疮被认为是 SLE 的一个阶段,患者就诊时可以无明显临床症状,但能够检测出自身抗体(ANA),出现血液学异常(三系减少)、免疫学异常(免疫球蛋白、补体异常),有时也会出现关节炎及皮肤表现。10%~20% 的患者最终会转变为 SLE。

1. 皮肤黏膜表现

大约 90% 的患者在 SLE 的病程中出现皮肤表现,包括急性皮肤型红斑狼疮(ACLE)、亚急性皮肤型红斑狼疮(SCLE)、慢性皮肤型红斑狼疮(CCLE),可以出现面部蝶形红斑、盘状红斑、血管炎性皮疹(包括手足红斑、网状青斑、荨麻疹样皮疹、雷诺现象)、光敏感、大疱性红斑、脱发、口腔溃疡、唇部糜烂等。30%~61% 的患者有面部典型的蝶形红斑,好发于鼻峡部及两颊,形成的蝴蝶形水肿性红斑一般高于皮肤,边缘清楚,表面多光滑,严重时可出现鳞屑、水疱及结痂,是 SLE 的典型表现之一。其与疾病活动水平有关,疾病活动时出现,缓解期消退,病情再次活动时可再次出现。盘状红斑多出现在暴露区域,如面部、口唇、耳廓、头皮、颈部、手臂和胸部,大部分呈对称性分布,多为持久性盘状红斑,表面毛细血管扩张伴有鳞屑。手足血管炎样皮疹表现为甲周及指(趾)尖鲜红色或紫红色斑点和点状出血,甲周皮肤、甲后皱襞的毛细血管扩张,或指(趾)伸屈侧渗出性水肿性红斑、冻疮样皮疹,以及网状毛细血管扩张等,是 SLE 的典型皮疹。44%~46% 的患者会出现雷诺现象,为周围血管交感神经紊乱引起的肢端小动脉痉挛所致,常见于疾病早期,表现为肢端皮肤颜色间歇性苍白、发绀和潮红,寒冷、吸烟或情绪变化是诱发原因,部分严重的患者可能出现肢端坏死。光敏感为 SLE 患者日晒后原有皮损加重或出现新皮疹,常分布于阳光暴露部位,也可以向非暴露区蔓延,皮损的严重程度与光照射的强度、时间相关。10%~15% 的 SLE 患者病变累及口腔及鼻腔黏膜,可为首发症状,表现为口腔、鼻咽部黏膜的出血点、疼痛性溃疡,唇部瘀点、糜烂等,其与 SLE 活动性有关。

2. 关节肌肉表现

80%~90% 的 SLE 患者存在关节肌肉表现。SLE 常表现为对称性分布的关节受累,全身任何关节均可累及,四肢关节更常见。狼疮性关节炎表现为关节肿胀、压痛、活动受限,甚至出现关节腔积液,可反复发作,极少发生畸形,无骨侵蚀表现。极少数患者出现掌指关节屈曲、尺骨偏斜和掌指关节半脱位。雅库(Jaccoud)关节炎是以手和足关节严重变形,伴有非侵蚀性的可逆性的关节半脱位,疼痛不明显,无侵蚀性滑膜炎等特征。SLE 患者可发生无菌性骨坏死,发生在股骨头、股骨远端、肱骨近端、距骨和手足骨等部位,股骨头最常累及,表现为疼痛及关节功能障碍。肌痛、肌无力是 SLE 常见的肌肉表现,40%~80% 的患者可有肌痛的主诉。活动性 SLE 发生肌肉炎症,表现为四肢近端肌群肌痛、肌无力和肌肉压痛,可伴有肌萎缩。实验室检查可见肌酶升高,肌电图可见肌源性损害、神经源性损害或混合性损害。肌肉病理变化为间质性炎症、纤维化、空泡变性和纤维坏死。

3. 血液系统表现

血液系异常在 SLE 中十分常见,50%~70% 的患者会出现血液系统异常,包括贫血、白细胞减少、血小板减少等,可表现为其中一系减少,也可表现为两系或三系同时减少。其与免疫介导的骨髓抑制、过度的外周血细胞破坏、药物破坏及继发感染等有关。各种原因所致的贫血,如自身免疫性溶血性贫血、微血管内溶血性贫血、再生障碍性贫血、缺铁性贫血、慢性病性贫血、慢性肾性贫血等均可发生在 SLE 患者病程中。白细胞减少往往提示狼疮病情活动。血小板减少与 SLE 患者病情活动及骨髓增生异常有关,可作为 SLE 的前驱症状。部分患者早期表现为血小板减少性紫癜,广泛皮肤、黏膜及内脏出血,数年后逐渐表现为 SLE 的临床特点。抗磷脂抗体、狼疮抗凝物的存在导致 SLE 患者血栓形成的风险增加,也可以导致血小板的减少。

4. 胃肠系统表现

SLE 消化道受累临床表现多样,缺乏特异性。胃肠道症状可发生在 SLE 病程的各个时期,包括胀气、腹泻、腹部绞痛、吐血、胃收缩乏力、十二指肠和空肠肠梗阻、慢性溃疡性结肠炎、口腔溃疡、食管动力障碍问题、蛋白质丢失性肠病和狼疮性肠炎。可能的原因有 SLE 本身的免疫复合物沉积在消化器官组织血管壁导致血管炎及药物损害和继发感染等。肠系膜血管炎是 SLE 最严重的并发症之一,常发生在 SLE 活动期,病死率较高,最常累及小肠和结肠,以小动脉受损为主,血管壁出现纤维样坏死,炎症细胞浸润,造成血管梗阻引起组织缺血,肠黏膜糜烂、溃疡或穿孔,肠缺血坏死。临床表现主要为腹痛,可伴腹泻、恶心、呕吐、血便,严重时可出现肠梗阻和腹膜炎征象。腹部增强 CT 可见肠壁增厚,有一定诊断价值。此外,少数 SLE 合并抗磷脂抗体综合征的患者可能出现肠系膜血管血栓形成、肠系膜动脉栓塞,导致肠坏死,合并继发感染,病情进展迅速,应积极治疗。

5. 心脏表现

SLE 心脏受累包括心包炎、心肌炎、瓣膜病、动脉粥样硬化、血栓形成和心律失常。心包炎是 SLE 最常见的心脏表现,大约 25% 的 SLE 患者在疾病过程中会出现症状性心包炎,常与胸膜炎伴随出现,通常表现为心动过速、胸骨后或心房前不适、呼吸困难和体位疼痛。SLE 也可累及心肌,病理特征为非特异性间质性炎症,少见心肌坏死,表现为心悸、胸闷、心动过速、心功能不全、室性心律失常及传导阻滞,心肌酶可出现不同程度的异常。SLE 的心脏瓣膜病变表现为瓣膜赘生物、瓣膜增厚,利-萨二氏(Libman-Sacks)心内膜炎是指发生在心内膜上的多发性非细菌性疣状赘生物,常无临床症状,常见于抗磷脂抗体综合征,最常影响二尖瓣,可合并感染性心内膜炎,赘生物脱落可导致脑栓塞、肺栓塞。近年来,SLE 冠心病发生率逐渐增高,有研究表明 SLE 患者心血管事件的发生率明显高于正常人,考虑与狼疮血管炎、大量激素使用的血糖、血脂代谢紊乱加速动脉粥样硬化进程有关。

6. 肺部表现

SLE 最常见的肺部症状包括胸膜炎、胸腔积液、ILD、急性狼疮性肺炎(ALP)、弥漫性肺泡出血(DAH)、肺动脉高压、肺血栓栓塞性疾病。胸膜疾病是 SLE 最常见的胸腔内表现,尸检时 50%~83% 的患者有胸膜炎或胸膜纤维化的病理证据,胸片显示 16%~50% 的患者有胸腔积液。胸膜受累可以是 SLE 的首发表现,通常与心包炎相关。ALP 和 DAH 是罕见的、与 SLE 相关的急性危及生命的综合征,由肺泡毛细血管单位急性损伤引起。SLE 患者出现凝血问题的风险增加,对于具有抗磷脂抗体并伴有胸膜炎性胸痛和呼吸困难等急性呼吸道症状的患者,应怀疑肺栓塞。肺动脉高压是 SLE 的另一个严重并发症,患病率和疾病严重程度往往随着发病时间的推移而增加。

7. 肾脏改变

50%~70% 的 SLE 病程中会出现临床肾脏受累,肾活检显示几乎所有 SLE 均有肾脏病理学改变。狼疮性肾炎(LN)对 SLE 预后影响甚大,肾功能衰竭是 SLE 的主要死亡原因之一。在初次诊断 SLE 的 10 年内,5%~20% 的 LN 患者会发展为终末期肾病,早期准确诊断 LN 并及时开始治疗对于改善 SLE 患者的预后至关重要。少数 SLE 患者以无症状性蛋白尿或肾病综合征为首发症状,而后才出现肾外表现及自身抗体阳性。大部分 LN 既有肾病的临床表现,又有 SLE 肾外表现及实验室检查异常。LN 主要表现为间质性肾炎和血栓性微血管病，T 细胞的分化活化以及炎性细胞因子的高表达和聚集在 LN 的发病过程中发挥着较大的作用。SLE 肾脏受累表现为蛋白尿、水肿、血尿、肌酐升高、高血压等。世界卫生组织(WHO)将 LN 病理分为 6 型：Ⅰ型正常或微小病变，Ⅱ型系膜增殖性，Ⅲ型局灶节段增殖性，Ⅳ型弥漫增殖性，Ⅴ型膜性，Ⅵ型肾小球硬化性。LN 病理以Ⅲ型和Ⅳ型最常见，可表现为Ⅲ或Ⅳ+Ⅴ型。LN 的不同病理类型可以相互重叠，也可以随着病情活动及治疗反应发生转变。病理分型对于估计预后和指导治疗有积极的意义，通常Ⅰ型和Ⅱ型的预后较好，Ⅳ型和Ⅵ型预后较差。肾脏病理还可提供 LN 活动性的指标，如肾小球细胞增殖性改变、纤维素样坏死、核碎裂、细胞性新月体、透明栓子、金属环、炎细胞浸润、肾小管间质的炎症等均提示 LN 活动；而肾小球硬化、纤维性新月体、肾小管萎缩和间质纤维化则是 LN 慢性指标。

8. 神经精神症状

神经精神性系统性红斑狼疮(NPSLE)是指 SLE 侵犯到神经系统而出现的各种神经或精神症状，具有较高的致残率和死亡率，早期诊断及积极有效治疗至关重要。NPSLE 的临床表现轻重不一，轻者仅有头痛或偏头痛、性格改变、记忆力减退、轻度认知障碍或外周多发神经病变，重者可表现为脑血管意外、昏迷、癫痫、脱髓鞘综合征、横贯性脊髓炎，也有部分患者表现为焦虑、抑郁和精神病。排除感染、药物等继发因素，脑脊液、头颅脊髓磁共振及脑电图等检查可辅助诊断 NPSLE。血管炎样皮损、血清 ds-DNA 抗体水平是 NPSLE 的危险因素。SLE 患者出现神经、精神症状较为常见，应与颅内感染、代谢性脑病、脑血管意外及药物因素鉴别。

9. 眼部损害

大约 1/3 的患者可以诊断出与 SLE 相关的眼部受累，如视网膜血管病变、视神经病变、结膜炎、葡萄膜炎、眼底改变等。SLE 的视网膜病变可以出现视网膜棉絮斑、出血、血管炎、视网膜脱离或视盘改变(如视乳头水肿、视神经萎缩)。视网膜血管闭塞和微血管梗死可能是病变的主要原因，近期研究表明其与病情活动程度有关，可作为 SLE 活动性标志。眼周病变相对罕见，例如，眼睑受累和眼眶炎症。干燥性角结膜炎或继发性干燥综合征是 SLE 最常见的眼科表现。

二、实验室检查

实验室检查在诊断 SLE、评估疾病活动性、对并发症进行分类以及评估疾病对治疗干预的反应方面发挥着至关重要的作用。然而，SLE 的临床异质性和复杂的发病机制使得临床难以用一种实验室指标来准确反映疾病的状态。此外，没有任何一种实验室指标对 SLE 显示出理想的敏感性和特异性。因此，反映疾病表现不同方面的实验室检查组合可能可以更有效地评估 SLE。

1. 抗核抗体

抗核抗体(antinuclear antibody, ANA)对于红斑狼疮的诊断具有重要意义，可用于 SLE 的筛查、诊断和评估预后。作为 SLE 的生物标志物，ANA 的敏感度很高(95%~97%)，但特异度较低(20%)。高水平的 ANA 也可见于其他结缔组织病及健康人群，因此 ANA 阳性不能确诊 SLE，但 ANA 阴性者则不太可能为 SLE 患者。

2. 红斑狼疮相关自身抗体

已发现许多红斑狼疮相关自身抗体，其对 SLE 的诊断价值和临床意义见表 2-10-1。

表 2-10-1 红斑狼疮相关自身抗体及临床意义

抗体名称	对 SLE 的诊断价值	临床意义
抗 ds-DNA 抗体	敏感度 70%，特异度 95%	与 SLE 疾病活动程度呈正相关，与肾受累关联
抗 Sm 抗体	敏感度 25%，特异度 99%	SLE 的标记抗体，病情不活动时亦可呈阳性，可作为回顾性诊断的依据
抗组蛋白抗体	敏感度 50%~70%，药物性 SLE 敏感度 90%，无特异度	阳性患者病情较重

续表

抗体名称	对 SLE 的诊断价值	临床意义
抗核糖体 p 蛋白	SLE 的特异性抗体	阳性患者中枢神经系统病变发生率高
抗 SSA/Ro 抗体	敏感度 30%,特异度低	新生儿 SLE 的标志,可损伤心脏及肾,阳性患者常同时有光敏性皮损和干燥综合征
抗 SSB/La 抗体	敏感度 10%,特异度低	与狼疮性肾炎的发病率呈负相关,阳性患者常合并干燥综合征
抗 Scl-70 抗体	无特异性	硬皮病的标记性抗体
抗 Jo-1 抗体	无特异性	多见于多发性肌炎
抗着丝点抗体	敏感度 <10%	阳性患者内脏器官基本不受累
抗磷脂抗体	敏感度 20%~40%,特异度 75%	与 SLE 疾病活动程度呈正相关,阳性患者易发生抗磷脂综合征
抗红细胞抗体(Coombs 试验)	直接 Coombs 试验敏感度 44%~65%	直接 Coombs 试验阳性而临床上无溶血证据

3. **免疫球蛋白和补体**

SLE 往往有免疫球蛋白 IgG、IgA、IgM 的升高,以 IgG 升高最多见,有效治疗后可缓慢下降。血清补体 C3、C4 在 SLE 活动期呈显著性下降,下降幅度可超过 50%,在有效治疗后可逐渐恢复。由于补体激活是 SLE 发病机制的关键组成部分,测量 C3 和 C4 水平已成为实验室评估的标准组成部分,以帮助评估 SLE 患者的疾病活动性。

4. **血常规和 ESR**

SLE 患者活动期可出现白细胞减少、血小板减少和贫血,血常规可作为 SLE 诊断和病情检测的指标。在 SLE 疾病活动期,ESR 常增快,疾病缓解期下降,可作为活动性指标之一。

5. **尿液检查**

尿常规对于 SLE 肾脏受累的诊断具有重要意义,当发生 LN 时,最常见蛋白尿,也可有血尿和管型尿。24 h 尿蛋白定量和尿蛋白/肌酐比值是 LN 的常规尿液生物标志物。

6. **脑脊液检查**

SLE 中枢神经受累时可有脑脊液检查的异常,表现为脑脊液压力增高,蛋白增高,细胞数增高(一般不超过 500/μL),糖和氯化物正常或轻度减低。显微镜下发现狼疮细胞、狼疮脑病特征性的吞噬细胞,以及脑脊液 ANA 阳性或 IgG 升高可以作为诊断证据。

三、诊断和病情活动性评估

1. **诊断**

SLE 的诊断主要依据临床表现、实验室检查和影像学检查等综合判断。目前普遍采用 ACR 1997 年推荐的 SLE 分类标准(表 2-10-2)。该分类标准的 11 项中,符合 4 项或 4 项以上者,可诊断 SLE。其敏感度和特异度分别为 95% 和 85%。

表 2-10-2 ACR1997 年推荐的 SLE 分类标准

症状	具体表现
颊部红斑	固定红斑,扁平或高起,在两颧突出部位
盘状红斑	片状高起于皮肤的红斑,黏附有角质脱屑和毛囊栓;陈旧病变可发生萎缩性瘢痕
光过敏	对日光有明显的反应,引起皮疹,从病史中得知或医生观察到
口腔溃疡	经医生观察到的口腔或鼻咽部溃疡,一般为无痛性
关节炎	非侵蚀性关节炎,累及 2 个或更多的外周关节,有压痛,肿胀或积液

续表

症状	具体表现
浆膜炎	胸膜炎或心包炎
肾脏病变	尿蛋白>0.5g/24h或+++,或管型(红细胞、血红蛋白、颗粒或混合管型)
神经病变	癫痫发作或精神病,排除药物引起或已知的代谢紊乱
血液学疾病	溶血性贫血,或白细胞减少,或淋巴细胞减少,或血小板减少
免疫学异常	抗ds-DNA抗体阳性,或抗Sm抗体阳性,或抗磷脂抗体阳性(包括抗心磷脂抗体、或狼疮抗凝物、或至少持续6个月的梅毒血清试验假阳性三者中具备一项阳性)
ANA异常	在任何时候和未用药物诱发"药物性狼疮"的情况下,ANA滴度异常

2009年系统性红斑狼疮国际合作组(Systemic Lupus International Collaborating Clinics,SLICC)修订了ACR标准,患者如果满足下列条件至少1条,则归类于SLE:① 有活检证实的LN,伴有ANA阳性或抗ds-DNA阳性;② 患者满足分类标准中的4条,其中包括至少1条临床标准和1条免疫学标准。

(1) 临床标准:① 急性或亚急性皮肤狼疮;② 慢性皮肤狼疮;③ 口腔/鼻溃疡;④ 不留瘢痕的脱发;⑤ 炎症性滑膜炎,内科医生观察到的2个及以上的关节肿胀或伴晨僵的关节触痛;⑥ 浆膜炎;⑦ 肾脏病变,≥500mg/24h的蛋白尿,或有红细胞管型尿;⑧ 神经系统病变,包括癫痫发作、精神病、多发性单神经炎、脊髓炎、外周或颅神经病变、脑炎(急性精神混乱状态)等;⑨ 溶血性贫血;⑩ 白细胞计数减少(至少1次计数<4 000/mm^3)或淋巴细胞计数减少(至少1次计数<1 000/mm^3);⑪ 血小板计数减少(至少1次计数<100 000/mm^3)。

(2) 免疫学标准:① ANA高于实验室参考值范围;② 抗ds-DNA抗体高于实验室参考值范围(用ELISA法检测,须2次高于实验室参考值范围);③ 抗Sm抗体阳性;④ 抗磷脂抗体阳性(狼疮抗凝物阳性,梅毒血清学试验假阳性,抗心磷脂抗体至少为2倍正常值或中高滴度,抗β_2糖蛋白1阳性);⑤ 低补体(低C3,低C4,低CH50);⑥ 无溶血性贫血者的直接Coombs试验阳性。

2. 病情活动性评估

系统性红斑狼疮疾病活动度评分标准(systemic lupus erythematosus disease activity index,SLEDAI)见表2-10-3。

表2-10-3 系统性红斑狼疮疾病活动度评分标准

积分	临床表现
8	癫痫发作:最近开始发作的,排除代谢、感染、药物所致
8	精神症状:精神严重紊乱,干扰正常活动,排除尿毒症、药物影响
8	器质性脑病:智力的改变伴定向力、记忆力或其他智力功能的损害,并出现反复不定的临床症状,至少同时有感觉紊乱、不连贯的松散语言、失眠或白天瞌睡、精神运动性活动增加或减少中的2项,排除代谢、感染、药物所致
8	视觉障碍:SLE视网膜病变,排除高血压、感染、药物所致
8	颅神经病变:累及颅神经的新出现的感觉、运动神经病变
8	狼疮性头痛:严重持续性头痛,麻醉性止痛药无效
8	脑血管意外:新出现的脑血管意外,应排除动脉硬化
8	脉管炎:有溃疡、坏疽、有触痛的手指小结节、甲周碎片状梗死、出血等表现,或经活检、血管造影证实
4	关节炎:2个以上关节痛和炎性体征(压痛、肿胀、渗出)
4	肌炎:近端肌痛或无力伴肌酸磷酸激酶升高,或肌电图改变,或活检证实
4	管型尿:颗粒管型或红细胞管型
4	血尿:红细胞计数>5/HP,排除结石、感染和其他原因

续表

积分	临床表现
4	蛋白尿:尿蛋白>0.5 g/24 h,新出现或近期增加
4	脓尿:白细胞计数>5/HP,排除感染
2	脱发:新出现或复发的异常斑片状或弥散性脱发
2	新出现皮疹:新出现或复发的炎症性皮疹
2	黏膜溃疡:新出现或复发的口腔或鼻黏膜溃疡
2	胸膜炎:胸膜炎性胸痛伴胸膜摩擦音、渗出或胸膜肥厚
1	发热:体温≥38 ℃,排除感染原因
1	血小板减少:血小板计数<100×10^9/L
1	白细胞减少:白细胞计数<3.0×10^9/L,排除药物原因

SLEDAI积分:0~4分,基本无活动;5~9分,轻度活动;10~14分,中度活动;≥15分,重度活动。(上述积分为近10天内出现临床表现的积分)

四、治疗

治疗目标:所有脏器临床缓解及低疾病活动度,尽可能采用最小剂量激素维持治疗,改善患者的长期预后,预防终末器官损伤,并提高患者的生活质量。SLE可接受的缓解状态包括SLEDAI评分≤3分,医生整体评估评分≤1,泼尼松剂量≤5 mg/d。复发时应根据受累脏器的严重程度调整治疗方案,包括增加现有药物剂量、换药或增加新的药物。

1. 非药物干预

正确认识疾病,明白长期规律用药的必要性,配合治疗、遵从医嘱,定期随诊。防晒、戒烟、健康均衡饮食、定期运动、促进骨健康、预防感染,避免过度劳累,对改善患者长期预后非常重要。

2. 药物治疗

(1) 非甾体抗炎药(NSAIDs):可用于控制关节炎、肌痛和发热症状,同时可抑制血小板聚集,有助于改善SLE患者血液高凝状态。常用的有阿司匹林、布洛芬、萘普生等。应注意消化道溃疡、出血、肾功能、肝功能等方面的副作用。

(2) 抗疟药:抗疟药(氯喹或羟氯喹)是SLE患者使用的一线药物。羟氯喹可以控制皮疹和减轻光敏感,稳定病情,减少激素用量,延长寿命。常用羟氯喹0.2~0.4 g/d。长期使用有视网膜毒性风险,需要每6~12个月进行一次眼底检查。大量研究证据表明,如果每日剂量<5 mg/kg体重,则可以最大程度地降低视网膜病变的风险。有心脏病史者,特别是心动过缓或有传导阻滞者禁用抗疟药。此外,使用抗疟药的患者可出现皮疹、头痛、眩晕、白细胞减少、再生障碍性贫血等。

(3) 糖皮质激素:SLE治疗的基础用药。对免疫细胞功能及免疫反应均有抑制作用,对细胞免疫的抑制作用更显著,大剂量时也可明显抑制体液免疫,减少抗体生成。不同类型SLE的激素治疗剂量不同,临床用药需要个体化。对于无内脏损害的轻型SLE,小剂量激素(泼尼松≤10 mg/d)有助于控制病情,可短期局部应用激素治疗皮疹,但脸部应尽量避免使用强效激素类外用药,一旦使用,不应超过1周。中度活动的SLE泼尼松剂量为0.5~1 mg/(kg·d),常需要联合其他免疫抑制剂。重型SLE的激素标准剂量是泼尼松1 mg/(kg·d),病情稳定后(4~8周),开始以每1~2周减10%的速度缓慢减量,减至泼尼松0.5 mg/(kg·d)后,减药速度按病情适当调慢;维持治疗的激素剂量尽量小于10 mg泼尼松。在减药过程中,如果病情不稳定,可酌情增加剂量或加用免疫抑制剂联合治疗。可选用的免疫抑制剂有环磷酰胺、硫唑嘌呤、甲氨蝶呤等,联合应用以便更快地诱导病情缓解和巩固疗效,并避免长期使用较大剂量激素导致的严重副作用。激素的副作用包括继发感染、高血压、高血糖、高血脂、低钾血症、骨质疏松、无菌性骨坏死、白内障、体重增加、水钠潴留等。对于重要脏器受累,甚至狼疮危象的患者,可以使用大剂量激素

[泼尼松≥2 mg/(kg·d)或甲泼尼龙500~1 000 mg/d]冲击治疗,连续3天为1个疗程,疗程间隔5~30天,间隔期和冲击后恢复泼尼松0.5~1 mg/(kg·d)。

(4) 免疫抑制剂:中重度SLE患者应使用免疫抑制剂。

甲氨蝶呤:二氢叶酸还原酶拮抗剂,通过抑制核酸的合成发挥细胞毒作用。低剂量甲氨蝶呤具有多效作用,包括增加抗炎腺苷信号传导、活化淋巴细胞凋亡、减少促炎T细胞循环、减少内皮和滑膜细胞上的黏附分子和活性氧等。我国人群使用剂量为7.5~15 mg,每周1次。主要用于关节炎、肌炎、浆膜炎和皮肤损害为主的SLE。其副作用有胃肠道反应、口腔黏膜糜烂、肝功能损害、骨髓抑制,偶见甲氨蝶呤导致的肺炎和肺纤维化。

硫唑嘌呤:嘌呤类似物,可通过抑制DNA合成发挥针对淋巴细胞的细胞毒作用。用量为1~2.5 mg/(kg·d),常用剂量为50~100 mg/d。副作用包括骨髓抑制、胃肠道反应、肝功能损害等。少数对硫唑嘌呤极敏感者用药短期就可出现严重脱发和造血危象,引起严重的粒细胞和血小板缺乏症,轻者停药后血象多在2~3周内恢复正常,严重者则须按粒细胞缺乏或急性再障处理,以后不宜再用。硫唑嘌呤是妊娠期间控制肾脏和肾外表现的最佳选择。

环磷酰胺:主要作用于细胞周期S期的特异性烷化剂,可消耗T细胞和B细胞并抑制抗体产生,是治疗重症SLE的有效药物之一,尤其是在LN和血管炎的患者中,环磷酰胺与激素联合治疗能有效地诱导疾病缓解,阻止和逆转病变的发展,改善远期预后。目前普遍采用的标准环磷酰胺冲击疗法是:0.5~1.0 g/m²体表面积,加入250 mL生理盐水中静脉滴注,每3~4周1次。多数患者6~12个月后病情缓解,而在维持缓解阶段,常需要继续环磷酰胺冲击治疗,延长用药间歇期至约3个月1次维持数年。白细胞计数对指导环磷酰胺治疗有重要意义,治疗中应注意避免导致白细胞过低,一般要求白细胞计数不低于3.0×10^9/L。环磷酰胺冲击治疗7~14天,白细胞数量降至低谷。对于间隔期少于3周者,更应密切注意血象监测,大剂量冲击前须查血常规。除白细胞减少和诱发感染外,环磷酰胺冲击治疗的副作用还包括性腺抑制(尤其是女性的卵巢功能衰竭)、胃肠道反应、脱发、肝功能损害,少见远期致癌作用(主要是淋巴瘤等血液系统肿瘤)、出血性膀胱炎、膀胱纤维化和长期口服而导致的膀胱癌。

霉酚酸酯:次黄嘌呤单核苷酸脱氢酶抑制剂,可抑制嘌呤从头合成途径,从而抑制淋巴细胞活化。能够有效地控制Ⅳ型LN活动,其副作用总体低于环磷酰胺,但尚不能替代环磷酰胺。其常用剂量为1~2 g/d,分2次口服。值得注意的是,随着霉酚酸酯剂量的增加,感染风险也随之增加。

钙调磷酸酶抑制剂:通过阻断钙调磷酸酶的抑制作用来靶向T细胞,现广泛应用的钙调磷酸酶抑制剂包括环孢素和他克莫司。环孢素对LN(特别是Ⅴ型LN)有效,常用剂量为3~5 mg/(kg·d),分2次口服。用药期间注意肝、肾功能及高血压、高尿酸血症、高血钾等,有条件者应测血药浓度,调整剂量,血肌酐较用药前升高30%,需要减药或停药。环孢素对LN的总体疗效不如环磷酰胺冲击疗法,对累及血液系统的治疗更有优势。他克莫司因副作用更少,单独使用或与麦考酚酯联合使用比环孢素使用更广泛。沃罗孢素是一种口服钙调磷酸酶抑制剂,于2021年1月被美国食品药品监督管理局批准用于与免疫抑制剂联合治疗活动性LN。

(5) 生物制剂:利妥昔单抗是一种抗CD20单克隆抗体,通过清除外周B细胞,用来治疗SLE及LN。若SLE危及脏器功能,而常规免疫抑制剂疗效不佳、不能耐受或存在禁忌时,可考虑应用利妥昔单抗,在严重的溶血性贫血和免疫性血小板减少中,利妥昔单抗可考虑作为一线治疗。贝利尤单抗是第一种获批治疗SLE的生物制剂,持续疾病活动(SLE疾病活动指数>10)、血清学阳性、有皮肤和骨骼肌肉受累表现的患者可能获益更多。

3. 血浆置换

血浆置换通过体外分离血液成分中的自身抗体及免疫复合物,产生过滤后的血浆产品,从而减少对靶器官的损害。用于危及生命的SLE患者,如伴发神经精神疾病发作、血栓性血小板减少性紫癜的患者。然而,与使用免疫抑制剂和生物制剂相比,血浆置换的临床益处和成本效益基于观察和病理报告仍然有待证实。

4. 丙种球蛋白

丙种球蛋白被认为可以抑制 IFN-1 介导的分化、抑制 B 细胞活化并中和 B 细胞产生的抗体。用于活动性 SLE 并伴有感染的、对免疫抑制药物无反应的严重病例。临床中已有有效治疗皮肤和神经精神 SLE 的案例。

5. 干细胞移植治疗

造血干细胞移植能控制部分常规治疗效果不好的重症 SLE 患者的病情，但费用较高，并发症多。近期一些研究使用间充质干细胞移植治疗 SLE 并取得了一些疗效。

五、预后

由于医学技术的不断发展及对 SLE 诊疗经验的积累，近年来 SLE 患者的生活质量和生存时间均有了极大的改善。影响 SLE 患者的预后因素包括性别、发病年龄、脏器受累情况、有无合并症、感染、用药规范性等。我国报道的 SLE 患者 1 年、3 年、5 年生存率分别为 98.4%、95.5%、93.8%，其中肾衰竭、感染、中枢神经受累是 SLE 的主要死亡原因。

典型病例

以发热起病的系统性红斑狼疮

【病史简介】

患者女性，13 岁。

主诉：发热、面部红斑 1 月余。

现病史：患者 1 个月前无明显诱因出现发热，最高 38.5 ℃，伴有面部蝶形红斑，伴轻度咽痛、咳嗽症状。于当地诊所就诊，予抗感染等治疗后，体温下降，咳嗽症状好转，但面颊部仍有红斑，进而双手、双足皮肤及双膝关节伸侧出现红色皮疹，无关节肿痛，同时伴有脱发、口腔溃疡、光过敏、乏力等不适，偶有口干、眼干、咳嗽、咳痰等症状，无紫癜、活动性出血。就诊于皮肤科，考虑 SLE 可能，予泼尼松每日 2 次、每次 2 片治疗后症状无好转。现患者为求进一步诊治，门诊拟"发热待查"收住院。自发病以来，患者精神状态良好，体力情况一般，食欲、食量良好，睡眠情况良好，大便正常，小便正常，体重无明显变化。

【既往史及个人史】

既往史：2018 年于安徽省儿童医院诊断"免疫性血小板减少性紫癜"，予泼尼松早 4 片、中 4 片、晚 3 片治疗，后逐渐减量并停药。否认肝炎、结核、疟疾等传染病史，否认高血压、心脏病、糖尿病、脑血管疾病、精神疾病史，否认手术史、外伤史、输血史，否认食物、药物过敏史，预防接种史不详。

个人史：生于安徽省合肥市，久居本地，否认疫区、疫情、疫水接触史，否认牧区、矿山、高氟区、低碘区居住史，无化学性物质、放射性物质、有毒物质接触史，无吸毒史，无吸烟、饮酒史。12 岁月经初潮，月经规律，月经量正常。

【入院体征】

体温 36.5 ℃，脉搏 96 次/分，呼吸 20 次/分，血压 124/83 mmHg，SpO$_2$ 99%，神志清楚，无贫血貌，全身浅表淋巴结未触及肿大。

（1）面颊部可见可疑蝶形红斑，压之不褪色，双手、膝关节伸侧、足趾可见红色皮疹（图 2-10-1）。

（2）双肺呼吸音清，未闻及明显干、湿啰音，心率 96 次/分，各瓣膜听诊区未闻及病理性杂音。

（3）腹软，肝脾肋下未触及，全腹无压痛及反跳痛，移动性浊音阴性。

(4) 四肢肌肉、关节无明显压痛,双下肢不肿,生理反射存在,病理反射未引出。

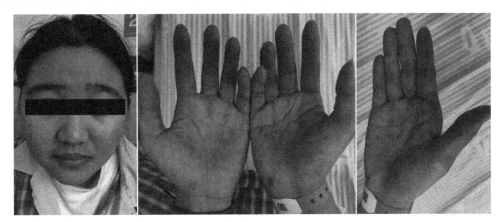

图 2-10-1　患者面部及手部皮疹

【辅助检查】

(1) 血常规:白细胞计数 6.04×10^9/L,红细胞计数 2.44×10^{12}/L,血红蛋白 81.0 g/L,血小板计数 343×10^9/L,网织红细胞占比 3.76%。

(2) ESR:2.0 mm/h。

(3) CRP:0.31 mg/L。

(4) 免疫球蛋白+补体:IgA 0.09 g/L,IgG 20.00 g/L,补体 C3 0.29 g/L,补体 C4 0.01 g/L。

(5) 肝肾功能+电解质:总胆红素 30.0 μmol/L,直接胆红素 13.0 μmol/L,间接胆红素 17.0 μmol/L,余无明显异常。

(6) 凝血常规:D-二聚体 1.08 mg/L。

(7) 尿总蛋白/尿肌酐:0.23(尿总蛋白 236.00 mg/L)。

(8) 血清铁蛋白 170.00 ng/mL,叶酸 2.93 ng/mL,总铁结合力 47.7 μmol/L,维生素 B$_{12}$ 正常。

(9) Coombs 试验:直接抗人球蛋白试验阳性,间接抗人球蛋白试验阳性,单特异性抗 IgG 试验阳性,单特异性抗补体 C3 试验阳性。

(10) 抗核抗体谱:ANA 阳性(滴度 1∶320,均质、颗粒),抗核糖体 P 蛋白抗体阳性,抗 U1 小核糖核蛋白(U1-nRNP)抗体临界阳性,抗 Sm 抗体临界阳性。

(11) 红斑狼疮活动指标:抗核小抗体 83.230 RU/mL,抗 C1q 抗体 83.210 AU/mL,抗 ds-DNA 抗体 386.4 IU/mL。

(12) 细胞亚群检测:CD3$^+$ 53.8%,CD3$^+$CD4$^+$ 24.5%,CD3$^+$CD4$^+$/CD3$^+$CD8$^+$ 0.95%,CD3$^-$CD19$^+$ 31.8%。提示 B 细胞比例增加。

(13) 尿常规、粪便常规+隐血、免疫组合检测、抗磷脂抗体、血管炎抗体、抗链球菌溶血素、RF、EB 病毒抗体、巨细胞病毒抗体、呼吸道病原体等检查均无明显异常。

(14) 胸部高分辨 CT 平扫:左肺小结节,随诊;双侧胸廓入口处、腋窝及纵隔内多发淋巴结,部分肿大,请结合专科评估。

(15) 超声心动图:左房偏大。

(16) 腹部 B 超:脂肪肝,胆系未见明显结石,腹腔所见部位未见明显积液,腹膜后未见明显肿大淋巴结,双肾、膀胱未见明显异常。

【诊断】

(1) 系统性红斑狼疮。

(2) 溶血性贫血。

【诊断依据】

患者为青少年女性,病程中出现面部红斑、发热,双手、双膝、双足血管炎样皮疹,口腔溃疡、脱发、光过敏,多项自身抗体(ANA、抗 U1-nRNP 抗体、抗 Sm 抗体、抗核糖体 P 蛋白抗体)异常,IgG 明显升高,补体降低,血红蛋白降低,胆红素升高,Coombs 试验阳性,红斑狼疮活动指标提示抗核小体抗体、抗 C1q 抗体、抗 ds-DNA 抗体明显升高,胸部 CT 提示多发淋巴结肿大,考虑诊断 SLE、溶血性贫血。

【鉴别诊断】

(1) 类风湿关节炎:女性多见,以双手指近端指间关节、双腕关节等小关节对称性肿胀为主,常伴有晨僵,时间大于 1 h,双手影像学可见近端指间关节间隙狭窄及破坏,实验室检查 RF、抗 CCP 抗体阳性,急性期 ESR、CRP 升高。该患者无关节肿痛、晨僵,RF 阴性,不考虑该诊断。

(2) 混合性结缔组织病:具有 SLE、硬皮病、皮肌炎、多发性肌炎等病的混合表现,包括雷诺现象,面部及手部的非凹陷性水肿,以及发热、非破坏性多关节炎、肌无力或肌痛等症状,常伴有抗 RNP 抗体阳性。该患者无硬皮病、肌炎等表现,抗 U1-nRNP 抗体临界阳性,暂不考虑。

【治疗】

予地塞米松 20 mg bid(连用 5 天)抗炎、羟氯喹调节免疫、阿司匹林抗凝,辅以补充造血原料、抑酸、护胃、补钙、补充维生素 D 等对症支持治疗。患者细胞亚群检测提示 B 细胞比例增加,IgG 明显升高,考虑 B 细胞过度活化,排除禁忌后予 B 细胞靶向药贝利尤单抗 600 mg 治疗,出院时激素减量至甲泼尼龙 12 mg tid 口服。

【随访】

患者出院后规律口服药物,定期入院行贝利尤单抗治疗(第 0、2、4、8、12、16 周),未再出现发热、新发皮疹,IgG 恢复正常,血红蛋白水平上升。

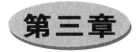

心血管系统疾病引起发热及典型病例

第一节 风湿热及风湿性心脏病

风湿热是一种因A组链球菌(group A streptococcus,GAS)感染咽部后反复发作的急性或慢性全身结缔组织炎症,主要累及关节、心脏、皮肤和皮下组织,偶可累及中枢神经系统、血管、浆膜及肺、肾等内脏器官。风湿热具有多种临床表现,以关节炎和心脏炎症为主,亦可伴有发热、皮疹、皮下结节、边缘性红斑、舞蹈病等。本病发作呈自限性,风湿热反复或严重发作后常遗留轻重不一的心脏损害,导致永久性心脏瓣膜损伤和风湿性心脏病。

风湿热多发于冬春阴雨季节,寒冷和潮湿是重要诱因。任何年龄均可发病,最常见人群是5~15岁的儿童和青少年,3岁以内的婴幼儿极少见。男女患病概率大致相等。流行病学研究显示,A组乙型溶血性链球菌感染与风湿热密切相关,并且感染途径亦至关重要,链球菌感染咽部是本病发病的必要条件。A组乙型溶血性链球菌的感染往往与社会经济因素相关,居室过于拥挤、营养低下及医药缺乏均利于链球菌繁殖和传播,多构成风湿热的流行。不同国家、地区的发病率差异较大,发病率较高的地区有中东、亚洲、东欧和澳大利亚(每年10/10万人~350/10万人),发病率较低的地区有美国和西欧(每年0.5/10万人~3/10万人)。20世纪中期,世界各国风湿热发病率明显下降,尤其是发达国家,但其仍是导致发展中国家心血管疾病和死亡的重要因素。

一、临床表现

(一)前驱症状

在典型症状出现前1~6周,常有咽喉炎或扁桃体炎等上呼吸道链球菌感染表现,如发热、咽痛、颌下淋巴结肿大、咳嗽等症状。50%~70%的患者有不规则发热,轻、中度发热较常见,亦可有高热。心率加快,大量出汗,往往与体温升高不成比例。但发热无诊断特异性,且临床上超过半数患者因前驱症状轻微或短暂而忽视此现病史。

(二)典型表现

风湿热有5个主要表现,游走性多发性关节炎、心脏炎症、皮下结节、环形红斑、舞蹈病,这些表现可以单独出现或合并出现,并可产生许多临床亚型。单纯皮肤和皮下组织的表现不常见,通常只发生在已有关节炎、舞蹈病或心脏炎症的患者中。

1. 关节炎

关节炎是最常见的典型表现,呈游走性、多发性,以膝、踝、肘、腕、肩等大关节受累为主,局部可有红、肿、热、疼痛和压痛,可伴有渗出,但无化脓。关节疼痛通常在2周内消退,发作后无遗留变形,但常反复发作,症状可在气候变冷或阴雨天出现或加重,水杨酸制剂对缓解关节症状疗效颇佳。轻症及不典型病例可呈单关节或少关节受累,或累及一些不常见的关节如髋关节、指关节、下颌关节、胸锁关节、胸肋间关节,胸肋间关节炎常被误认为心脏炎症症状。

2. 心脏炎症

心脏炎症表现为运动后心悸、气短、心前区不适。二尖瓣炎症有时可有心尖区高调、收缩期吹风样杂音或短促低调舒张中期杂音(Carey-Coombs杂音)。主动脉瓣炎症有时在心底部可闻及舒张中期柔和吹风样杂音。窦性心动过速(入睡后心率仍>100次/分)常是心脏炎症的早期表现,心率增快与体温升高不成比例,水杨酸类药物可使体温下降,但心率未必恢复正常。心包炎多为轻度,超声心动图可发现心包积液。心脏炎症严重时可出现充血性心力衰竭。心脏炎症可以单独出现,亦可与其他症状同时出现。初次发病的有关节炎的风湿热患者中约50%有心脏炎症。约50%心脏受累的成年风湿热患者,其心脏损害在更晚时才被发现。

3. 环形红斑

环形红斑的发生率为6%~25%。皮疹为淡红色环状红斑,中央苍白,时隐时现,骤起,数小时或1~2天消退,分布在四肢近端和躯干,常在链球菌感染后较晚期才出现。

4. 皮下结节

皮下结节为稍硬、无痛性小结节,位于关节伸侧的皮下组织,尤其是肘、膝、腕、枕或胸腰椎棘突处,与皮肤无粘连,表面皮肤无红肿等炎症改变,常与心脏炎症同时出现,是风湿活动的表现之一,发生率为2%~16%。

5. 舞蹈病

舞蹈病常发生于4~7岁儿童,是一种无目的、不自主的躯干或肢体动作,面部可表现为挤眉眨眼、摇头转颈、努嘴伸舌,肢体表现为伸直或屈曲、内收或外展、旋前或旋后等无节律的交替动作,激动兴奋时加重,睡眠时消失,情绪常不稳定,须与其他神经系统的舞蹈症相鉴别。国内外报告该病的发生率为3%~30%。

6. 其他

多汗、鼻出血、瘀斑、腹痛亦不少见。发生肾损害时,尿中可出现红细胞及蛋白。肺炎、胸膜炎、脑炎近年已少见。

二、辅助检查

1. 常规实验室检查

常规实验室检查包括血常规、尿常规、粪便常规、肝功能、肾功能、血糖、电解质、血脂、心肌酶、ESR、CRP等。急性期ESR和CRP升高的阳性率较高,可达80%。但就诊较晚或迁延型风湿热,ESR升高的阳性率仅60%左右,CRP升高的阳性率可降至25%或更低。血清糖蛋白电泳$\alpha 1$和$\alpha 2$增高可达70%,较前两者敏感。

2. 链球菌感染指标

咽拭子链球菌培养阳性率在20%~25%。抗链球菌溶血素"O"(ASO)滴度超过1∶400为阳性,在感染后2周左右出现。既往急性风湿热患者ASO阳性率在75%以上,但由于近年来抗生素的广泛应用及因临床表现不典型而导致取材延误,ASO的阳性率已低至50%。抗DNA酶-B阳性率在80%以上,两者联合阳性率可提高至90%。以上检查只能证实患者近期内有链球菌感染,不能提示体内是否存在链球菌感染诱发的自身免疫反应。

3. 免疫学检查

非特异性免疫指标如IgM、IgG、循环免疫复合物(circulating immune complex,CIC)和补体C3增高占50%~60%。抗心肌抗体用间接免疫荧光法和酶联免疫吸附试验(ELISA)法测定阳性率分别为48.3%和70%。抗A组链球菌菌壁多糖抗体阳性率为70%~80%,外周血淋巴细胞促凝血活性试验阳性率在80%以上,后者有较高的敏感度和特异度。TNF-α、IL-2受体参与急性风湿热的发病过程,在急性风湿热活动期显著增高,治疗后明显下降,且静止期血清浓度较健康人增高,有望成为监测风湿活动和观察药物疗效的指标。

4. 心电图及影像学检查

风湿性心脏炎症的心电图可表现为窦性心动过速、PR 间期延长及各种心律失常等改变。超声心动图检查可发现早期、轻度心脏炎症和亚临床型心脏炎症,对轻度心包积液较敏感。心肌核素检查可显示轻症和亚临床型心肌炎。

三、风湿热分类诊断标准

（一）典型的风湿热

风湿热临床表现多样,迄今尚无特异性的诊断方法,此前多沿用 1992 年美国心脏协会修订的 Jones 诊断标准,2015 年美国心脏协会再次对 Jones 诊断标准进行修订。

1. 1992 年美国心脏协会修订的 Jones 诊断标准

1992 年 Jones 诊断标准主要依据临床表现,辅以实验室检查。主要表现包括:① 心脏炎症表现,包括杂音、心脏增大、心包炎、充血性心力衰竭;② 多发性关节炎;③ 舞蹈症;④ 环形红斑;⑤ 皮下结节。次要表现包括:① 发热;② 关节痛;③ 急性期 CRP 和 ESR 升高;④ 心电图示 PR 或 QT 间期延长。GAS 感染证据包括:① 咽喉拭子培养溶血性链球菌阳性;② 快速链球菌抗原试验阳性;③ ASO 滴度或抗 DNA 酶-B 滴度升高。

如有前驱 GAS 感染证据,并有两项主要表现或一项主要表现加两项次要表现者,高度提示可能为急性风湿热。如关节炎已列为主要表现,则关节痛不能作为一项次要表现;如心脏炎症已列为主要表现,则心电图不能作为一项次要表现。

2. 2015 年美国心脏协会修订的 Jones 诊断标准

2015 年 Jones 诊断标准将超声心动图和多普勒彩色血流图作为心脏炎症的诊断工具。此外,将总体人群发病风险分为低风险人群和中高风险人群,单发性关节炎或多发性关节痛是中高风险人群的主要标准之一。2015 年 Jones 诊断标准提高了风湿热诊断的特异性,尤其是在风湿热罕见的低风险人群中。需要说明的是,目前临床上最常用的仍是 1992 年美国心脏协会修订的 Jones 诊断标准,该标准只能指导诊断,不意味着其是"金标准"。

主要表现如下。

（1）低风险人群[风湿热发病率在学龄儿童(5～14 岁)中 <2/10 万人每年,或所有风湿性心脏病患病率 <1/1 000 人每年]:① 心脏炎症(临床或亚临床;临床心脏炎症指听诊闻及二尖瓣和主动脉瓣反流杂音;亚临床心脏炎症指瓣膜区听诊无反流杂音,但超声心动图提示有心脏瓣膜炎);② 关节炎(必须为多发性关节炎);③ 舞蹈病;④ 环形红斑;⑤ 皮下结节。

（2）中高风险人群:① 心脏炎症(临床或亚临床);② 关节炎(单发性关节炎或多发性关节炎;多发性关节痛);③ 舞蹈病;④ 环形红斑;⑤ 皮下结节。

次要表现如下。

（1）低风险人群:① 多关节痛;② 发热,体温 ≥38.5 ℃;③ ESR ≥60 mm/h 和(或)CRP ≥3.0 mg/dL;④ 心电图表现为校正年龄后 PR 间期延长。

（2）中高风险人群:① 单关节痛;② 发热,体温 ≥38.0 ℃;③ ESR ≥30 mm/h 和(或)CRP ≥3.0 mg/dL;④ 心电图表现为校正年龄后 PR 间期延长。

患者必须具备前驱 GAS 感染证据。有两项主要表现或一项主要表现加两项次要表现诊断为初发风湿热;有两项主要表现或一项主要表现加两项次要表现或三项次要表现诊断为复发风湿热。

但对下述三种情况,又未知风湿热病因者,可不必严格遵循上述诊断标准,即可诊断风湿热:以舞蹈病为唯一表现者;隐匿发病或缓慢发生的心脏炎症;有风湿热史或现患风湿性心脏病,当再感染 GAS 时,有风湿热复发高度危险者。

(二) 2002—2003年世界卫生组织(WHO)修订的风湿热标准

WHO在1965年和1984年风湿热诊断标准基础上进行修订,新标准最大的特点是提出风湿热分类诊断标准,有关主要和次要临床表现沿用了1992年美国心脏协会修订的Jones诊断标准的内容,但对链球菌感染的前驱期作了45天的明确规定,并增加了猩红热作为GAS感染证据之一。

对比1992年美国心脏协会修订的Jones标准,2002—2003年WHO修订的风湿热标准对风湿热作出分类诊断:① 对伴有风湿性心脏病的复发性风湿热的诊断明显放宽,只需具有两项次要表现及前驱GAS感染证据即可诊断;② 对隐匿发病的风湿性心脏病和舞蹈病的诊断亦放宽,无须具有其他主要表现,即使前驱GAS感染证据缺如亦可作出诊断;③ 对多关节炎、多关节痛或单关节炎可能发展为风湿热予以重视,以避免误诊和漏诊。

2002—2003年WHO修订的风湿热和风湿性心脏病诊断标准如下。

(1) 主要表现:① 心脏炎症;② 多关节炎;③ 舞蹈病;④ 环形红斑;⑤ 皮下结节。

(2) 次要表现:① 发热、多关节痛;② 急性期ESR或白细胞计数升高;③ 心电图示PR间期延长。

(3) 近45天内具有支持前驱GAS感染的证据:① ASO或风湿热链球菌抗体升高;② 咽拭子培养阳性或GAS抗原快速试验阳性或新近患猩红热。

(4) 初发风湿热:两项主要表现或一项主要表现加两项次要表现,同时有前驱GAS感染证据。患者可能有多关节炎(或仅有多关节痛或单关节炎)及数项(三项及以上)次要表现,联合近期GAS感染证据。有些病例可能发展为风湿热,一旦排除其他诊断,应慎重地将其视作"可能风湿热",建议进行二级预防,并密切追踪和定期检查其心脏情况,尤其适用高发地区的处于易感年龄段的患者。

(5) 复发性风湿热未患风湿性心脏病:两项主要表现或一项主要表现加两项次要表现,同时有前驱GAS感染证据。感染性心内膜炎必须除外。

(6) 复发性风湿热患风湿性心脏病:两项次要表现加前驱GAS感染证据(某些复发病例可能不满足上述标准)。

(7) 风湿性舞蹈病,隐匿发病的风湿性心脏炎症:无须具备其他风湿热主要表现或GAS感染证据。先天性心脏病除外。

(8) 慢性风湿性心瓣膜病(患者第一时间表现为单纯二尖瓣狭窄或复合性二尖瓣病和主动脉瓣病):无须风湿热任何标准即可诊断风湿性心脏病。

在某些情况下出现部分风湿热临床表现,但尚未达到诊断标准,可视为"可能风湿热",如只出现一项主要表现或一项次要表现,或无前驱GAS感染证据。此时,临床医生应仔细询问病史和体检,必要时可重复进行超声心动图检查。

四、鉴别诊断

风湿热的许多临床表现非特异,须与多种疾病鉴别。

(1) 类风湿关节炎:与风湿热的区别是关节炎呈持续性,伴晨僵,RF滴度升高,骨及关节损害明显。

(2) 反应性关节炎:有肠道或泌尿道感染史,以下肢关节炎为主,伴肌腱端炎、腰痛,HLA-B27阳性。

(3) 结核感染过敏性关节炎(Poncet病):具有结核感染史,结核菌素皮肤试验阳性,非甾体抗炎药治疗效果不佳,抗结核治疗有效。

(4) 亚急性感染性心内膜炎:具有进行性贫血、瘀斑、脾肿大、栓塞、血培养阳性等表现。

上述疾病易与风湿热混淆,容易导致误诊,排除性诊断是确诊风湿热的一个不可缺少的诊断步骤。

五、治疗方案及预后

治疗原则包括四个方面:① 去除病因,消灭链球菌感染灶;② 抗风湿热治疗,迅速控制关节炎、心脏炎症、舞蹈病等临床症状;③ 治疗并发症和合并症,改善患者预后;④ 实施个别化处理原则。

1. 一般治疗

注意保暖,避免劳累和刺激。风湿热急性发作时须绝对卧床休息,无心肌炎者卧床休息 2~3 周,有心肌炎者应延长卧床时间,待体温正常、心动过速控制、心电图表现改善后,继续卧床休息 3~4 周后恢复活动。饮食应采取少量多餐,多摄取清淡、高蛋白、高糖饮食维持足够的营养,以对抗发热和感染。

2. 抗生素应用

应用抗生素的目的是消除咽部 GAS 感染,避免风湿热反复发作或迁延不愈。需要强调的是,单纯 ASO 滴度升高 1:800 无须治疗。迄今为止,苄星青霉素仍是公认的杀灭 GAS 最有效的药物。对初发 GAS 感染,体重在 10 kg 以下者可肌肉注射苄星青霉素 45 万 U/次,体重在 10~20 kg 者剂量为 60 万 U/次,体重 >20 kg 者剂量为 120 万 U/次,每 3 周 1 次。对无法肌肉注射者,可口服苯氧甲基青霉素,儿童为 15 mg/kg(最大剂量为 500 mg),成人为 500 mg,每日 2 次,疗程 10 日。对再发风湿热或风湿性心脏病的预防用药可视病情而定。如青霉素过敏,可改用头孢菌素类或大环内酯类抗生素和阿奇霉素等。

3. 抗风湿治疗

对单纯关节受累者,首选非甾体抗炎药,常用阿司匹林,开始剂量成人为 3~4 g/d,小儿为 80~100 mg/(kg·d),分 3~4 次口服。亦可用其他非甾体抗炎药。单纯关节炎治疗疗程为 6~8 周。对已发生心脏炎症者,一般采用糖皮质激素治疗,常用泼尼松,开始剂量成人为 30~40 mg/d,小儿为 1.0~1.5 mg/(kg·d),分 3~4 次口服,病情缓解后减量至 10~15 mg/d 维持治疗。为防止停用激素后出现反跳现象,可于停用激素前 2 周或更早时间加用阿司匹林,待激素停用 2~3 周后才停用阿司匹林。有心包炎、心脏炎症合并急性心力衰竭者可静脉注射地塞米松 5~10 mg/d 或滴注氢化可的松 200 mg/d,至病情改善后口服激素治疗。心脏炎症使用激素治疗的疗程最少 12 周,如病情迁延,应根据临床表现和实验室检查结果,延长疗程至病情完全恢复为止。

4. 舞蹈病

尽量避免强光及噪声刺激。治疗首选丙戊酸,该药无效或严重舞蹈病如瘫痪的患者,可应用卡马西平治疗。其他多巴胺受体拮抗药物如氟哌啶醇亦可能有效。

5. 并发症的预防和治疗

在治疗过程中或风湿热反复活动时,须防止出现肺部感染、心功能不全、高脂血症等疾病。应及时处理各种并发症,如心功能不全可予小剂量洋地黄、利尿剂,肺部感染时及时选择有效抗菌药物。当合并心房颤动时,在排除中度及以上的二尖瓣狭窄和机械性瓣膜后,可使用非维生素 K 拮抗剂类口服抗凝剂;对中度及以上二尖瓣狭窄伴心房颤动者,选择维生素 K 拮抗剂类口服抗凝剂(如华法林)。对严重心脏瓣膜狭窄或反流者,可通过介入或手术修补或置换瓣膜。

6. 预后

约 70% 的急性风湿热患者可在 2~3 个月内恢复。急性期心脏受累者,如未及时合理治疗,可发生心脏瓣膜病。

六、风湿热发作的预防

1. 初发预防(一级预防)

初发预防是对致病因素或危险因素采取措施,预防疾病发生。包括改善居住环境,提高卫生条件,积极预防上呼吸道感染等。对高风险和易感人群接种抗链球菌疫苗以防链球菌感染。对儿童(4 岁以上)、青年、成人,有发热、咽喉痛拟诊上呼吸道链球菌感染者,为避免其诱发风湿热,给予青霉素或其他有效抗生素治疗。青霉素过敏者,可选用磺胺类抗菌药物、头孢菌素类抗菌药物、红霉素、阿奇霉素等治疗。

2. 再发预防(二级预防)

再发预防是对有风湿热病史或已患风湿性心脏病者持续应用有效抗生素,避免链球菌侵入而诱发风湿热再发。再发多于前次发病后 5 年内发生,故再发预防不论有无遗留瓣膜病变,应在初次风湿热发病后开始施行,目的是避免风湿热再发,防止心脏损害加重。应视病情,肌肉注射长效苄星青霉素,体重＜20 kg者剂量为60万 U/次,体重＞20 kg者剂量为120万 U/次,每3周1次,至链球菌感染不再反复发作后,可改为每4周肌肉注射1次。对青霉素过敏或耐药者,可改用红霉素0.25 g,每日4次,或罗红霉素150 mg,每日2次,疗程10日。亦可使用林可霉素、头孢菌素类抗菌药物或喹诺酮类抗菌药物。二级预防的期限及超声心动图复查频率应视风湿热发作次数、有无心脏受累及其严重程度而定。对无心脏受累者,预防期限至少5年,或至21岁,并在第1、3、5年复查一次超声心动图。对既往有心脏炎症患者,二级预防至少为10年,根据轻、中、重度心脏炎症,分别至21岁、35岁、40岁,其间分别每2年、1年、半年复查一次超声心动图。

七、诊疗要点

(1) 学龄儿童及青少年出现游走性、多发性关节痛,环形红斑、皮下结节,体检心脏听诊闻及杂音,前驱有上呼吸道感染,实验室检测炎症指标升高,ASO阳性,咽拭子培养阳性或抗 DNA 酶-B 阳性,超声心动图检查提示心脏炎症,应高度怀疑风湿热。

(2) Jones 诊断标准经历了从1992年至2015年的变迁。2015年新的 Jones 诊断标准增加了对低风险人群和中高风险人群的定义,区分了两者临床表现的差异。并将超声心动图检查作为诊断心脏受累的工具。所有确诊和疑似风湿热的病例均应进行超声心动图检查。

(3) 一旦确诊风湿热,应用抗生素消灭链球菌感染灶,并行抗风湿治疗,迅速控制关节炎、心脏炎症、舞蹈病等临床症状。治疗并发症和合并症,改善患者预后。

(4) 对有风湿热病史或已患风湿性心脏病者,须长期、持续应用有效抗生素预防风湿热再发。

 典型病例1

风湿性心脏病电风暴治疗失败

【病史简介】

患者女性,28岁。

主诉:反复气促、心悸、胸闷10年,加重伴发热14天,晕厥1天。

现病史:患者10年来在多家医院就诊,诊断为慢性风湿性心脏病、二尖瓣狭窄伴关闭不全,慢性心房颤动,心力衰竭(心功能Ⅳ级)。14天前病情加重,气促、呼吸困难、少尿、双下肢水肿,反复发作夜间阵发性呼吸困难,在当地医院予利尿、洋地黄、血管扩张剂治疗(用法不详),病情无缓解。入院当日出现2次呼吸心跳骤停,予电除颤,复苏成功后转入苏州大学附属第一医院。

【体格检查】

神志清楚,体温38.2 ℃,心率96次/分,呼吸20次/分,血压110/58 mmHg(多巴胺微泵维持,外院带入)。双肺呼吸音粗,两肺底闻及湿啰音,心界向左下扩大,心尖区可闻及3/6级收缩期及舒张期隆隆样杂音,肝肋下3 cm处扪及,双下肢轻度水肿。

【辅助检查】

(1) 心电图:心房颤动、频发室性早搏二联律,心率90次/分,QT间期0.383 s。

(2) 生化全套:谷丙转氨酶68 U/L,总胆红素45.1 μmol/L,直接胆红素15.9 μmol/L,间接胆红素29.20 μmol/L,钾3.8 mmol/L,钠141 mmol/L,氯95 mmol/L,肌酐118 μmol/L。肌酸激酶同工酶(CK-MB)4.3 U/L,肌钙蛋白10.75 μg/L,血糖9.3 mmol/L。

(3) ESR:20 mm/h。

(4) CRP:14.4 mg/L。

(5) 动脉血气分析:pH 7.47,PaO_2 13.05 mmHg,$PaCO_2$ 47.33 mmHg。

(6) 血常规:白细胞计数 14.6×10^9/L,中性粒细胞占比 92.6%,血红蛋白 133 g/L,血小板计数 215×10^9/L。

(7) 抗链球菌溶血素 O 抗体:48.1 IU/mL。

(8) RF:9.81 IU/mL。

(9) 抗 DNA 酶-B:72.8 U/mL。

(10) 超声心动图:左心房内径 56 mm,左心室舒张期末内径 63 mm,右心房 42 mm,右心室 32 mm,射血分数 36%;二尖瓣回声明显增强、增厚,前叶开放受限,后叶脱垂、僵硬,前后叶交界处粘连,瓣口面积 1.4 cm^2,呈中度狭窄伴轻至中度关闭不全;三尖瓣中度关闭不全;肺动脉压 46 mmHg。

(11) 胸部 X 线片:肺水肿合并感染,心影增大,心胸比 0.7(图 3-1-1)。

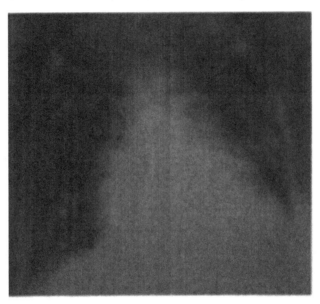

图 3-1-1　患者胸部 X 线片结果

【诊疗经过】

患者入院后予监护,高流量吸氧,静脉推注速尿,多巴胺维持血压,静脉补钾、补镁。入院 5 h,心电监护示频发室性早搏二联律并逐渐演变成短阵室性心动过速(简称"室速")、持续性室速(部分呈尖端扭转型)、心室扑动(简称"室扑")、心室颤动(简称"室颤")(图 3-1-2)。患者迅即出现抽搐,心跳、呼吸骤停,立即予电击除颤,胸外按压,气管插管机械通气及镇静。

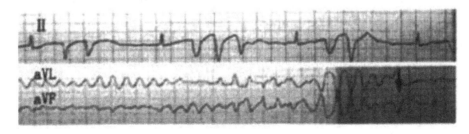

图 3-1-2　患者心电图

[上帧示频发室早,短阵室速;下帧示室速、室颤,电击后(箭头所示)恢复窦性心律]

入院 8 h 时,每 5~15 min 发作 1 次无休止室速或室颤,每次均需电击终止。入院后即予胺碘酮 300 mg 静注,后持续静脉推注(1 mg/min),其间多次以 150 mg 静注,入院 18 h 内用量 1 800 mg。入院 8 h 时联用艾司洛尔20~40 mg,先后静脉注射12次,后以100~180 mg/h持续静注,间断予利多卡因50 mg静脉注射3次。入院后反复电击83次(150~200 J双向波),始终未能终止恶性室性心律失常,患者迅速出现心源性休克、肺水肿,胸壁广泛灼伤、胸骨骨折,无尿,神志昏迷、瞳孔散大,入院26 h时死亡。

【讨论】

电风暴是指24 h内反复发作2次以上室颤和(或)室速,须紧急电击除颤转复。常见病因为心肌缺血、心肌病、心肌炎、药物诱发(内源或外源肾上腺素受体激动药、抗心律失常药过量)、植入式心脏转复除颤器(ICD)置入术后、重度心力衰竭、低钾血症和低镁血症。治疗原则包括以下几点。

(1) 电击复律,心肺复苏。

(2) 停用致心律失常药物,维持水、电解质和酸碱平衡。

(3) 药物治疗:① β受体阻滞剂为一线首选药物,能有效抑制交感激活、逆转心室电风暴,并可降低心肌耗氧保持心电稳定;② 胺碘酮可有效抑制复发性室速、室颤,常和β受体阻滞剂联合用于治疗心室电风暴,推荐应用于急性心肌缺血导致频发、持续多形性室速;③ 维拉帕米可抑制慢钙通道,对于极短联律间期引发的室速、室颤,电转复或常规室速药物治疗无效时有效。

(4) 病因治疗。

(5) 病情稳定,预计生存1年以上者,安置ICD。

本例患者24 h内电击除颤80余次,为一典型交感电风暴,其无休止发作室速、室颤可能由风湿活动、洋地黄中毒、院外复苏时使用大量活性药物、多次电击导致交感神经强烈兴奋、严重心力衰竭及肺部感染所致。最终救治失败可能与β受体阻滞剂和胺碘酮使用较晚、未能充分镇静、β受体阻滞剂量小未能充分阻断交感兴奋有关。应在入院后给予足量胺碘酮,同时及时在经静脉起搏保护下静脉注射足量β受体阻滞剂如倍他乐克或超短效的艾司洛尔,以阻断高度激活的交感状态,为后续处理创造条件。

【诊疗体会】

(1) 本例患者为二尖瓣中重度狭窄及关闭不全的青年风湿病患者,其左心房和左心室已明显扩大。心脏收缩功能降低,已达到外科换瓣手术的适应证。患者10年来一直在当地各医院诊治,早应告知或鼓励患者尽快手术,才能从根本上解决病因和矫正其有结构病变的心脏,减少肺部感染的机会,阻止心脏的继续扩大,从而改善心功能。

(2) 本例患者该次发作的频发室性早搏和室性心动过速(部分呈尖端扭转型)很可能是在应用洋地黄的基础上伴有低血钾所致,患者此时血压并不低(110/58 mmHg),即使曾有偏低,也是心室率增快及室性快速心律失常伴有二尖瓣中度狭窄使左室充盈不足所致,故此时多巴胺的不恰当应用更加重了室性快速心律失常的发展,最终难以控制。

(3) 本例患者二尖瓣病变不仅有中重度狭窄,也有中度关闭不全,心室已明显扩大,收缩功能降低,在急性心力衰竭发作时,β受体阻断剂应慎用,尤其在出现低血压及心源性休克时禁用。如前所述,药物对瓣膜病或先天性心脏病患者改善心脏重构和心功能的作用是有限的,仅在稳定期有改善舒张功能、降低心脏前后负荷的作用。

总之,心力衰竭是各种类型心脏病的终末阶段,其治疗方案也要根据基础病变的不同而异,各国的心力衰竭指南均一致强调要重视基础病变的及时治疗和纠正修复。另外,在心脏病的各个阶段中,交感活性药物的使用都应极为慎重,因为此类药物对心力衰竭改善并无益处,且常常导致药源性电风暴的发生、发展乃至不可控制,这是近半个世纪来心力衰竭治疗理念的根本转变之一,是临床实践中应注意和避免的。

典型病例 2

风湿性心脏病左心房血栓脱落造成冠状动脉栓塞

【病史简介】

患者女性,60 岁。

主诉:突发心前区压榨样疼痛,大汗,伴发热、呕吐 5 h。

现病史:患者 5 h 前无明显诱因突发心前区疼痛,为压榨样疼痛,位于胸骨中下段,呈持续性,范围约手掌大小,伴全身大汗,恶心、呕吐 2 次(量约 200 mL),呕吐物为胃内容物,未见红色及咖啡色液体,呕吐后胸痛无缓解。自觉发热(未测体温),无咳嗽、咯血,无心悸、胸闷、呼吸困难,无头晕、晕厥等。发病后由家属急送苏州大学附属第一医院急诊科,完善心电图等相关检查后,拟诊"急性心肌梗死"收入心内科。

【既往史及个人史】

既往风湿性心脏病二尖瓣狭窄伴关闭不全病史 28 年,心房颤动病史 23 年,17 年前行二尖瓣球囊扩张术,2 年前有脑梗死病史,遗留右侧肢体偏瘫。

【体格检查】

体温 38.6 ℃,血压 145/90 mmHg,心室率 83~117 次/分,节律极不整齐,房颤心律,二尖瓣听诊区可闻及 2/6 级收缩期吹风样杂音及中度舒张期隆隆样杂音,双下肢皮温减低。

【辅助检查】

心电图显示房颤伴快速心室率,心室率 112 次/分,V2~V6 导联 ST 段弓背向上抬高 0.2~0.4 mV。

心肌酶轻度升高(肌酸激酶同工酶 4.5 ng/mL,肌钙蛋白 10.14 ng/mL)。

急查超声心动图(图 3-1-3)显示二尖瓣瓣尖增厚、粘连、钙化、开放受限,二尖瓣开放距离为 6 mm,二尖瓣口开口面积为 1.62 cm^2;M 型超声心动图示二尖瓣活动曲线呈"城墙样"改变。左心房内径 51 mm,左心室内径 53 mm,射血分数 0.30,肺动脉收缩压 41 mmHg,左房顶部可见范围为 45 mm×30 mm 中等回声团块,左房侧壁可见范围为 36 mm×13 mm 中等回声团块。

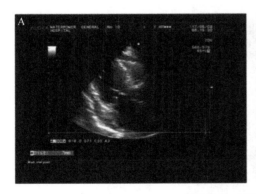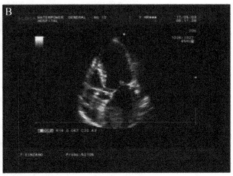

图 3-1-3 超声心动图结果

(A. 左室长轴切面显示二尖瓣开放受限;B. 五腔心显示左心房血栓)

【初步诊断】

(1) 急性广泛前壁心肌梗死。

(2) 风湿性心脏病二尖瓣狭窄伴关闭不全。

(3) 二尖瓣球囊扩张术后。

（4）房颤伴快速心室率。
（5）脑梗死病史。

【诊疗经过】

患者入院后给予抗凝、扩张冠状动脉治疗，症状逐渐缓解。1 h 后心电图 ST 段回到基线，但是患者精神差，血压 85/50 mmHg。急行冠状动脉造影，显示左主干末端和三分叉处大血栓（图 3-1-4A），远端 TIMI 2 级，右冠未见异常。考虑左心房附壁血栓脱落栓塞于冠状动脉。患者血流动力学不稳定，继续介入治疗处理左主干病变风险大。遂于体外循环下行左冠状动脉取栓术、二尖瓣生物瓣置换术。术中常规体外循环，阻断升主动脉后，主动脉根部顺行及冠状静脉逆行灌注 HTK 液进行心肌保护，主动脉根部横切口，使用 ST（2.7 mm）脑科吸引器头连接负压吸引，伸入左冠状动脉开口，探查触碰到栓子后借助负压将其吸入并带出冠状动脉开口。可见栓子约 3 mm×10 mm（图 3-1-4B），呈暗红色，质韧。经过右心房-房间隔切口探查可见左心房后壁及左心耳处心房壁有薄层机化的附壁血栓，与心房壁紧贴，表面粗糙，无新鲜附壁血栓。手术顺利，术后 10 h 脱离呼吸机，住 ICU 36 h。术后 10 天出院。血栓病理结果示混合性血栓（图 3-1-5）。

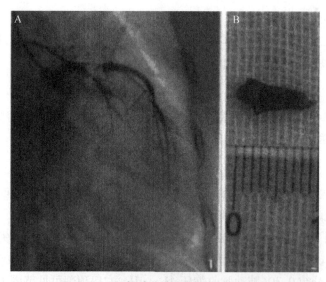

图 3-1-4　冠状动脉造影结果及血栓情况

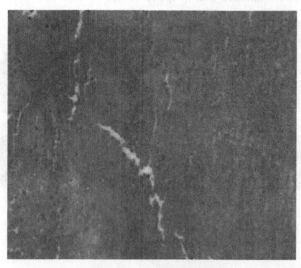

图 3-1-5　血栓病理结果

【讨论】

风湿性心脏病二尖瓣狭窄易合并左心房附壁血栓。本例患者发病前期，超声心动图表现为风湿性心脏病二尖瓣狭窄,左心房血栓;心电图表现为房颤心律。患者因感冒诱发剧烈咳嗽,故临床考虑因剧烈咳嗽导致左心房小块血栓脱落,脱落的血栓随体循环血流经主动脉窦进入冠状动脉。彩色超声检查相对CT、MRI、血管造影检查价格低廉、无创伤、灵活性强、可重复性好,可作为本病的首选筛查手段。

动脉栓塞最常见原因是血栓栓塞,而体循环血栓栓塞的栓子绝大多数来源于左心,以风湿性心脏病、二尖瓣狭窄合并房颤时左心房附壁血栓最为常见,其次以感染性心内膜炎瓣膜赘生物及心肌梗死后心腔内血栓等多见。研究表明,房颤是外周动脉血栓栓塞的独立危险因素。房颤患者左心房内血流滞缓呈缓慢回旋涡流状态、左心房内压增高以及左心室射血分数降低均是血栓形成的高危因素。许多因素会影响血栓栓塞的部位,如血管的解剖结构、血管内径及栓子的形态、大小等,心源性血栓栓塞的部位以脑动脉最为常见,内脏动脉中以肠系膜上动脉最为常见,外周四肢动脉中以下肢动脉常见。房颤患者血栓栓塞以脑动脉最为常见,临床诊疗也极度关注房颤患者脑卒中风险评估,而四肢动脉及内脏动脉的血栓栓塞在临床上并未予以足够的重视,该方面文献研究报道甚少。有学者报道,60%~95%手术治疗的急性肢体缺血患者和47%急性肠系膜缺血患者均诊断有房颤,故房颤患者,尤其风湿性心脏病合并房颤患者应重视外周动脉血栓栓塞的风险评估,对既往有外周动脉血栓栓塞的患者严格进行随访,预防二次血栓栓塞事件。

针对有左心血栓高危因素的患者须常规行经胸超声心动图,在标准左心室长轴切面调整探头充分显示左心房,在大动脉短轴左心耳切面充分显示左心耳,并结合心尖四腔心切面以及剑突下双房心切面,对左心进行充分探查,无禁忌证时可联合食管超声心动图检测。针对已有左心血栓形成的患者应常规对外周动脉进行超声检测,评估外周动脉血栓栓塞风险,以早期发现无症状性血栓栓塞,及时用药,改善预后。针对有外周动脉血栓栓塞现病史的患者,要查找血栓形成原因,若考虑心源性外周动脉血栓栓塞,必须行经胸超声心动图检查;若考虑血管源性,须判断有无动脉损伤、动脉粥样硬化性闭塞大动脉炎或血栓闭塞性脉管炎等危险因素存在。针对有外周动脉血栓栓塞既往史的患者,应严格进行临床监测,超声可作为患者治疗后随访的首选影像学检查。

病理证实本例患者的血栓为混合性血栓,质地比较硬韧,溶栓治疗效果差。栓塞位于左主干,介入治疗困难且风险大,治疗方式应当首选外科手术。本例患者采用8F脑科吸引器头连接负压吸引,很容易地将栓子吸出,避免了对冠状动脉的损伤和冠状动脉旁路移植要求。事实上吸引器头可以进入前降支和回旋支主干的中段,明确冠状动脉是否通畅和有无残余栓子,这是一种很巧妙的冠状动脉取栓的方法。

第二节　新型冠状病毒感染相关心肌炎

一、定义

1. 新型冠状病毒感染相关心肌炎

新型冠状病毒(以下简称"新冠")感染相关心肌炎指疑似或确诊新冠感染患者,出现心肌损伤症状(如胸痛、呼吸困难、心悸、晕厥等),伴心肌损伤标志物心肌肌钙蛋白I(cardiac troponin I,cTnI)或心肌肌钙蛋白T(cardiac troponin T,cTnT)升高,心电图、超声心动图、心脏磁共振(cardiac magnetic resonance,CMR)异常和(或)心肌组织病理异常。诊断该病须排除阻塞性冠状动脉疾病。

2. 新冠感染相关心肌受累

新冠感染相关心肌受累指疑似或确诊新冠感染患者,存在心肌损伤检查异常发现,如新发的心电图、超声心动图、CMR和(或)心肌组织病理异常,但尚不符合心肌炎诊断标准。此类患者可伴或不伴有心肌损伤症状及心肌损伤标志物(cTnI/cTnT)升高。

3. 新冠感染相关心肌损伤

新冠感染相关心肌损伤指疑似或确诊新冠感染患者,出现心肌损伤标志物(cTnI/cTnT)升高超过99%参考范围上限。

二、流行病学

新冠感染相关心肌炎的总体发病率尚无明确统计。据报道,20岁以下人群中新冠感染相关心肌炎发病率约为0.45‰。一项纳入5.6万例新冠感染住院患者的全球多中心调查研究显示,新冠感染相关心肌炎发病率为2.4‰~4.1‰,其中57.4%的患者不合并肺炎,38.9%的患者出现暴发性心肌炎。

常见的危险因素包括高龄、男性、基础心脏病史、肥胖、糖尿病、高血压、免疫抑制状态及存在严重的系统性疾病。

三、诊断

1. 症状

常于新冠感染后数日至数周出现非特异性症状,以发热、呼吸困难、咳嗽及胸痛最常见。可有心悸、胸闷、活动耐量下降等,要注意晕厥。症状多于3个月内缓解,也有少数患者可持续1年以上。

其中,暴发性心肌炎以起病急骤、进展迅速为特点,很快出现心力衰竭、循环衰竭及各种恶性心律失常,并可伴有多器官功能衰竭,早期病死率极高,须尽早识别。

2. 辅助检查

(1)实验室检查:可有心肌损伤标志物(cTnI/cTnT、肌酸激酶及其同工酶、乳酸脱氢酶、肌红蛋白等)升高,且多无明显酶峰。若持续增高则提示心肌损伤进行性加重,预后不良。其中,cTnI/cTnT敏感性和特异性最高。此外,脑钠肽(brain natriuretic peptide,BNP)或氨基末端BNP前体(N-terminal proBNP,NT-proBNP)水平升高常提示心功能异常,是诊断心力衰竭及其严重程度、预后判断的重要指标,但与心肌损伤标志物相比有一定滞后性,须注意监测。同时,建议所有患者完善血常规、尿常规、肝功能、肾功能、电解质、凝血指标、血气分析、肠道病毒检测、胸部CT等检查。

(2)心电图:敏感性高,特异性低。常见表现包括窦性心动过速、频发房性期前收缩或室性期前收缩、广泛性T波倒置、ST段抬高且无对应导联ST段压低、QRS波时限延长等。如有新出现的束支传导阻滞、房室传导阻滞,或有肢体导联(特别是胸前导联)低电压时,常提示预后不良。心电图变化可非常迅速,应密切监测,必要时行18导联心电图检查。

(3)超声心动图:对诊断及随访非常重要。可见室壁运动异常(不按冠状动脉供血区域分布)、室壁应变异常、心室壁轻度增厚(心肌炎性水肿所致)。病变累及心包时可出现心包积液。多数患者心腔大小正常,仅少数伴心腔扩大。严重时可出现弥漫性室壁运动减低和心脏收缩功能异常。当出现典型的室壁节段运动异常时,须排查急性冠脉综合征。

(4)冠状动脉计算机体层血管成像(computed tomography angiography,CTA):部分患者表现为胸闷、胸痛,可能与炎症累及胸膜或心包相关,特别当心电图表现为ST段抬高、压低或T波倒置等,或合并心肌损伤标志物升高时,须排除阻塞性冠状动脉疾病。建议男性年龄≥50岁及女性年龄≥55岁者行冠状动脉CTA检查。

(5)CMR:无创检查,敏感性高,可提供包括心肌水肿、充血、坏死及纤维化等多种病理图像证据。典型表现包括非缺血性心肌延迟强化,初始T1值(炎症及纤维化)和T2值(炎症及水肿)增高。CMR可辅助心肌炎与缺血性心肌病及其他心肌病的鉴别诊断。对于所有怀疑心肌炎且血流动力学稳定者,均应推荐CMR。

(6)经皮心内膜心肌活检(endomyocardial biopsy,EMB):若患者临床症状突然加重,尤其是出现恶性心律失常,且已排除阻塞性冠状动脉疾病者,须考虑行EMB明确诊断。

3. 新冠感染相关心肌炎诊断标准

(1) 疑诊：① 有心脏症状；② 心肌损伤标志物（cTnI/cTnT）升高；③ 心电图和（或）超声心动图异常，但未行 CMR 或 EMB 检查，或 CMR、EMB 无急性心肌炎表现。

(2) 拟诊：符合上述疑诊①②③表现，伴新冠感染 6 个月内行 CMR 检查和（或）EMB 证实心肌炎改变。

(3) 确诊：符合上述疑诊①②③表现，伴 CMR 检查和（或）EMB 证实存在活动性心肌炎表现。

四、治疗

（一）针对心肌炎的处理

考虑新冠感染相关心肌炎诊断者，建议住院治疗。治疗原则包括：卧床休息；营养支持治疗；及时氧疗及呼吸支持；维持水、电解质与酸碱平衡；预防和治疗并发症。

1. 一般治疗

(1) 卧床休息，避免情绪激动。

(2) 营养支持：给予富含营养且易消化的饮食，少食多餐。

(3) 及时氧疗：根据个体情况，选择鼻导管给氧、面罩给氧等。

(4) 改善心肌能量代谢：磷酸肌酸钠每次 1 g，每天 1~2 次，在 30~40 min 内静脉滴注；烟酰胺腺嘌呤二核苷酸（nicotinamide adenine dinucleotide，NAD）（又称辅酶Ⅰ）5 mg + 5% 葡萄糖注射液（或 0.9% 氯化钠注射液）100 mL，静脉滴注，每天 1 次；辅酶 Q10 每次 10 mg，口服，每天 3 次；曲美他嗪每次 20 mg，口服，每天 3 次，或曲美他嗪缓释片每次 35 mg，口服，每天 2 次。

(5) 维生素 C：有利于减轻过度炎症反应。建议使用维生素 C 10 g + 5% 葡萄糖注射液（或 0.9% 氯化钠注射液）250 mL，静脉滴注，每天 1 次，疗程 15~30 天。

2. 暴发性心肌炎治疗

暴发性心肌炎起病急骤、早期病死率高，应高度重视。临床上应尽早采用以生命支持为基础的综合救治方案。

(1) 监护：所有暴发性心肌炎患者均应入住重症监护病房，严密监测生命体征、出入液体量、心电监护、血氧饱和度、实验室指标、床边胸部 X 线片、床旁超声心动图等。必要时行有创血流动力学监测，包括中心静脉压、肺毛细血管楔压、有创动脉血压或脉搏指示持续心输出量（pulse indicator continuous cardiac output，PICCO）监测等。

(2) 糖皮质激素静脉治疗：激素具有抑制免疫、抗炎和抗休克等作用，减轻过度的免疫反应和炎症风暴对心肌的不良影响，暴发性心肌炎患者应尽早使用。但是目前国内外对静脉使用激素的剂量和疗程尚无统一认识，建议结合患者个体化情况，经多学科诊疗专家组商定。

(3) 静脉注射用免疫球蛋白（intravenous immunoglobulin，IVIG）治疗：IVIG 具有抗病毒及抗炎双重作用，暴发性心肌炎患者应尽早使用。建议 20~40 g/d，连用 2 天，此后 10~20 g/d，连用 5~7 天。

(4) 生命支持治疗：当暴发性心肌炎患者出现血流动力学不稳定时，应尽早给予生命支持治疗，包括循环支持、呼吸支持和肾脏替代治疗三方面。① 循环支持治疗：血流动力学不稳定者推荐尽早使用主动脉内球囊反搏（intra-aortic balloon pump，IABP）和（或）体外膜氧合（extracorporeal membrane oxygenation，ECMO）治疗。② 呼吸支持治疗：伴呼吸功能障碍者推荐尽早给予呼吸支持治疗；当患者经过鼻导管或面罩吸氧后呼吸窘迫和（或）低氧血症无法缓解时，可考虑使用经鼻高流量氧疗（high-flow nasal cannula，HFNC）或无创正压通气（noninvasive positive pressure ventilation，NPPV），若短时间（1~2 h）内病情无改善甚至恶化，应及时进行气管插管和有创机械通气。③ 血液净化及连续性肾脏替代治疗（continuous renal replacement therapy，CRRT）：可持续过滤去除炎症因子和毒素，并通过超滤减轻心脏负荷；暴发性心肌炎患者合并肾功能损伤时，应早期积极使用。

（二）合并症的治疗

1. 心力衰竭

合并急性心力衰竭时，首先须稳定血流动力学状态，积极寻找诱因与病因，同时可根据是否存在淤血（分为"湿"和"干"）和外周组织低灌注情况（分为"暖"和"冷"），分为四型（"干暖""干冷""湿暖""湿冷"）并开展相应治疗。待急性心力衰竭症状稳定后，应尽早启用指南指导的慢性心力衰竭规范化治疗。

2. 心律失常

（1）快速性心律失常：① 去除诱因；② 血流动力学不稳定时，立即电复律或电除颤；③ 有条件时可予药物转复，无转复指征者，予药物控制心室率；④ 注意电解质，建议血钾水平维持在 4.5～5.0 mmol/L，血镁水平补充至 >2.0 mmol/L；⑤ 急性期不建议行 ICD 治疗。

（2）缓慢性心律失常：① 去除诱因；② 可予阿托品或异丙肾上腺素维持心室率，必要时植入临时起搏器治疗；③ 急性期不建议植入永久起搏器，须观察 2 周以上，若全身病情稳定后传导阻滞仍未恢复，再考虑是否植入永久起搏器。

3. 休克

根据休克的病因及类型进行治疗，主要包括容量复苏与管理、血管活性药物及正性肌力药物的应用等。应持续监测血流动力学和脏器灌注情况，动态调整治疗。对于难治性心源性休克患者应根据个体化情况综合考虑是否进行短期机械辅助治疗。

4. 其他

（1）伴有心包受累者，可使用非甾体抗炎药缓解胸痛和炎症。可加用低剂量秋水仙碱或泼尼松治疗持续性胸痛。

（2）新冠感染患者易合并凝血功能异常，且由于卧床时间增加，须关注静脉血栓栓塞症尤其是肺栓塞的风险，酌情抗凝。

（3）既往有心血管基础疾病的患者应严格接受指南指导的药物治疗，并关注药物相互作用。值得注意的是，新冠感染时，急性冠脉综合征的典型症状和体征可能被掩盖，须及时发现，避免漏诊。

（4）老年患者预后差，临床诊治应关注其诊断和治疗的特殊性：① 不典型症状更多见，更易发生肺水肿，低氧血症，水、电解质、酸碱平衡紊乱及重要器官灌注不足；② 常规化验检查指标在诊断老年心力衰竭中的特异性降低；③ 常存在多种合并症，合并用药多，须注意药物相互作用。因此，对老年患者应开展综合评估，给予多学科诊疗管理。

目前对于新冠感染相关心肌炎的发生机制仍不清楚，但出现心肌炎后，必将影响新冠感染患者的病情发展。因此需要临床医生提高警惕，早发现、早诊断、早治疗，并在救治过程中不断总结经验。

典型病例

危重新型冠状病毒肺炎合并暴发性心肌炎[①]

【病史简介】

患者男性，63 岁。

主诉：咳嗽 6 天，发热伴活动后胸闷、气促 4 天。

现病史：入院时患者神志昏迷，发热，无尿，有创呼吸机辅助通气。

---

① 本病例为深圳市第三人民医院感染科住院病例，患者于 2020 年 1 月 15 日入院。

【既往史及个人史】

既往有慢性肺病基础,平时夜间睡眠打鼾;吸烟史20余年,每日40支。有疫区流行病学史。

【体格检查】

体温36.8℃,脉搏125次/分,呼吸19次/分,血压125/68 mmHg,身体质量指数31.35 kg/m²。气管插管接呼吸机辅助通气(AC模式,PEEP 12 cmH₂O,PE 15 cmH₂O,呼吸18次/分,吸氧浓度100%)。双肺呼吸音粗,未闻及干、湿啰音,心率125次/分,律齐,心音低钝,未闻及心包摩擦音,各瓣膜听诊区未闻及病理性杂音。

【辅助检查】

(1) 血常规:白细胞计数 6.79×10^9/L,中性粒细胞占比93%,淋巴细胞占比3.8%。

(2) 心肌酶谱:肌钙蛋白111.369 μg/L,肌红蛋白390.97 ng/mL,肌酸激酶同工酶20.53 ng/mL。

(3) 床旁胸部X线片:双肺野多发弥漫分布的斑片状及架状密度增高影,左侧膈面显示不清(图3-2-1A)。

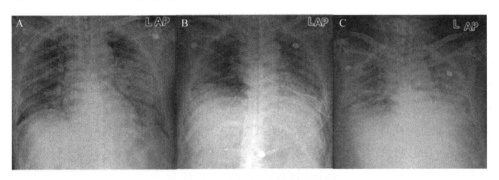

图3-2-1 床旁胸部X线片结果

(A. 入院当日;B. 入院26天;C. 入院30天)

(4) 床旁超声心动图:左心室(LV)内径61 mm,左心室射血分数(LVEF)32%,右心稍大(右房上下径52 mm,右室上下径66 mm);左室壁弥漫性运动减低;三尖瓣少量反流,肺动脉收缩压44 mmHg;右室整体收缩功能正常。

【初步诊断】

(1) 重症肺炎不明原因肺炎?

(2) 急性呼吸窘迫综合征重度。

【诊疗经过】

入院后给予有创呼吸机辅助通气,利巴韦林联合干扰素抗病毒,哌拉西林他唑巴坦抗感染,维生素C营养心肌,甲泼尼龙、免疫球蛋白调节免疫,持续血液净化肾脏替代治疗等治疗。

1月20日经深圳市疾病控制中心证实,该患者为新冠感染肺炎(危重型)。

1月22日患者出现反复发热,最高体温39.3℃,伴畏寒、寒战,加用万古霉素、美罗培南联合卡泊芬净抗感染。

1月24日加用洛匹那韦利托那韦(克立芝)抗病毒治疗。

1月25日患者病情恶化,常规呼吸机治疗效果欠佳,转入重症医学科。入重症监护病房后予ECMO辅助治疗。

2月9日患者病情进一步加重,超敏CRP 74.84 mg/L,PCT 10.11 ng/mL,IL-6 64.84 pg/mL,床旁胸部X线片示双肺斑片状密度增高(图3-2-1B)。

2月10日患者肺泡灌洗液mNGS提示近平滑念珠菌感染(序列数19),予伏立康抗真菌治疗。

2月11日起患者腹部膨隆明显,腹内压升高,予通便灌肠、肠道去污等对症处理,效果欠佳,皮肤出现广泛淤血瘀斑,口鼻腔渗血。

2月12日血培养示卵形拟杆菌感染。

2月13日患者病情继续恶化,PCT>100.0 ng/mL,IL-6>5 000 pg/mL,超敏CRP 281.55 mg/L;床旁胸部X线片示双肺实变影较前进一步增大(图3-2-1C);停用美罗培南,改头孢他啶阿维巴坦抗感染治疗。

2月16日16:30起患者心率、氧合逐渐下降,经抢救无效,于17:55宣布死亡。

【讨论】

本例患者为新冠感染肺炎合并暴发性心肌炎,最终因多器官衰竭伴严重继发感染死亡。现将本病例特点归纳如下,并分析新冠和暴发性心肌炎之间可能的发病机制。

本病例特点:① 患者年龄较大,既往有长期吸烟史及过敏性咳嗽病史,心肺基础差;② 患者起病初期自身重视不够,未遵医嘱住院治疗,以致病情快速进展,错过早期最佳治疗时机;③ 患者起病前14天内有武汉旅行史,有发热及咳嗽、咳痰、气促等呼吸道症状,患者胸部影像学改变符合新冠感染肺炎的影像学特征,入院后查淋巴细胞计数减少;④ 呼吸道标本检测新冠核酸阳性;⑤ 呼吸衰竭,须机械通气维持生命体征;⑥ 休克,合并其他器官功能衰竭须重症监护病房监护治疗。明确诊断新冠感染肺炎(危重型)。经积极抗病毒、改善心肌能量代谢、机械通气、防治并发症等治疗后,患者病情曾一度好转,最终因继发严重多器官功能衰竭、严重感染而死亡。

暴发性心肌炎是心肌炎中最危重的一种,病情变化快,来势凶猛,常因恶性心律失常、急性心力衰竭和心源性休克而死亡。患者早期往往有呼吸道和消化道病毒感染的症状,表现为发热、疲乏、咳嗽、呕吐、腹泻等。暴发性心肌炎的病理学改变主要为心肌细胞水肿、凋亡和坏死,炎性细胞浸润。该患者考虑暴发性心肌炎原因为:① 起病急,有明确的病毒感染;② 存在血流动力学障碍,须应用心血管活性药物及CRRT治疗;③ 入院后心肌酶明显升高,提示心肌受损严重,超声心动图可见弥漫性室壁运动异常。新冠引起心肌损害可能机制有:① 直接损伤,患者入院后心肌酶明显升高,考虑病毒直接侵蚀心肌细胞及其他组织细胞并在细胞内复制,引起心肌变性、坏死和功能失常;② 免疫损伤,患者入院后淋巴细胞明显下降,CRP、PCT、IL-6明显升高,考虑机体对病毒产生的细胞免疫反应和体液免疫反应,浸润的炎症细胞和组织细胞瀑布式释放出的大量细胞因子和炎症介质导致心肌及全身器官组织损伤;③ 低氧血症,新冠感染导致的重症肺炎可能引起明显的气体交换障碍,最终导致低氧血症,减少了细胞代谢所需的能量,增加无氧酵解使细胞内产生酸中毒和氧自由基,破坏细胞膜的磷脂层;随着缺氧的持续,细胞内钙离子浓度明显升高,导致包括细胞凋亡在内的一系列细胞损伤,同时低氧还会诱导炎症反应(如炎症细胞浸润和细胞因子的释放),导致组织进一步缺血。

新冠感染合并暴发性心肌炎并非个例,在治疗中,医生须做到早期识别,尽早采取干预,对于可能或已出现急性重症心肌炎的患者,须给予积极的生命支持,包括机械通气及ECMO在内的循环支持,并密切关注生命体征变化。

第三节　成人感染性心内膜炎

感染性心内膜炎(infective endocarditis,IE)的发生是一个复杂过程,包括受损的心瓣膜上形成非细菌性血栓性心内膜炎、瓣膜内皮损伤处聚集的血小板形成赘生物、菌血症时血液中的细菌黏附于赘生物并在其中繁殖、病原菌与瓣膜基质分子蛋白及血小板相互作用等。

一、临床表现

IE最常见表现是发热,多伴寒战、食欲减退和消瘦等;其次为反流性心脏杂音;其他表现包括血管和免疫学异常,脑、肺或脾栓塞等。老年患者及免疫抑制状态患者的临床表现常不典型,发热的发生率较低。

(1) 感染可造成瓣叶溃疡或穿孔,导致瓣膜关闭不全,还可影响瓣叶的韧性,形成朝向血流方向的瘤样膨出,若瘤壁穿孔则更加重反流。

(2) 感染向邻近组织蔓延,可产生瓣环脓肿。主动脉瓣根部脓肿压迫冠状动脉可导致心绞痛或心肌梗死。二尖瓣瓣环脓肿近端可蔓延至左心房壁、房间隔或左心室,甚至更远。

(3) 病原体在血液中繁殖可引起菌血症或败血症。细菌繁殖产生抗体,可引起免疫介导的疾病如小血管炎、局灶型或系统性肾小球肾炎、关节炎、心包炎等。

(4) 赘生物脱落后形成的栓子,经肺循环或体循环到达肺、脑、心脏、肾和脾等,引起相应器官的缺血或梗死,临床表现与栓子的大小、是否含病原体、阻塞的血管直径、器官的侧支循环是否丰富等有关。小的栓子仅在尸检时才发现,而栓塞较大的血管可导致器官缺血或梗死。感染性栓子可引起栓塞部位的局部感染,蔓延并形成脓肿;还可引起感染性血管炎或血管瘤,通常感染发生在脑动脉、肠系膜动脉、脾动脉、冠状动脉或肺动脉。

二、辅助检查

1. 血培养

血培养是诊断 IE 的重要方法,也是药敏试验的基础。血样本应在抗生素治疗开始前,并在严格无菌操作下采集,检测流程见图 3-3-1。

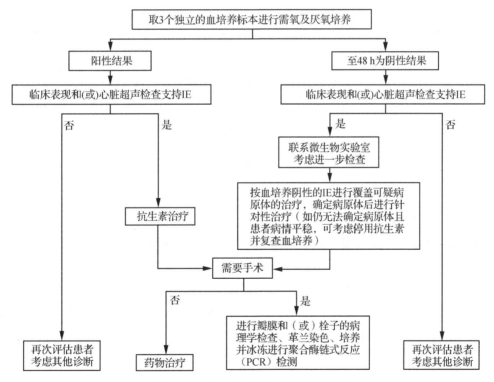

图 3-3-1 IE 血培养微生物学诊断流程

在血培养阴性的患者中,IE 的发生率为 2.5%~31%,因此常延误其诊断和治疗,并对其预后造成重大影响。最常见原因是血培养前应用抗生素,建议停用抗生素并复查血培养;另一常见的原因是病原体为苛养微生物等非典型病原体,易见于人工瓣膜、留置静脉导管、置入起搏器、肾功能衰竭或免疫抑制状态的患者。血培养阴性时应调整检测方法。

2. 超声心动图

经胸超声心动图(transthoracic echocardiography,TTE)及经食管超声心动图(transesophageal echocardiography, TEE)对 IE 诊断的敏感度分别为 40%～63% 和 90%～100%，主要诊断依据为赘生物、脓肿及新出现的人工瓣膜瓣周瘘。疑似 IE 患者，首选 TTE；高度疑似 IE 但 TTE 正常者，推荐 TEE；TTE 或 TEE 首次检查阴性，但临床高度疑似者，建议 7～10 天内复查；对瓣周脓肿、赘生物大小评估，推荐 TEE，可作为疑似 IE 患者的重要检查方法。疑有 IE 并发症如新的杂音、栓塞、持续发热等的患者，建议立即复查 TTE 或 TEE。建议定期随访 TTE 及 TEE，以便及时发现无症状并发症和评估赘生物，随访时间依据首次发现 IE 的严重情况决定。所有需要手术的 IE 患者，术中须应用超声心动图。抗生素治疗后应行 TTE 对心脏及瓣膜功能随访评价。

3. 组织学、免疫学及分子生物学技术

瓣膜或栓子的病理学检查是诊断 IE 的"金标准"，还可指导药物治疗。电子显微镜检查敏感性高，但耗时且昂贵。直接免疫荧光及酶联免疫吸附测定法也可检测病原体，但有待进一步试验确定其诊断意义。

应对外科切除的瓣膜或赘生物进行组织匀浆并培养，以检测细菌种类。组织培养阴性的患者，可应用 PCR 技术快速、可靠检测苛养及不可培养的 IE 病原体，原位 PCR 技术具有在组织切片上直接对病原菌定位、定性检测的优点，但组织固定后其敏感性可能会降低。此外，PCR 技术亦可用于检测血液标本中的致病菌，其阳性结果可作为 IE 的重要诊断标准，但在临床价值上仍不能超越血培养。

三、诊断标准

推荐使用改良的 Duke 诊断标准。

主要标准如下。

（1）血培养阳性：① 2 次独立血培养检测出 IE 典型致病微生物，如草绿色链球菌、牛链球菌、金黄色葡萄球菌、无原发灶的社区获得性肠球菌等；② 持续血培养阳性时检测出 IE 致病微生物，间隔 12 h 以上取样时，至少 2 次血培养阳性；首末次取样时间间隔至少 1 h，至少 4 次独立培养中大多数为阳性或全部 3 次培养均为阳性；③ 单次血培养伯纳特立克次体阳性或逆相 IgG 抗体滴度 >1:800。

（2）心内膜感染证据：① 超声心动图发现赘生物、脓肿或新出现的人工瓣膜开裂；② 新出现的瓣膜反流。

次要标准如下。

（1）易发因素：易于患病的心脏状况，长期使用激素或免疫抑制剂者。

（2）发热：体温 >38 ℃。

（3）血管表现：重要动脉栓塞、脓毒性肺梗死、霉菌性动脉瘤、颅内出血、结膜出血或 Janeway 损害。

（4）免疫学表现：肾小球肾炎、Osler 结节、Rot 斑或 RF 阳性。

（5）微生物学证据：血培养阳性但不符合主要标准或缺乏 IE 病原体感染的血清学证据。

明确 IE 诊断须满足符合 2 条主要标准或符合 1 条主要标准和 3 条次要标准或符合 5 条次要标准。疑似 IE 诊断满足符合 1 条主要标准和 1 条次要标准或符合 3 条次要标准。

四、药物治疗

IE 治愈的关键在于清除赘生物中的病原微生物。抗感染治疗的基本要求是：① 应用杀菌剂；② 联合应用 2 种具有协同作用的抗菌药物；③ 大剂量，一般高于常用量，使感染部位达到有效浓度；④ 静脉给药；⑤ 长疗程，一般为 4～6 周，人工瓣膜心内膜炎（prosthetic valve endocarditis, PVE）需要 6～8 周或更长，以降低复发率。

抗菌药物应根据药代动力学给药，大剂量应用青霉素等药物时，宜分次静脉滴注，避免高剂量给药后可能引起的中枢神经系统毒性反应，如青霉素脑病等。部分患者须外科手术，移除已感染的材料或引流脓肿，以清除感染灶。

1. 经验治疗方案

在血培养获得阳性结果之前可采用经验治疗方案,适用于疑似 IE、病情较重且不稳定的患者。经验治疗方案应根据感染严重程度,受累心脏瓣膜的类型、有无少见或耐药菌感染危险因素等制订,分为自体瓣膜心内膜炎(native valve endocarditis, NVE)及 PVE。治疗应覆盖 IE 最常见的病原体。

2. 葡萄球菌心内膜炎

治疗方案宜根据病原菌是否属甲氧西林耐药株而定。由于青霉素耐药葡萄球菌已达 90% 以上,故在获知细菌药敏前的经验治疗宜首选耐酶青霉素类药物,如苯唑西林或氯唑西林等联合氨基糖苷类药物。

3. 链球菌心内膜炎

按照草绿色链球菌对青霉素的敏感程度,治疗方案略有差异。青霉素对草绿色链球菌最低抑菌浓度(MIC)≤0.125 mg/L 者为敏感株,0.125 mg/L < MIC≤0.5 mg/L 者为相对耐药株,MIC>0.5 mg/L 者为耐药株。耐药株所致 IE 者,无论 NVE 或 PVE 均按肠球菌心内膜炎治疗,予万古霉素或替考拉宁联合庆大霉素。

4. 肠球菌心内膜炎

肠球菌属细菌对多种抗菌药物呈现固有耐药,一些有效药物单用仅具有抑菌作用,须联合用药,达到杀菌作用并减少复发机会。粪肠球菌可对氨苄西林和青霉素呈现敏感,但其敏感性较草绿色链球菌差,屎肠球菌敏感性更低。

5. 需氧革兰阴性杆菌心内膜炎

应选用具有抗假单胞菌活性的青霉素类或头孢菌素类联合抗假单胞菌氨基糖苷类药物,如哌拉西林联合庆大霉素或妥布霉素,或头孢他啶联合氨基糖苷类。革兰阴性杆菌对抗菌药物的敏感性在菌株间差异甚大,宜根据细菌药敏结果选择用药。疗程至少6周,常需要6~8周或更长。

心内膜炎也可由 HACEK 组细菌(H:嗜血杆菌属;A:凝聚杆菌属;C:心杆菌属;E:艾肯菌属;K:金氏菌属)引起,早年此组细菌对氨苄西林敏感,近年来该细菌中产 β-内酰胺酶菌株逐渐增多,宜选用头孢曲松或头孢噻肟等第三代头孢菌素治疗。对非产酶株也可选用阿莫西林、氨苄西林联合氨基糖苷类抗生素,疗程应为 4 周,如为 PVE 者疗程至少 6 周,治疗初始联合庆大霉素 2 周。环丙沙星可考虑作为替换药物。

6. 其他病原体所致 IE

(1)Q 热(query fever):Q 热是由贝纳柯克斯体感染所致的一种人畜共患的自然疫源性疾病,又称 Q 热柯克斯体。以急性发热、头痛、肌痛、间质性肺炎等为主要表现,少数呈慢性病程,IE 是慢性 Q 热最主要的临床表现形式。患者多存在细胞免疫缺陷或基础心瓣膜损害及人工瓣膜等。Q 热心内膜炎血培养常为阴性,可有瓣膜赘生物形成。对于治疗过程中相关抗体降低较缓慢的患者,建议提高药物剂量。

治疗建议:① 抗生素应用,多西环素 100 mg q12h 联合氯喹 200 mg q8h 口服,至少 18 个月,能够有效杀菌并预防复发,亦有研究推荐治疗 >3 年;或多西环素 100 mg q12h 联合环丙沙星 200 mg q12h 口服至少 3 年。② 贝纳柯克斯体抗体滴度监测,治疗期间应该每 6 个月监测 1 次,治疗停止后每 3 个月监测 1 次,至少 2 年。③ 治愈标准,贝纳柯克斯体的 I 相 IgG 抗体滴度 <1:800 和 I 相 IgM 和 IgA 抗体滴度 <1:50,提示治愈。

(2)巴尔通体心内膜炎:巴尔通体是一种兼性细胞内革兰阴性短小杆菌,是引起血培养阴性 IE 的另一种常见病原体。最常见的巴尔通体心内膜炎是由 5 日热巴尔通体引起,其次是汉塞巴尔通体。前者可引起战壕热和 IE,通过体虱传播,感染的高危因素包括缺乏家庭关怀、免疫力低下、吸毒、嗜酒等;后者较少引起 IE。

治疗建议:庆大霉素联合一种 β-内酰胺类抗生素或多西环素治疗至少 4 周,通常 6 周以上。庆大霉素 1 mg/kg q8h,连用 4 周,联合阿莫西林 2 g q4h 或头孢曲松 2 g qd,连用 6 周,均静脉滴注。若青霉素过敏则可使用多西环素 100 mg q12h,口服 6 周。注意监测庆大霉素浓度。

(3)真菌性心内膜炎:相对少见(发病率为 1%~6%),以念珠菌属、曲霉菌属多见,其他真菌包括组织胞浆菌、隐球菌、芽生菌等。真菌性心内膜炎的诊断相当困难，如临床疑为 IE，但连续血培养阴性，应考虑真菌性心内膜炎可能。念珠菌心内膜炎患者血培养阳性率可高达 83%～95%，其他如隐球菌红酵母等酵母菌血培养阳性率也较高。真菌性心内膜炎相对疗程长，预后差，易复发。

念珠菌心内膜炎治疗建议：初始治疗选用棘白菌素类药物，剂量适当增加可获得更好疗效，或选用两性霉素 B 脂质体，或两性霉素 B 去氧胆酸盐，还可联合氟胞嘧啶，每日 4 次，提高疗效。初始治疗疗程应 6～10 周，待病情稳定、血培养呈阴性后，敏感菌株给予氟康唑每天 400～800 mg（6～12 mg/kg）降阶梯治疗，并建议尽早行瓣膜置换术，术后治疗至少 6 周，有瓣周脓肿或其他并发症者疗程更长。

曲霉菌心内膜炎治疗建议：初始治疗首选伏立康唑，疗程 4 周以上。治疗中须监测血药浓度，保证达到足够血药浓度；不能耐受或伏立康唑耐药者，可选用两性霉素 B 脂质体。病情稳定后应长期口服伏立康唑维持治疗，疗程至少 2 年。瓣膜置换术对于曲霉菌心内膜炎的成功治疗至关重要。

其他真菌性心内膜炎治疗建议：其他真菌也可导致真菌性心内膜炎，药物选择可参照上述治疗方案及体外药物敏感试验。

五、手术治疗

外科手术主要适用于左心瓣膜 IE。

1. 适应证与手术时机

左心瓣膜 IE 50%～56% 累及二尖瓣，35%～49% 累及主动脉瓣，同时累及以上 2 个瓣膜的约占 15%。大约一半的 IE 患者由于存在严重并发症须手术治疗。活跃期（患者仍在接受抗生素治疗期间）早期手术指征是心力衰竭、感染无法控制以及预防栓塞事件。活跃期接受手术治疗存在显著的风险。年龄本身不是禁忌证。

（1）心力衰竭：心力衰竭是多数 IE 患者的手术适应证，并且是亚急诊手术的首要适应证。严重的主动脉瓣或二尖瓣关闭不全、心内瘘管或赘生物造成瓣膜梗阻，严重急性主动脉瓣或二尖瓣关闭不全虽无临床心力衰竭表现，但超声心动图提示左心室舒张末期压力升高、左心房压力升高或中到重度肺动脉高压，均为手术适应证。

（2）感染无法控制：包括持续性感染（超过 7 天）、耐药菌株所致感染及局部感染失控。

（3）体循环栓塞的预防：大部分栓塞发生在入院前，很难避免。抗生素治疗的第 1 周是栓塞发生风险的最高时期，行外科手术治疗来预防栓塞的发生获益最大。虽然证据表明赘生物体积与栓塞的风险直接相关，但在决定是否尽早手术时须全面考虑如下因素：是否存在陈旧栓塞、其他并发症、赘生物大小及活动度、保守治疗的可能性、抗生素治疗的持续时间。应权衡外科手术治疗的获益与风险，并个体化评价患者的一般状况及合并症。

2. 手术病死率、致残率及术后并发症

IE 的手术病死率在 5%～15%，国内报道为 4.1%。抗生素治疗 1 周以内行手术治疗的患者，院内病死率为 15%，再发感染的发生率为 12%，术后瓣膜功能障碍发生率为 7%。病变仅局限于瓣膜结构，术中可完整清除感染组织的患者，手术病死率与常规瓣膜手术接近。二尖瓣成形术死亡率低至 2.3%，术后远期再感染率仅为 1.8%，明显优于二尖瓣置换。导致死亡的原因主要是多器官功能衰竭、心力衰竭、难治性败血症、凝血障碍、卒中。

术后急性并发症常见的有：需要补充凝血因子的凝血障碍、因出血或心包填塞导致的二次开胸、需要血液透析的急性肾衰竭、卒中、低心排综合征、肺炎、因切除主动脉根部脓肿导致房室传导阻滞须行起搏器置入。术前心电图显示左束支传导阻滞的，术后常需要置入埋藏起搏器。

六、并发症

1. 神经系统并发症

20%～40% 的 IE 患者可发生神经系统并发症，大部分由赘生物脱落所致。临床表现包括缺血性或出血性卒中、短暂性脑供血不足、无症状性脑栓塞、感染性动脉瘤、脑脓肿、脑膜炎、中毒性脑病及癫痫。

金黄色葡萄球菌性 IE 易出现神经系统并发症。对于无症状性脑栓塞或短暂性脑缺血发作患者,行心脏手术后病情恶化者少见,存在手术指征时应及时手术治疗。缺血性卒中并非手术禁忌证,但最佳手术时机存在争议。未昏迷患者排除脑出血后,心力衰竭、脓肿、不能控制的感染以及持续高栓塞风险均是手术指征。发生脑出血者,预后极差,病情稳定 1 个月后方可考虑心脏手术。颅内动脉瘤若有增大或破裂迹象,应考虑外科手术或血管内介入治疗。

2. 其他并发症

(1) 急性肾功能衰竭:发生率约为 30%,常见原因包括免疫复合物及血管炎性肾小球肾炎;肾动脉梗死;心脏术后、心力衰竭或严重败血症所致的血流动力学障碍;抗生素毒性,常见有氨基糖苷类、万古霉素类(尤其二者联用时毒性增强),以及高剂量青霉素类抗生素;影像学检查时所用造影剂的肾毒性等。

(2) 风湿性并发症:部分 IE 患者有肌肉骨骼症状如关节痛、肌痛及后背痛,可为 IE 的首发症状。外周性关节炎发生率约为 14%,脊柱炎发生率为 3%~15%。研究证实,化脓性脊柱炎患者中约 30.8% 合并有 IE。因此,IE 患者出现后背疼痛时应及时行脊柱 CT 或 MRI 检查。

(3) 脾梗死及脾脓肿:左心 IE 脾梗死发生率约为 40%,仅 5% 脾梗死患者会进展为脾脓肿。血培养最常见为草绿色链球菌或金黄色葡萄球菌(各约 40%),亦可见肠球菌(15%),革兰阴性需氧菌及真菌少见(<5%)。约 30% 的 IE 患者有脾肿大,但不是诊断脾梗死或脾脓肿的可靠依据。长期持续或反复高热、菌血症提示脾脓肿可能,应尽早行腹部 CT、MRI 或超声检查。腹部 CT 及 MRI 诊断脾脓肿的敏感度及特异度可达 90%~95%。抗生素治疗效果不佳的巨大脾脓肿或脓肿破裂,可考虑脾切除。外科手术风险较高者,可考虑经皮脓肿引流术替代治疗。

(4) 心肌炎及心包炎:心肌炎可导致心力衰竭。IE 并发室性心律失常提示心肌受累,且预后较差。进行 TEE 可评价心肌是否受累。心包炎常与金黄色葡萄球菌感染所致的心肌脓肿或菌血症相关。当感染累及二尖瓣和三尖瓣环并继续扩大时,可累及心包。化脓性心包炎亦可继发于主动脉近端假性动脉瘤、心肌脓肿、心肌炎或冠状动脉菌栓栓塞。化脓性心包炎少见,通常须外科手术引流。假性动脉瘤破裂或瘘管形成后可与心包相通,常导致严重并发症,死亡率高。

七、预后评估及转归随访

1. 入院后的预后评估

IE 院内死亡率在 9.6%~26%,尽快确认高危患者有助于更加密切监测和更积极治疗。影响预后的主要因素有患者的临床基础状态、是否存在并发症以及感染的微生物种类。

(1) 临床基础状态:既往存在心脏病、瓣膜置换术后、心腔存在置入性装置、胰岛素依赖糖尿病、肾脏疾病、肺部疾病、老年、自身免疫性疾病(系统性红斑狼疮等)、恶性肿瘤(结肠癌等),常规抗生素治疗后仍持续发热以及血培养阳性持续 10 天以上者预后差。

(2) 并发症:伴心力衰竭、心脏局部结构毁损、肾功能衰竭、卒中、多器官栓塞、动脉瘤、菌血症性休克、局部无法控制的感染(心肌或瓣周脓肿、假性动脉瘤)以及巨大的赘生物(直径 > 10 mm)等,预后不良。

(3) 微生物类型:金黄色葡萄球菌、霉菌、革兰阴性杆菌,血培养不易发现的某些少见微生物(尿气球菌等)、人类免疫缺陷病毒合并感染者往往病情严重,预后差。

如果在上述 3 个方面各有 1 个以上危险因子,死亡或致残的风险高达 70% 以上。IE 合并心力衰竭、瓣周脓肿、致病菌是金黄色葡萄球菌,死亡的风险最高,即使在感染已控制的情况下也需要手术挽救生命。

2. 出院后的转归随访

患者出院后转归与是否出现晚期并发症有关,主要并发症包括感染再发、心力衰竭及死亡等。

(1) 感染再发:再发的概率为 2.7%~22.5%,分为复发和再感染。复发通常是指导致 IE 的病原体和上次 IE 相同,而再感染是指本次 IE 的病原体和上次感染的病原体不同。再发患者在检测到本次病原体和上次相同时,常难确定是上次 IE 的复发还是病原体的再感染,菌株分型技术有助于区分。当两次感染病原体无法确定或分子技术不可行时,可以根据第 2 次发病时间来做区分。一般而言,复发间隔时间要短于再感染,初次感染后 6 个月内再发的多为复发,6 个月后再发的多为再感染,建议 IE 菌株保存至少 1 年。

增加复发的相关因素包括:① 抗感染治疗不恰当(类型、剂量、疗程);② 耐药菌,如布鲁菌、军团菌、衣原体、支原体、结核分枝杆菌、巴尔通体、贝氏柯克斯体、真菌;③ 静脉吸毒者多重微生物感染;④ 血培养阴性行经验性抗感染治疗;⑤ 感染沿瓣周进展;⑥ PVE;⑦ 持续出现感染转移灶(脓肿);⑧ 常规抗感染方案抵抗;⑨ 瓣膜培养阳性。

如复发是由疗程不足或抗生素选择不佳所致,应根据致病菌和药敏试验选择抗生素,并需要额外延长抗感染时间 4~6 周。

再感染多见于静脉吸毒者(尤其在初次感染后 1 年内)、PVE、持续血液透析患者及有 IE 多个危险因素者。再感染患者死亡率较高,常需要心瓣膜置换术。

(2) 心力衰竭及需要心瓣膜手术:对于感染得到控制的患者,如果因心瓣膜破坏导致心力衰竭进行性加重,手术指征和传统瓣膜病相同。

(3) 长期死亡率:出院后长期死亡率的主要决定因素包括年龄、合并症和心力衰竭,尤其在未手术患者中,以上因素对死亡率的影响甚于感染本身。晚期死亡患者中仅 6.5% 是由于感染再发。

(4) 随访:患者应了解 IE 的相关症状和体征。如出现发热、寒战及其他感染征象时,要考虑到 IE 复发可能,须及时就诊。抗感染治疗前行血培养。对高危患者需要采取预防措施。为了监测心力衰竭的发生,需要在抗感染完成后进行临床心功能评估和经胸超声心动图检查,并定期随访,尤其在第 1 年随访期内。一般建议抗感染结束后第 1、3、6、12 个月进行临床评估、血液检查(白细胞计数、CRP)及 TTE。

典型病例 1

妊娠合并感染性心内膜炎

【病史简介】

患者为年轻女性,因"劳累后气促 2 月,加重伴发热 7 天,剖宫产术后 2 天"至苏州大学附属第一医院就诊。

2 个月前患者步行 2 km 后出现气促,产检心电图提示频发室性早搏,孕期血压正常。近 1 个月出现下肢明显水肿,7 天前产妇夜间常有干咳,伴低热,无咳泡沫样痰,夜间不能平卧,须坐位入睡。

后至当地人民医院,查 BNP 10 100 ng/L;胸部 X 线片提示右下肺感染,左心增大;生化提示尿素 11.94 mmol/L,肌酐 107 μmol/L,血钾 5.37 mmol/L,ALT 75 U/L,AST 93 U/L;超声心动图提示左心显著增大、室壁运动减弱、二尖瓣轻度狭窄,注意排除风湿性心脏病,二尖瓣重度、主动脉瓣重度、三尖瓣轻度、肺动脉瓣轻度反流,肺动脉增宽,肺动脉压测值轻至中度增高,左心收缩功能减低,心包少量积液。

当地医院心内科考虑急性左心衰,当夜凌晨在腰硬联合麻醉下行"子宫下段剖宫产术",术中娩一活婴,胎盘自然娩出,术中因子宫收缩欠佳行"子宫动脉结扎+宫腔球囊填塞术"。产妇术后转入重症医学科予高级生命支持治疗,凌晨 6 时病情加重,表现为气促、氧饱和度下降、双肺啰音明显增多,予无创呼吸机正压通气不能改善,复查血气分析提示 I 型呼吸衰竭,10:40 行气管插管呼吸机辅助通气,插管过程中见粉红色泡沫样痰。后产妇心力衰竭加重,病情危重,请苏州大学附属第一医院会诊后带气管插管转苏州大学附属第一医院重症医学科进一步治疗。

患者入院后接心电监护示:心率145次/分,血压109/62 mmHg,呼吸35次/分,SpO₂92%。患者GCS评分3分(镇静状态),APACHE Ⅱ评分29分,死亡风险系数78.92%,体温39.0 ℃,双侧瞳孔等大等圆,直径约1.5 mm,对光反射迟钝,双肺呼吸音粗,双肺可闻及湿啰音,心率145次/分,心率快,律欠齐,第一心音强弱不等,二尖瓣听诊区可闻及4/6级收缩期吹风样杂音。腹部膨隆,腹软,腹部伤口敷料干洁,无渗血、渗液。双下肢对称性中度凹陷性水肿。四肢肌力检查不配合,双侧病理征阴性。

复查超声心动图(图3-3-2):考虑风湿性心脏病联合瓣膜病变可能,二尖瓣瓣叶粘连增厚、二尖瓣轻度狭窄。二尖瓣瓣叶高回声团,性质待定。极重度二尖瓣反流。主动脉瓣瓣口血流速度加快,考虑中度主动脉狭窄可能。重度主动脉瓣反流。轻度三尖瓣反流。肺动脉内径扩张。左室收缩功能减退。微量心包积液。

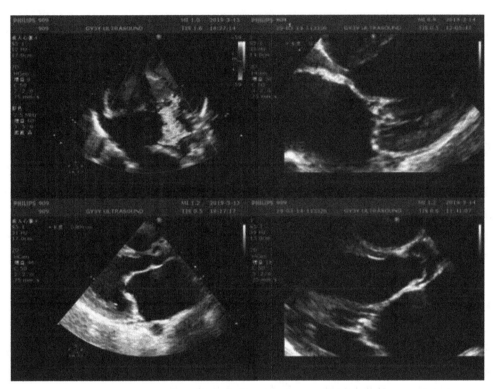

图3-3-2 超声心动图结果(二尖瓣赘生物、二尖瓣狭窄及反流)

【入院诊断及治疗方案】

入院诊断:

(1)急性心力衰竭:风湿性心脏病?感染性心内膜炎?

(2)二尖瓣轻度狭窄伴极重度反流,主动脉瓣轻度狭窄伴极重度反流,中度三尖瓣反流,中度肺动脉高压。

(3)多器官功能障碍综合征。

(4)妊娠期糖尿病A1级,孕1产1,孕38⁺⁶周LOT单活婴剖宫产术后。

入院后立即行CRRT[连续性静脉-静脉血液滤过(CVVH)模式],予亚胺培南西司他丁联合万古霉素抗感染等对症治疗,完善血培养、超声心动图等相关检查,严格控制液体入量及滴速,保持负液体平衡。

患者入院后1周内,白细胞计数波动在$28.06 \times 10^9 \sim 43.78 \times 10^9$/L,肌酐由163 μmol/L降至122 μmol/L,PCT由14.58 ng/mL降至2.23 ng/mL。多次血培养结果阴性。

【多学科讨论】

该患者处于围产期产后感染严重,基础心脏病严重,血流动力学不稳定,凝血功能差,酸碱平衡及电解质代谢紊乱状态,病情危重,反复血培养阴性,行TEE危险性较大,诊断尚不明确。于是组织了多学科团队对以下问题进行讨论。

（1）床旁超声心动图提示有二尖瓣赘生物形成的可能，目前IE诊断能否确诊？是否需要行TEE明确诊断？

（2）患者目前房颤伴快速心室率，评估凝血功能差，且出血风险高，是否有全身抗凝治疗指征？

（3）患者目前肺部感染合并心脏瓣膜病变，经验性予"亚胺培南西司他丁联合万古霉素"抗感染治疗，是否需要调整抗感染方案？

（4）患者目前病情危重，心脏瓣膜病变是否有择期手术或者急诊手术指征？如何降低手术及麻醉风险？

解答1：IE是指由细菌、真菌和其他微生物直接侵袭心内膜而引起的炎症性疾病，并在心瓣膜或心室壁内膜表面形成赘生物。赘生物是诊断IE的主要标准，超声心动图对赘生物的检出有相当高的敏感性和特异性。TEE能检出更小的、直径在1～1.5 mm的赘生物，不受机械瓣造成的回声的影响，可作为判断预后和确定是否需要手术的参考。根据改良Duke诊断标准，由于本病例多次血培养均为阴性，故只能疑诊为IE。对于符合Duke诊断标准"阳性"的IE患者，结合CT行TEE能更加明确瓣膜病变情况，但本例患者因心功能差且血流动力学不稳定，检查相关风险较大，故未行TEE。

解答2：患者有高凝因素并伴有快速心室率性房颤，为避免血管栓塞等并发症，在排除出血风险等禁忌证后建议全身抗凝治疗。

解答3：对于轻症（亚急性）IE患者，经验性治疗可选用青霉素、阿莫西林或氨苄西林联合庆大霉素（青霉素过敏者可使用头孢曲松）；对于重症（急性）IE患者，经验性治疗可选用万古霉素＋庆大霉素＋利福平，万古霉素无效、不耐受或耐药株感染者可选用达托霉素。本病例考虑重症IE，心内科会诊建议使用亚胺培南西司他丁＋万古霉素，前者是非常广谱的抗生素，特别适用于多种病原体所致和需氧/厌氧菌引起的混合感染，而后者对革兰阳性菌有效，如溶血性链球菌、肺炎球菌及肠球菌等均敏感，对耐药金葡菌尤为敏感。

解答4：IE患者外科治疗的指征有如下几点。① 感染难以控制：未能控制的局灶性感染（脓肿、假性动脉瘤、瘘、不断增大的赘生物）；真菌或多重耐药菌引起的感染；规范抗感染、控制脓毒血症转移灶治疗下仍有血培养阳性。② 存在心力衰竭并发症：主动脉瓣或二尖瓣急性重度反流、阻塞或瓣周瘘导致难治性肺水肿、心源性休克（须24小时内紧急手术）；主动脉瓣或二尖瓣急性重度反流、阻塞引起有症状的心力衰竭或超声心动图提示血流动力学异常。③ 预防血栓栓塞事件：二尖瓣或主动脉瓣IE在正确的抗感染治疗下出现1次及以上的栓塞事件，且赘生物直径＞10 mm；二尖瓣或主动脉瓣的赘生物直径＞10 mm，严重瓣膜狭窄或反流；二尖瓣或主动脉瓣IE伴有单个巨大赘生物（直径＞15 mm）。

【小结】

重症IE患者的临床表现不典型，葡萄球菌、链球菌、真菌是常见的病原体，这种危重症患者的决策制定具有挑战性，心脏手术的适应证和禁忌证并存，应该由多专业、多学科团队共同制定。2016年美国胸外科协会专家共识认为，IE患者可能出现肾衰竭，急性肾小管阻塞、抗生素不良反应等都会导致肾衰竭。这些是促使早期手术的因素，而不是推迟手术的因素。一旦手术指征明确，手术就不应该再拖延。

本例患者符合感染未控制、二尖瓣急性重度反流、心力衰竭症状、血流动力学异常等条件，已请外院专家手术治疗，行"开胸人工生物瓣膜置换术"。IE活跃期患者手术可能获益更大，一味延长术前抗生素治疗在最终结局上没有显著影响。手术可以尽早获得血培养阴性的病原学结果，从而更有针对性地应用抗生素，故应该对IE活跃期手术持积极态度。该患者手术成功，现患者病情好转。

典型病例 2

误诊为病毒性肺炎的感染性心内膜炎

【病史简介】

患者女性,20岁,因"反复发热1个月,胸闷气促2天"于2015年1月23日入院。

患者自2014年12月21日起无明显诱因出现畏寒、发热,伴头晕、咽痛、少涕,无咳嗽、咳痰,无鼻塞,无恶心、呕吐,无腹痛、腹泻,亦无尿频、尿急、尿痛。至外院就诊,测体温39.0℃,咽红,右侧扁桃体Ⅰ度肿大;血常规示白细胞计数$3.8×10^9$/L,中性粒细胞占比65%。考虑上呼吸道感染,予克林霉素及阿糖腺苷治疗。患者体温逐渐下降,但仍间断发热,以午后发热为主,无盗汗,无皮疹,无关节肿痛,偶有咳嗽,为干咳,无痰,时有胸闷、气促,但无心悸、呼吸困难,无肢体活动障碍。其间予鲨肝醇及抗病毒口服液治疗,无明显好转。

2014年12月29日,患者至苏州大学附属第一医院门诊就诊,测体温37.0℃,查体除咽稍红外,无特殊;血常规示白细胞计数$4.48×10^9$/L,中性粒细胞占比64%,考虑为病毒感染,予柴黄颗粒口服治疗,效果不佳,仍反复发热,热型同前。2015年1月15日复诊,血常规正常,心电图示窦性心动过速,胸部X线片示两肺纹理增多(图3-3-3)。

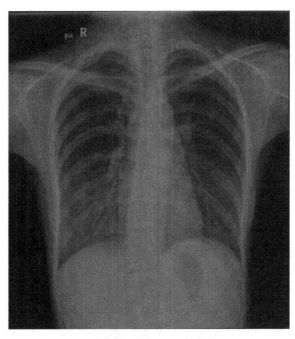

图3-3-3 胸部X线片结果

患者仍有发热,同时感胸闷、气促症状加重,稍活动后气促、心悸,干咳,无咳痰,自觉呼吸时胸痛,能平卧,四肢无水肿。1月21日再次复诊,复查血常规示白细胞计数$5.47×10^9$/L,中性粒细胞占比70%,血红蛋白104 g/L,EB病毒衣壳抗原(EBV-VCA)抗体阴性,T-SPOT阴性,门诊留取血培养。1月22日胸部CT(图3-3-4)示两肺纹理增多,两肺多发炎症,以两下肺为著,双侧胸腔积液,脾大;ESR 53 mm/h,PCT 1.05 ng/mL。予奥司他韦75 mg bid口服,甲泼尼龙40 mg/d、莫西沙星0.4 g/d静滴。患者体温下降,伴出汗多,仍感胸闷,为进一步治疗,以"肺部感染"收住入院。

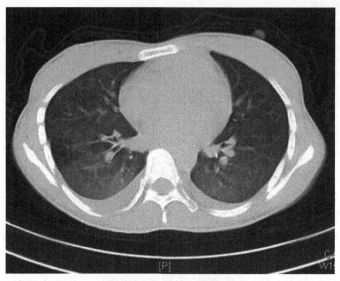

图 3-3-4 胸部 CT 结果
(两肺见多发片状高密度模糊影,以两下肺为著;纵隔内未见肿大淋巴结;双侧少量胸腔积液)

患病以来,患者精神不好,胃纳不佳,睡眠不好,大小便正常,体重无明显下降。

既往史:患者幼年有哮喘史,近几年未发作。幼时有因身体原因被遗弃和收养史。自诉有长期贫血史。

【入院查体】

体温 37.0 ℃,脉搏 82 次/分,呼吸 20 次/分,血压 100/60 mmHg,身高 162 cm,体重 45 kg。神志清楚,发育正常,营养中等,面色稍苍白,回答切题,自动体位,查体合作,步入病房。全身皮肤、黏膜未见黄染,无肝掌,左腰臀部可见片状暗红充血斑块,与皮肤平,边界清楚,形状不规则。右手腕、脚踝及左上臂可见蓝色文身,未见皮下出血点,未见皮疹。眼睑正常,双侧睑结膜可见有针尖样大小的瘀点,巩膜无黄染。双侧瞳孔等大等圆,对光反射灵敏,耳廓无畸形,外耳道无异常分泌物,无乳突压痛。外鼻无畸形,鼻通气良好,鼻中隔无偏曲,鼻翼无扇动,两侧鼻旁窦区无压痛,口唇轻度发绀。双腮腺区无肿大,全身浅表淋巴结无肿大。颈软,颈静脉无怒张,气管居中,甲状腺无肿大。胸廓对称无畸形,胸骨无压痛,双下肺呼吸音偏低,未闻及干、湿啰音。心尖区搏动明显,心脏各瓣膜区可触及震颤,心率 82 次/分,律齐,心尖区可闻及 3~4 级收缩期杂音,向后背传导。腹平坦,腹壁软,全腹无压痛,无肌紧张及反跳痛,肝脾肋下未触及,肝、肾区无叩击痛,肠鸣音 2~3 次/分。肛门及外生殖器未见异常,脊柱、四肢无畸形,关节无红肿,无杵状指(趾),双下肢无水肿。肌力正常,肌张力正常,生理反射正常,病理反射未引出。

【初步诊疗】

入院后查血常规示白细胞计数 8.9×10^9/L,中性粒细胞占比 68%,血红蛋白 86 g/L,血小板计数 213×10^9/L;尿常规示蛋白微量;肝功能示白蛋白 26 g/L,余正常;肌酐 44 μmol/L;电解质正常;凝血功能示 INR 1.15,D-二聚体 0.61。人类免疫缺陷病毒阴性,梅毒快速血浆反应素环状卡片试验阴性,乙肝标志物阴性,丙肝抗体阴性。

入院后继续吸氧,因患者有发热,血象不高,肺部 CT 为两下肺磨玻璃样改变,考虑病毒性肺炎可能性大,继续奥司他韦 75 mg bid 抗病毒及莫西沙星 0.4 g qd 静滴抗感染,甲泼尼龙 40 mg qd 抗炎治疗。入院第 2 天,患者呼吸困难加重,继之出现咳痰、痰中带血及咯血。患者意识清,精神差,体温 36.9 ℃,心率 119 次/分,呼吸 41 次/分,血压 89/61 mmHg,予储氧面罩 8 L/min 吸氧,血氧饱和度维持在 92%~95%。听诊心前区闻及明显心脏杂音,右肺呼吸音低,双肺闻及湿啰音。急查血气分析示 pH 7.50,PaO_2 8.20 kPa,$PaCO_2$ 4.61 kPa,标准碳酸氢根浓度 28.40 mmol/L,氧饱和度 92.80%(氧合指数 120);血 B 型脑钠肽前体 2 613 pg/mL。复查肺部 CT 提示肺部渗出较前明显进展(图 3-3-5),同时,接到微生物室口头危急值报告:多瓶血培养均见阳性球菌(1月21日门诊血培养结果)。

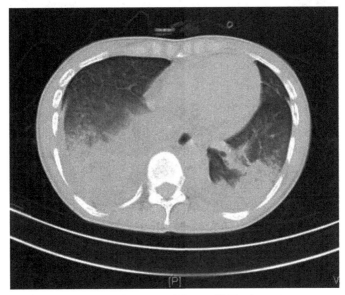

图 3-3-5　胸部 CT 结果

(两肺见多发团絮状影,边界模糊;纵隔内见小淋巴结;心脏不大,心包内见积液;胸腔内见积液;肺动脉干增宽)

【讨论】

患者入院体检时发现有明显心脏杂音,但再三追问病史,患者及家属均否认有先天性心脏病史(因该患者有被遗弃和收养史,故推测有此可能,但家属表示在福利院期间曾做过相关检查,未有先天性心脏病史)。尽管入院时已考虑 IE 可能,但患者血象一直不高,不支持细菌感染,病史及体检未发现明确栓塞表现(如皮肤淤点、脏器栓塞、蛋白尿和血尿等),患者虽有轻度脾肿大,但未见明显脾梗死,贫血程度也较轻,故仅疑似 IE,并未确诊。入院后多套血培养很快报阳(说明菌落生长迅速)且结果一致(说明污染可能性不大,即假阳性可能性小),IE 诊断可能性大大增加。若为 IE,如何理解患者肺部表现?存在以下几点疑问。

(1) 有无肺栓塞存在?IE 造成的肺部改变多因右心赘生物脱落,经肺循环造成肺栓塞后继发感染所致。典型的肺栓塞在影像学上为楔形改变,与该患者表现不符。是否有多发小栓塞存在又继发感染可能?

(2) 关于肺部感染病原体,是病毒还是细菌?结合血培养多次阳性,应为细菌性感染,但患者起病以来多次查血白细胞计数一直不高,肺部改变起初为毛玻璃影样,提示肺间质改变,是否有 IE 合并肺病毒感染可能?

(3) 单纯肺淤血还是肺淤血合并或继发肺部感染?影像学提示两肺多发团絮状影,并以两下肺为主,结合患者临床表现有呼吸困难及咯血,需要考虑肺淤血诊断。但单纯肺淤血是否能解释所有肺部改变?有无合并或继发肺部感染?

(4) 有无合并自身免疫性疾病?患者为年轻女性,发热待查入院,有无自身免疫性疾病基础?肺部间质改变是否须排除基础疾病所致肺部改变?

【进一步诊疗】

入院第3天,血培养鉴定结果为缓症链球菌,药敏结果显示,红霉素耐药,克林霉素敏感,头孢噻肟敏感,左氧氟沙星敏感。紧急行超声心动图检查(图3-3-6),提示:左房、室增大,左室壁厚度正常;二尖瓣不增厚,开放不受限,二尖瓣前叶可见腱索断裂,A3 及内交界连枷,前叶瓣尖左房面见 7 mm×4 mm 赘生物附着,后叶可见 5 mm×4 mm 赘生物附着,另于腱索上亦可见多枚细小绒毛状赘生物附着,彩色多普勒超声测及重度反流;右房增大,右室不增大,三尖瓣前叶脱垂,但未见明显赘生物附着,三尖瓣中重度反流。中重度肺动脉高压(55 mmHg),肺动脉增宽(内径 32 mm)。

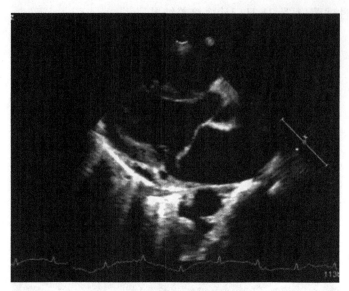

图 3-3-6 经胸超声心动图结果

至此,患者明确诊断为 IE、二尖瓣腱索断裂、心源性左心功能不全、肺水肿。予加用万古霉素积极抗感染治疗,记录 24 小时出入液量;考虑患者合并高热,在肺部啰音不增加的情况下,保持液体正平衡,补液后再考虑利尿,关注血压情况(尽量维持相对较低血压),予酒精湿化面罩给氧;同时积极对症处理,给予药物退热,适当镇静,补充能量和白蛋白。

经过上述处理后,患者病情逐渐稳定,体温正常,吸氧流量逐渐下调,胸闷、气促症状较前明显好转,血氧饱和度 99%(面罩吸氧 3 L/min),咳嗽、咳痰少,偶有痰中带血,24 小时出入量平。双肺呼吸音粗,肺底呼吸音低,未闻及湿啰音。心律齐,各瓣膜区仍可闻及 4 级左右收缩期杂音。

抗感染治疗 5 天后,患者复查血培养转阴。于 1 月 29 日(入院后 1 周内)全麻下行"二尖瓣置换 + 三尖瓣成形术",手术顺利。术后病理示二尖瓣瓣膜退行性变伴赘生物形成。

术后复查肺部 X 线片提示肺淤血明显好转,大部分吸收。继续抗感染治疗 4 周后出院,出院后继续口服药物治疗。

【文献复习】

1. IE 的肺部改变

IE 的肺部改变最常见于右心感染性心内膜炎(RSIE)患者。RSIE 占所有 IE 病例的 5%~10%,绝大部分出现在静脉药瘾者中。故对所有出现发热和肺部症状的患者,均应考虑和排除 RSIE 的诊断。

由于赘生物在右心,其脱落可造成肺栓塞及继发肺部炎症浸润,导致突出的肺部症状。可表现为胸痛、呼吸困难、咳嗽、咯血、肺栓塞、肺脓肿、气胸、胸腔积液、脓胸等。因细菌栓子不能经过肺部滤过,故体循环栓塞症状少见,这一点也是和左心感染性心内膜炎的区别。

RSIE 中最常见的病原体是金黄色葡萄球菌。

2. 二尖瓣腱索断裂引起急性左心功能不全的肺部表现和治疗

二尖瓣腱索断裂的病因可分为特发性和继发性两类。特发性二尖瓣腱索断裂患者无基础心脏疾病,回顾性分析显示,黏液样变性是造成二尖瓣腱索断裂的主要病理改变。继发性腱索断裂中以 IE 发病率最高,病理检查提示多伴有二尖瓣瓣叶严重变形、增厚、溃烂、穿孔、赘生物形成,并与瓣膜及室壁粘连。

二尖瓣腱索断裂是引起二尖瓣反流的原因之一,可导致进行性心力衰竭,严重者也可表现为急性左心功能不全。急性左心功能不全的主要表现为急性肺水肿,由突发严重的左心室排血不足或左心房排血受阻引起肺静脉及肺毛细血管压力急剧升高所致。当肺毛细血管压升高超过血浆胶体渗透压时,液体即从毛细血管漏到肺间质、肺泡甚至气道内,引起肺水肿。在影像学上早期为肺间质水肿,若未及时作出诊断并采取治疗,可进一步发展成为肺泡性肺水肿。胸部 X 线片表现为典型蝴蝶形大片阴影由肺门向周围扩展。若不仔细读片,或读片经验不足,有可能将肺间质水肿误认为是间质性肺炎。

腱索断裂的治疗包括内科治疗和外科治疗。IE 的内科治疗首先是有效抗感染药物治疗,其次是有效降低血压,增加心排量和纠正病因。可应用硝普钠、利尿剂,降低心脏前后负荷,减轻肺淤血,减少反流,增加心排血量。吗啡可以使患者镇静,减少躁动所带来的额外心脏负荷,同时也有舒张小血管的作用,有利于减轻心脏前后负荷。必须注意禁用强心药物(包括洋地黄类)。

内科治疗一般为术前的过渡措施。二尖瓣腱索断裂一旦确诊,有二尖瓣中重度反流者应及早手术治疗,主要因为腱索断裂不能自行修复,且会引起新的腱索断裂而使病情突然进一步恶化。手术方式一般选择二尖瓣置换或成形术。年轻患者心力衰竭控制后进行瓣膜置换或成形术治疗效果很好。心力衰竭不能控制的情况下,能否进行瓣膜置换或成形术是一个值得探讨的问题,现在多数学者认为积极手术治疗才能解决其顽固心力衰竭的问题。

3. IE 早期手术的适应证及预后

IE 患者一般应在炎症控制 4~6 周后手术。近 10 年来,有将近 50% 的瓣膜手术是在疾病活动期(患者仍在接受抗菌药物治疗期间)进行的。在疾病活动期即考虑手术(早期手术)的原因主要是为了避免发生进行性心力衰竭及由于严重感染引起的不可逆的结构损伤或预防发生系统性栓塞事件。

由于在疾病活动期进行手术的风险也相应增加,因此提倡心外科医生提早会诊和尽快介入,以更好地制定最佳的治疗方案和确定最佳的手术时机。IE 患者早期手术的 3 个主要适应证为心力衰竭、难以控制的感染和预防栓塞事件的发生。

4. 缓症链球菌

缓症链球菌群包括缓症链球菌、口腔链球菌、婴儿链球菌、泛口腔链球菌、崎链球菌、鼠链球菌、中国链球菌和寡发酵链球菌等。缓症链球菌群属 α-溶血性链球菌,是草绿色链球菌的一种,为人体口腔、消化道、生殖道等部位的正常寄居菌群之一,为机会致病菌。缓症链球菌为革兰阳性球菌,在血清肉汤中形成短或长链,无芽孢、无动力,兼性厌氧,触酶阴性,能在 10 ℃ 环境生长,在 6.5% 氯化钠肉汤中不生长,在马血琼脂平板上呈 α-溶血。

缓症链球菌毒力不强,但可引起人类很多侵袭性疾病,特别是在有免疫缺陷的人群中。链球菌中毒性休克综合征(STSS)是链球菌感染严重的临床表现。国外报道的 STSS 大多为由 A 组 β-溶血性链球菌(如化脓性链球菌)引起,可造成多器官功能损害,病死率达 30%,发病机制为链球菌致热性外毒素(SPE)作为超抗原引起的免疫反应。国内报道,20 世纪 90 年代,江苏海安、无锡、如东等长江三角洲地区发生 α-溶血性链球菌(后鉴定为缓症链球菌)所致的猩红热样疾病流行,重症患者(约 20%)表现为 STSS。既往认为 α-溶血性链球菌均不产生 SPE,酶联免疫吸附试验检测表明,缓症链球菌 STSS 患者血清中含有缓症链球菌外毒素,而正常人血清中则无缓症链球菌外毒素。

缓症链球菌耐药性的日益增加正引起临床医生的重视。目前缓症链球菌对青霉素的耐药率逐年升高,并发现对阿莫西林、喹诺酮类甚至糖肽类药物耐药的病例。缓症链球菌的耐药性比草绿色链球菌群总的耐药性发展更快,有报道对三代头孢菌素类的耐药性,缓症链球菌几乎是草绿色链球菌的 2 倍。因此,需要对该菌感染加强警惕性,及时根据药敏试验调整用药。

【小结】

(1) 本例患者在病程早期由于发热、血象不高、出现呼吸困难及肺部间质性改变,在未仔细读片及听到心脏杂音但未引起重视的情况下,被多位医生误以为是病毒性肺炎。幸运的是,按照发热患者的入院常规,用药前做了多套血培养,并迅速得到了阳性报告,使得能及时纠正诊断,没有耽误患者的治疗。因此,保证一切诊疗过程按照诊疗常规进行是十分必要的。

(2) 患者因二尖瓣腱索断裂引起急性左心功能衰竭,但由于同时合并中重度三尖瓣反流,一定程度上缓解了左心功能不全的症状。因此,必须强调超声心动图检查的重要性,与单纯从临床症状推测相比,通过超声心动图可更准确地了解瓣膜病变的性质、程度及累及范围。

（3）肺部间质性改变多见于结缔组织病的肺部表现、特发性肺间质纤维化及病毒感染，但有很多情况也会有类似表现，例如各种感染早期（包括细菌、病毒和霉菌）、沿淋巴管播散的癌瘤、早期粟粒性肺结核、寄生虫病、尘肺、热带嗜酸性细胞增多症以及间质性肺水肿等。因此，诊断思路不能太局限，需要仔细地加以鉴别。

（4）发热待查中，有病理性心脏杂音者多为IE。有心脏杂音的发热患者必须高度怀疑IE，详细体检，并进行超声心动图检查和血培养。

（5）发热伴肺部感染的患者，特别是反复发生肺部感染的患者，应常规行超声心动图检查，特别注意排除右心IE的可能性。

第四节　心脏黏液瘤

心脏黏液瘤（cardiac myxomas，CMs）是心脏最常见的原发性良性肿瘤，以单纯或散发的CMs多见，黏液瘤通常发生在心脏的特定区域。在发病部位方面，CMs多发生于心脏的心内膜面，约75%的CMs起源于左心房，特别是二尖瓣环或房间隔边界，约20%来自右心房，5%来自心室。

CMs好发于成年人，在儿童中不常见，年发病率为0.5/100万～1/100万。约90%的病例为散发型黏液瘤，5%～10%的病例为家族性和遗传性。女性发病率是男性的3倍，90%的病例发生在40～60岁之间。

一、临床表现

CMs形态上虽是良性肿瘤，但由于其生长部位特殊，临床表现复杂，可呈"恶性"发病。CMs早期缺乏特异性的症状，且部分术后可复发、转移且有恶变倾向，因此在临床诊断及治疗中应引起高度重视。

由于瘤体的位置、大小、生长速度、瘤蒂长短及有无出血、脱落等所引发的病理生理改变不同，全身有无并发症以及自身反应轻重等不同情况，患者的临床表现个体差异较大，肿瘤较小时临床上往往无症状。有症状患者的主要表现有三个方面。

（1）血流阻塞症状：肿瘤阻碍静脉回流或者堵塞房室瓣膜口，导致血流动力学改变，出现如心悸、气促、端坐呼吸等表现。体格检查在心尖区可听到舒张期或收缩期杂音，肺动脉瓣区第二心音增强。右心房黏液瘤造成三尖瓣瓣口阻塞时可出现颈静脉怒张、肝肿大、腹水等症状。移动度大的黏液瘤可出现急性房室孔道阻塞或心室出口梗阻导致急性心功能不全，患者可发生一过性昏厥、抽搐甚至猝死。

（2）栓塞症状：瘤栓脱落导致血管栓塞，如合并脑栓塞、腹主动脉栓塞、四肢动脉栓塞等可出现半身不遂、意识障碍、腹痛、视觉受损、皮疹、肢体坏死或雷诺现象，主要发生在脑、四肢、肺、脾、肾、视网膜等。部分患者以脑栓塞为首发症状，是CMs较危险的并发症，应引起注意。

（3）全身症状：因肿瘤退化性改变引起，如发热、体重减轻、杵状指、食欲不振、关节酸痛等，另有免疫球蛋白增加、贫血、粒细胞减少、血小板减低等。有研究发现患者的IL-6和抗心肌抗体水平均升高，说明患者对肿瘤存在免疫反应。

二、病理组织特点

虽然其确切组织起源仍不清楚，但根据免疫组织化学和超微结构研究理论，CMs最有可能起源于内皮下细胞或多能间充质干细胞，这些细胞具有神经和内皮分化能力。肿瘤长大后呈息肉样肿块突入心腔内，常有蒂附着于房间隔和心室壁，瘤体随心脏舒缩而活动。肿瘤多呈圆形或椭圆形，有时有分叶或形似一串葡萄，外观是半透明、晶莹的胶冻状，色彩多样，可夹杂红色出血区，大小不同。瘤体表面被覆单层立状或扁平上皮，胞浆突起与瘤细胞相吻合，瘤细胞呈灶状增生，有多型性，核分裂多见，坏死和血管增多，提示黏液瘤生物学行为有恶性倾向。

实体型和绒毛型是两种主要的亚型。实体瘤可呈球形或长形,表面光滑、有光泽,偶尔有起伏。绒毛型具有不对称的、脆弱的乳头状表面。有假说认为其由具有多角形黏液样基质的多能间质细胞和细胞核深染的星状细胞组成。卵圆形或椭圆形的细胞核和嗜酸性的细胞质是在组织学上鉴别这种组织的唯一特征。它们可以单独出现,也可以成簇出现,也可以是星状、卵圆形或饱满的梭形细胞,这些细胞通常包含在富含黏多糖的黏液样基质中。在病灶柄或基底附近,常可见大的厚壁血管。

肿瘤整体结构松散,容易破碎,易受血流冲击而脱落,引起栓塞并发症。脱落的肿瘤组织,还可在脑血管和周围血管上皮继续生长,破坏血管壁形成血管瘤。黏液瘤脱落所致的栓塞可在无心脏体征或全身症状的情况下出现,引起栓塞的黏液瘤具有以下特点:① 多合并心律失常,特别是合并心房颤动;② 肿瘤外形多如桑葚状、分叶状;③ 黏液瘤发生瘤体出血较多,部分伴坏死;④ 肿瘤体积偏大。

三、病理生理学特点

白细胞介素(interleukins,ILs)是一类细胞因子,最初是由白细胞产生的,但现在已发现许多其他细胞也可以产生,包括辅助性 $CD4^+T$ 淋巴细胞、巨噬细胞、内皮细胞和单核细胞。ILs 执行旁分泌和自分泌过程,并参与多种生物功能,包括控制免疫反应、造血、促进一些恶性和非恶性细胞增殖等。CMs 可产生 ILs,最重要的促炎细胞因子之一是 IL-6。CRP 激活 IL-6 的产生,而 IL-6 又是肝脏中 CRP 表达的强效刺激物,因此 IL-6 生成增加可能是肝脏持续生成 CRP 的正反馈机制。虽然有研究表明 IL-6 在 CMs 患者中升高,但尚未证明是肿瘤细胞而不是宿主免疫系统产生 IL-6。CMs 患者可能具有与循环 IL-6 水平相关的解剖特征。IL-6 作为一种生物标志物,可以比 CRP 更准确地预测 CMs 患者的炎症状态。由于 CMs 过度产生 IL-6,这些病变处的炎症水平可能更为严重。

四、遗传学特点

CMs 约90%为散发性,5%~10%呈家族遗传性,并作为 Carney 综合征(Carney complex,CNC)的部分临床表现。1985 年首次提出 CNC 是一种常染色体显性遗传性疾病,主要以全身多发性黏液瘤、皮肤色素病变、肾上腺皮质功能亢进、巨人症等内分泌系统功能亢进为临床表现。

CMs 分为家族性和散发性,两者在发病方面有明显差异:① 家族性 CMs 多发生于年轻患者,平均年龄25岁,散发性 CMs 患者年龄在30~70岁,平均为56岁。② 家族性 CMs 的男女发病率无明显差异,散发性 CMs 女性发病率明显高于男性,女性患者占70%。③ 家族性 CMs 有多发的趋势,可存在于单个心室,也可右侧或双侧心腔同时累及,且手术切除后超过20%的病例复发;散发性 CMs 患者绝大多数为单发,左房典型部位(房间隔与卵圆窝)较为常见,手术切除预后较好,一般不复发。

在60%~80%的家族性 CMs 中检测到 PRKAR1A 基因突变,PRKAR1A 基因的功能缺失也是目前唯一确定的 CMs 致病基因位点,散发性 CMs 中也发现较高的突变检出率,其位于 12p1 和 17p1 区域存在基因重排,可能因造成某些主要基因突变进而引发 CMs,但具体致病机制还待研究。

五、诊断方法

CMs 的确诊须依靠病理学诊断。早期因肿瘤较小,症状不明显或表现不典型导致漏诊和误诊。对于发热、贫血、ESR 增快而无风湿活动者、突然发生或反复发生动脉栓塞而无明显诱因者,要警惕本病的发生。

1. 超声心动图

超声心动图可对 CMs 的发病部位、形态大小、轮廓及心脏相关改变作出判断,观察其活动度或附着情况,确定肿瘤蒂的位置,诊断符合率可达100%,部分无症状患者可在体格检查时通过超声心动图发现。同时,超声心动图可观察有无其他并发心脏疾病,有利于手术时机的选择,并具有简便、无创、检查费用低的优点,是诊断 CMs 的首选方法。其主要的声像图特征如下:① 肿瘤大小不一,多呈椭圆形或圆形,少数呈不规则的葡萄串样,部分边界整齐、表面平整,多数表面有小突起。② 肿瘤内部回声变化较大,细胞成分多显示为分布较均匀的高回声;胶冻状物质多显示为分布不均匀的弱回声并有分隔;若瘤内有坏死、出血区则高低回声分布不均匀,或有片状弱回声或无回声区。③ 瘤体以蒂为定点随心动周期活动,黏液瘤呈现能移动的云雾状光团回声波。④ 左心房黏液瘤在左室收缩期时光团位于心房腔内,舒张期时移位到二尖瓣瓣口。三维超声心动图是一种新的诊断方法,它可进行肿瘤体积评估,通过对心脏肿块的"切割"可以更具体地检测附着点、肿块血管及坏死和钙化区域。

2. CT 及 MRI

CT 及 MRI 均能较好地显示肿瘤的形态、大小及表面特征,CT 具有大视野、高空间分辨力,MRI 对软组织有较高的特异性,二者对肿瘤检查的敏感度可达 100%。CT 可见清晰的心腔内球状物,典型伴钙化和异质的低衰减,与胶状特性一致,且能评估肿块大小和纵隔及胸部受累情况。MRI 能根据心脏的轴线进行多种断面的成像,并提供精确的三维信息,稳态自由运动序列能对血液和软组织提供更强的对比,从而更好地显示血流缓慢处的肿瘤情况。如果在 MRI 上看到异质信号,则表明存在出血、纤维化和钙化。钙化在 T1 和 T2 加权序列上表现为低信号,纤维化在两个序列上都表现为低信号,出血在两个序列上都表现为高信号。富含多糖的黏液瘤在 T1 上呈低信号,但在 T2 加权序列上呈高信号。

3. PET

PET 扫描有助于观察 CMs 的代谢活动。PET 扫描中使用氟脱氧葡萄糖示踪剂,恶性肿瘤以高糖代谢和高乳酸产量为特征,然而 CMs 的摄取则不同,原因尚不清楚。例如,房间隔脂肪瘤性肥大由于棕色脂肪激活而引起的轻度示踪剂摄取。

4. 胸部 X 线检查

胸部 X 线片对 CMs 的诊断无特异性,早期患者在出现症状前,胸部 X 线片表现大多正常。房室瓣血流受阻后,胸部 X 线片表现为左心房增大、右心室增大、肺部瘀血等与风湿性二尖瓣或三尖瓣狭窄相类似的征象。

5. 心血管造影

心血管造影属有创性检查,随着超声心动图、CT、MRI 等影像技术的日趋成熟,临床上已很少应用。

6. 实验室检查

部分患者可出现 ESR 增快、贫血、血红蛋白降低、白细胞计数升高、血清蛋白电泳 α2-球蛋白及 β-球蛋白增高等改变。

7. 遗传学检测

5%~10% 的 CMs 呈家族遗传性,并临床表现为 CNC。CNC 是一种罕见的常染色体显性遗传病,主要临床特点是多发黏液瘤(包括心脏和皮肤)、皮肤色素沉着和内分泌系统肿瘤。

目前较公认的 CNC 的诊断标准包括主要临床表现和次要临床表现,符合 2 项主要临床表现或有 1 项主要及 1 项次要临床表现即可诊断,其中主要临床表现需要病理、生化及影像学支持。主要临床表现包括:① 典型部位分布点状色素沉着(嘴唇、结膜、内外眦、阴道或阴茎黏膜);② 皮肤或黏膜的黏液瘤;③ 心脏黏液瘤;④ 乳腺黏液瘤病,或 MRI 压脂相提示乳腺黏液瘤病;⑤ 原发性色素沉着性肾上腺结节,或 Liddle 试验不能抑制尿液中的游离皮质醇;⑥ 生长激素分泌型垂体腺瘤引起的肢端肥大症;⑦ 睾丸大细胞钙化性支持细胞瘤,或睾丸超声提示存在钙化;⑧ 30 岁以下,患甲状腺癌或甲状腺多发结节;⑨ 砂粒体性黑色素性神经鞘瘤;⑩ 蓝痣和上皮样蓝痣;⑪ 乳腺导管腺瘤;⑫ 骨软骨黏液瘤。次要临床表现包括:① 一级亲属已被确诊;② 存在 PRKAR1A 基因的失活性突变。

8. 其他检查

主要是心电图和血管多普勒超声检查。心电图的表现往往是非特异性的,多为窦性心律,可有心房或心室肥大、ST-T 改变、心律失常等,部分呈现心肌梗死的表现。根据患者的症状行选择性血管多普勒超声检查,可发现动脉栓塞的部位。

六、治疗及预后

1. 治疗

CMs虽然多为良性肿瘤,但瘤体受血流冲击和体位变化的影响易于碎裂脱落引起栓塞和远处种植转移,部分患者CMs具有低度恶性倾向。因此,确诊后应及时手术治疗,除以下禁忌证外均应积极手术治疗:① 发生多发性脑栓塞及周围重要脏器栓塞,极度衰竭,并有肝肾功能障碍或上消化道出血已丧失手术机会者;② 由于严重瓣膜阻塞,发生心跳骤停和急性肺水肿,心脏不能复苏,或心脏复苏后处于昏迷状态者。

手术方式为全麻、体外循环下行黏液瘤摘除术。患者术前要尽量减少活动,注意体位变化对血流动力学的影响,避免因瘤体碎裂脱落造成的血管栓塞或肿瘤造成的二尖瓣或三尖瓣嵌顿,防止晕厥及猝死的发生。对于全身反应重、病情发展快者,以及反复发作动脉栓塞、有死亡威胁者,应积极作急症手术安排。患者术前准备必须充分,根据肿瘤的位置和伴随的临床症状制订详细的麻醉方案和手术方案,积极改善心功能不全,心律失常患者可用抗心律失常药物治疗,但术前一般不用强心剂,避免心肌收缩增强而导致瘤体脱落。术前做好与患者及家属的沟通,积极处理各种慢性病及合并症的治疗,防治便秘,限制活动,不能突然发力或变换体位,以防瘤体碎裂脱落。术中要注意:① 手术应根据肿瘤所在位置选择心脏切口,切口要显露充分以便完整取出肿瘤;② 手术操作要轻柔、细致,切忌搬动、摸捏心脏,以免引起瘤体碎裂;③ 要详细检查肿瘤是否完整,切除瘤体力求完整、彻底,必须切除瘤蒂及附着处周围部分正常组织,以达到根治的目的,并用大量生理盐水反复冲洗心腔,避免遗留肿瘤组织引起栓塞或种植转移;④ 对于合并瓣膜或冠状动脉病变者,术中根据具体情况同时进行处理。

2. 预后

CMs手术效果较好,预后主要取决于肿瘤的病理类型及侵及范围,但部分有复发的可能,少数复发后出现恶变,复发可能与肿瘤切除不彻底、瘤体破裂遗留细胞种植、肿瘤恶性变、家族性类型等有关。多蒂、多腔室分布和左心房非常规位置起源的非典型CMs更易复发。本病单蒂复发率为3.0%,多蒂复发率为35.7%,多腔室分布和左心房非常规位置起源的复发率达41.7%和33.3%。因此,应加强对出院患者的随诊工作,发现复发者可再次手术治疗。对因瘤栓脱落导致血管栓塞引起的偏瘫、失语等神经功能缺损或肢体功能障碍,须进行必要的康复锻炼及生活护理。CMs虽多为良性肿瘤,但由于生长部位的特殊性和临床表现的不典型性,有漏诊和误诊的可能,尤其是非典型黏液瘤,包括家族性、左心房非常规位置起源、多点多腔室分布、有明确基因异常及病理提示有恶性倾向的黏液瘤。因此早期诊断、早期治疗是改变本病预后的关键,应进行健康教育使患者出院后提高自我判断病情的能力,确保按时定期随诊。

典型病例1

心房黏液瘤引起多次脑栓塞

【病史简介】

患者女性,45岁,广东揭阳人,因"反复头晕伴低热7月余,再发伴右上肢麻木乏力10天"入院。

患者有高血压病5年,血压最高180/100 mmHg,平素服用尼群地平(每次1片,每日3次)降压治疗,血压控制在140/90 mmHg左右。于苏州大学附属第一医院风湿科确诊强直性脊柱炎1年,平素服用泼尼松(每次5 mg,每日1次),洛索洛芬钠片(每次60 mg,每日1次),正清风痛宁片(每次1片,每日2次)治疗。否认糖尿病、冠心病及其他疾病;否认肝炎、结核等传染病史;否认外伤、手术、输血史,否认食物、药物过敏史。预防接种史不详。个人史、月经史、婚育史、家族史均无特殊。

现病史：入院前7月余(2016年1月23日)患者激动时突发头晕，非视物旋转性，伴有视物重影，持续约20 min后可自行缓解，无视物模糊、吞咽困难、饮水呛咳、言语含糊、肢体无力麻木、大小便失禁、四肢抽搐、头痛等，就诊于当地医院，行头颅CT考虑脑血管病，住院治疗一段时间无再发作后出院。1个月前(2016年8月17日)患者与人聊天时再发上述症状，性质及程度大致同前，持续约20 min后自行缓解，再次就诊于当地医院。10天前(2016年9月12日)患者逛超市时再次突发头晕及视物重影，且伴有右上肢麻木乏力感，表现为右上肢持物欠灵活，症状持续约1 h后自行缓解，就诊于苏州大学附属第一医院，门诊以"头晕、肢体麻木乏力待查"收住院。

发病以来，患者精神、食欲、睡眠一般，家人发现其记忆力较前减退，经常无法回忆起东西放在哪里，大小便正常，体重无明显改变。

查阅患者在其他医院的辅助检查结果：头颅CT(2016年1月23日)示胼胝体及左侧丘脑低密度影；头颅MRI(2016年2月4日)示右侧侧脑室旁、胼胝体及左侧丘脑异常信号影；头颅CT(2016年2月15日)示胼胝体及左侧丘脑低密度影；头颅CT(2016年8月17日)示胼胝体及左侧丘脑低密度影；头颅CT(2016年9月13日)示胼胝体及左侧丘脑低密度影。

入院查体：体温37.8 ℃，脉搏89次/分，呼吸20次/分，血压140/80 mmHg。双肺未闻及啰音，无胸膜摩擦音。心率89次/分，律齐，无病理性杂音，无心包摩擦音及心包叩击音。双下肢无水肿。意识清楚，时间、地点、人物定向力正常，计算力正常，近记忆力下降。右侧鼻唇沟稍浅，伸舌偏左，四肢肌力、肌张力正常，左侧霍夫曼征阳性，病理征未引出，左侧腱反射较右侧稍活跃，深、浅感觉正常。共济检查正常。

入院诊断：头晕，肢体麻木乏力待查，高血压病(3级，极高危)，强直性脊柱炎。

完善辅助检查，凝血常规示纤维蛋白原(Fbg)5.53 g/L；血脂示低密度脂蛋白胆固醇(LDL-C)3.66 mmol/L；尿常规、粪便常规正常；甲状腺功能在正常范围；人类免疫缺陷病毒(HIV)抗体阴性；CRP 27.50 mg/L，血清淀粉样蛋白A(SAA)22.10 mg/L；8项肿瘤筛查均在正常范围；脑脊液常规、生化均正常；生化示葡萄糖(GLU)8.1 mmol/L；巨细胞病毒抗体(CMV-lgG)216.90 U/mL，风疹病毒抗体(RVB-lgG)32.90 U/mL，弓形虫抗体(Toxo-lgM)0.92 U/mL；脑脊液中免疫球蛋白G(IgG)16.10 g/L；脑脊液未检出隐球菌、抗酸杆菌及细菌；肝炎系列阴性；抗中性粒细胞胞浆抗体(ANCA)阴性；脑脊液培养无菌生长。

胸部X线片示心肺纵隔未见异常。

心电图示ST-T改变。

头颅MRI[平扫+增强+磁共振扩散加权成像(DWI)+磁敏感加权成像(SWI)+磁共振脑血管成像(MRA)](图3-4-1)：① 左侧丘脑、右侧额叶侧脑室周围、胼胝体体部及膝部多发异常信号，考虑陈旧性梗死灶，部分周围胶质增生；② DWI未见明显异常信号；③ SWI序列上双侧额叶、左侧顶叶、左侧枕叶、胼胝体膝部、左侧丘脑异常信号，考虑多发微出血灶；④ 脑萎缩；⑤ MRA未见异常。

超声心动图(图3-4-2)：左心室收缩及舒张功能正常。左心房内径稍增大，左心房腔内见一个不规则形实性回声，大小为59 mm×19 mm，边缘清晰，有蒂附于房间隔卵圆窝附近，随血液而规律运动，舒张期进入二尖瓣口，收缩期返回左心房，考虑为左房黏液瘤。二尖瓣开放正常，彩色多普勒血流显像(CDFI)显示舒张期瓣口瘤周可见加速彩流，收缩期轻微反流。

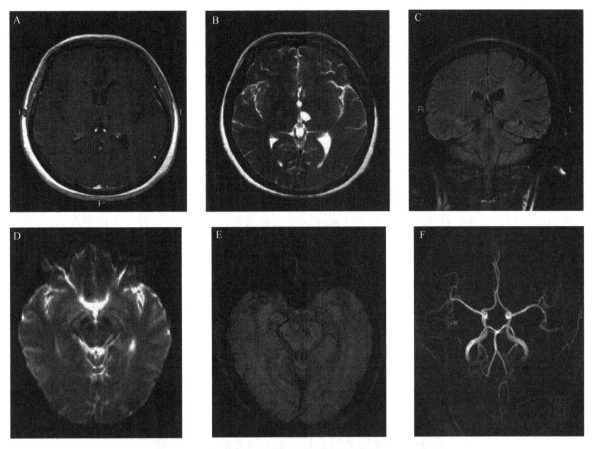

图 3-4-1 头颅 MRI 结果

(A.脑 MRI 增强示双侧丘脑病灶,左侧明显;B.脑 MRI T2 加权像示双侧丘脑病灶,左侧明显;C.脑 MRI FLAIR 示多发脱髓鞘病灶;D.脑 MRI DWI 未见明显异常信号;E.脑 MRI SWI 未见多发微出血灶;F.脑 MRI 未见明显异常)

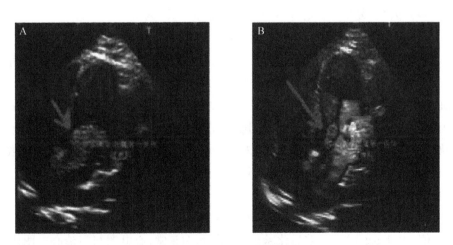

图 3-4-2 超声心动图结果

入院后给予改善脑循环(血栓通注射液)、营养脑神经(奥拉西坦注射液)、抗炎(乐松)、抗血小板(阿司匹林)、强化降血脂(瑞舒伐他汀钙片)治疗,头晕症状稍好转,超声心动图明确诊断后,立即转入心脏外科手术治疗。

【讨论】

CMs 占所有良性心脏肿瘤的 30%~50%,极个别出现于肺动脉、主动脉、下腔静脉等,以 30~60 岁最常见。心房黏液瘤形成的栓子成分为黏液组织或瘤体表面碎片,或因局部血流的改变,导致血小板黏附聚集,在肿瘤表面逐渐形成血栓性物质。黏液瘤瘤体或血栓脱落,可造成动脉栓塞。本例患者术后病理:瘤体均有蒂附着于房间隔,呈息肉状、胶冻样,质脆易脱落;表面被覆单层扁平或立方上皮样细胞;在大量液样基质中分散,大小不一,形态多样。

左心房黏液瘤是青年脑梗死病因之一,脑栓塞病灶多分布在前循环,但本例心房黏液瘤导致的脑栓塞多分布在后循环,这可能与不同栓子类型的栓塞机制不同有关。部分心房黏液瘤表面的绒毛经过心脏血流的强大冲击会发生脱落,导致栓塞。本例患者 2016 年 1 月 23 日头颅 CT 示胼胝体及左侧丘脑低密度影;2016 年 2 月 4 日头颅 MRI 示右侧侧脑室旁、胼胝体及左侧丘脑异常信号影。可见脑栓塞病灶随着反复发病在增加,本次再发伴右上肢麻木乏力 10 天入院,前后循环均有受累,考虑再次脑栓塞入院。心房黏液瘤患者身体各部位均可栓塞,其中脑栓塞最为常见,黏液瘤引起的脑栓塞与普通血栓形成脑梗死的表现有时相差无几,病灶无强化。黏液瘤合并脑动脉硬化危险因素的老年患者,临床上可能误诊为普通脑动脉硬化性血栓形成。本例患者排除了房颤,MRA 未见明显异常,排除烟雾病或动静脉畸形,诊断心房黏液瘤引起的脑栓塞比较合理。当头颅 MRI 发现同时或近期有不在同一动脉分布区的多发病灶,就要考虑栓塞是否由心房黏液瘤引起。超声心动图是诊断心房黏液瘤的首选,可了解黏液瘤的大小、活动度、蒂的附着位置及血流动力学影响等,能为临床诊断提供可靠依据。脑栓塞早期可考虑静脉溶栓或动脉取栓治疗;心房黏液瘤应尽早进行手术治疗,一是避免再次栓塞,二是黏液瘤生长较快。心房黏液瘤手术切除成功率高,复发率和病死率均很低,但有报道部分患者术后出现房颤,本例患者确诊后立即转心脏外科手术治疗。

典型病例 2

左房黏液瘤合并 Brugada 心电图改变

【病例简介】

患者男性,56 岁。因"反复发热伴心悸、胸闷 2 月,加重 1 天"入院。

2 个月前患者无明显诱因出现发作性心悸、胸闷,伴头晕,2~3 min 好转,夜间好发。心电图示 V1、V2 导联 J 波明显,ST 段呈马鞍形抬高,V2~V4 导联 T 波高尖。患者近 2 个月间断发热,夜间重,出汗较多,体温最高 39.0 ℃,未系统诊治。伴咳嗽,咳少量白痰,无咯血,无喘息。

既往无高血压、糖尿病、血脂异常等。吸烟 30 年,30 支/日。饮白酒 20 年,每日 250 mL,现减为每日 100 mL。患者为船员,近 2 个月在东南亚行船,同船船员无发热,无疫区接触史。父亲高血压,母亲心肌梗死病史;兄弟姐妹共 7 人,有 2 人死于急性心肌梗死,另 1 人行冠状动脉旁路手术,术后数月猝死。

查体:体温 37.9 ℃,脉搏 98 次/分,呼吸 16 次/分,血压 120/70 mmHg,颈静脉无充盈,双肺少许湿啰音。心界不大,心律齐,可闻及三音律。

辅助检查:白细胞计数 13.98×10^9/L,中性粒细胞占比 71.9%,血红蛋白 116 g/L,超敏肌钙蛋白 0.017 μg/L(参考值 <0.1 μg/L)。入院后化验超敏肌钙蛋白正常,心电图与门诊心电图比较没有动态演变。血糖、血脂、肝肾功能、电解质、甲功三项、肝炎病毒、HIV 正常。尿常规隐血 1+,蛋白 1+。B 型钠尿肽 454.50 pg/mL;D-二聚体 920 μg/L。免疫指标:补体 C4 440 mg/L,ASO 266 IU/mL,CRP 128 mg/L,抗核抗体、抗双链 DNA 抗体、免疫球蛋白正常,ESR 107 mm/h,结核菌抗体阴性,3 次痰结核菌 PCR 阴性,血培养无细菌生长。

初步诊断:冠心病? Brugada 综合征? 感染性发热,肺内感染?

入院后第 2 日患者再发心悸,心电监测示心房颤动(简称"房颤"),可自行转复窦性心律。后行 24 h 动态心电图示频发房性早搏(2 321 个),阵发性房颤。连续 3 日监测心电图 ST 段无动态演变。完善胸部 CT 示支气管炎,肺气肿,左肺尖陈旧病灶,双侧胸腔积液,双肺下叶膨胀不全。考虑支气管炎肺部感染引起的发热可能性大。超声心动图示左房大,左房内见 5.3 cm × 3.2 cm 略强回声团块,有蒂附着于房间隔中部,随心动周期有明显活动度,舒张期堵塞二尖瓣口,二尖瓣口血流速度明显增快,提示为左房内占位(黏液瘤可能性大),二尖瓣血流梗阻,左房大,中度肺高压。心脏CT示左房黏液瘤并经二尖瓣脱入左室,基底部附着于房间隔前部,大小约4.0 cm×3.4 cm;心包少许积液;双侧胸腔少量积液伴双下肺部分膨胀不全。

最终诊断:左房黏液瘤,阵发性房颤,支气管炎,肺内感染。

入院后予头孢呋辛抗感染,第7日起体温控制在37.0 ℃以下。入院后第10天在全麻、体外循环下行手术治疗。术中切开右房及房间隔见左房有一肿物,呈胶冻样,蒂连于房间隔上,约4.0 cm×5.0 cm,彻底切除肿物。送检病理肉眼检查大小为6.0 cm×5.0 cm×2.0 cm,切面灰红,胶冻样,切面见一灰白结节,直径约0.6 cm。光镜所见肿物界线清,肿瘤细胞呈星芒状,周围有空晕,部分围绕小血管增生,间质黏液样,可见坏死。病理诊断为左房黏液瘤伴梗死。术后无并发症,术后心电图仍然为右胸导联J波,ST段马鞍形抬高,行普罗帕酮激发试验,试验结果为阴性,排除Brugada综合征。

【讨论】

原发性心脏肿瘤很罕见,约占心脏外科患者的0.3%。CMs为最常见的原发性心脏肿瘤之一,好发年龄为30~60岁,女性多见。绝大多数为单发性肿瘤,常发生于左心房,双房受累的概率约为1.3%。临床症状取决于肿瘤的大小和梗阻程度,大多数患者表现为左右心力衰竭、体位性晕厥或者猝死,肿瘤碎片或血栓栓子脱落还可以导致栓塞,少数患者甚至可引起冠脉栓塞导致急性心肌梗死。临床还可以有发热、贫血、ESR增快等非特异性表现。左房黏液瘤听诊可闻及肿瘤扑落音,在心尖或其内侧胸骨左缘第3、4肋间,在第二心音后0.08~0.12 s,且随体位改变,为黏液瘤在舒张期随血流进入左室,撞碰房、室壁和瓣膜,瘤蒂柄突然紧张产生振动所致。此例患者入院时即闻及三音律,当时未引起足够重视,如结合发热、贫血等表现,也可能对左房黏液瘤优先考虑。本例患者瘤体较大,有蒂附着于房间隔,舒张期肿瘤脱垂入左室引起二尖瓣口阻塞,临床产生类似于二尖瓣狭窄的症状和体征。患者出现发热可能由于肺淤血,肺内感染或者与肿瘤坏死相关。

本例患者为56岁男性,临床表现比较特殊,以发作性心悸、胸闷为首发症状,心电图表现为ST段抬高,T波高尖,有明确冠心病家族史,首先需要考虑的是冠心病,急性冠脉综合征。通过动态观察心电图变化和心肌酶学变化,很快排除急性冠脉综合征,冠脉CT进一步证实冠脉没有阻塞性病变。患者门诊心电图符合Brugada Ⅱ型心电图改变,结合临床症状,应警惕Brugada综合征。Ⅰ型心电图改变有较强的诊断意义,Ⅱ型和Ⅲ型心电图改变则不能作为Brugada综合征的诊断依据。提高1~2肋间描记V1~V3导联及相关药物激发试验可提高Ⅰ型Brugada综合征检出率。本例患者在未记录到房颤之前,临床有胸闷、心悸发作,而且患者家族史中有猝死病例,临床应该高度警惕。患者一个姐姐、一个哥哥及一个妹妹心电图检查均为正常,猝死的病例曾行冠脉旁路手术,可能死于急性心肌梗死。该患者心悸发作时证实为房颤,无室性心律失常。上一肋间及下一肋间均未出现BrugadaⅠ型心电图改变。左房黏液瘤切除术后进行了普罗帕酮激发试验,试验阴性,故本例患者排除Brugada综合征,诊断为Brugada心电图改变。

第五节　川　崎　病

一、概述

川崎病又称皮肤黏膜淋巴结综合征,1967年由日本川崎富作医生首次报道。川崎病病因不明,普遍认为是由感染因素触发的急性全身免疫性血管炎,可并发冠状动脉病变(coronary artery lesions,CAL)。川崎病导致的CAL已经成为部分国家和地区常见的后天性心脏病之一。川崎病好发于5岁以下儿童,全年均可发病,男女发病比例为 1.7∶1,东亚地区显著高发,发病率呈不断增高趋势,欧美国家发病率较低。我国北京和上海近年来发表的资料显示每 10 万名 0~4 岁儿童中每年就有超过 100 例新发川崎病。

二、诊断及鉴别诊断

川崎病作为一种临床综合征,主要依靠临床特征并结合全身多系统血管炎的表现及辅助检查进行临床诊断。

(一) 主要临床特征

1. 发热

常为反复发热,体温可达 39~40 ℃,抗生素治疗无效。1 周内发热自动消退或用药(如糖皮质激素)后消退者,不能排除川崎病。

2. 四肢末梢改变

急性期出现手掌、足底潮红和硬性水肿,有时伴有疼痛;病程 2~3 周手指和脚趾出现从甲周开始的脱皮(膜状脱皮),并可能延伸到手掌和脚底;病程 1~2 个月,指甲上可出现深的横槽(Beau's 线)或脱甲现象。

3. 皮疹或卡介苗接种处红肿

皮疹通常在发热后 5 天内出现,常见弥漫性斑丘疹、猩红热样皮疹和多形性红斑样皮疹,而荨麻疹或小脓疱疹较少见。皮疹通常广泛分布,主要累及躯干和四肢,腹股沟处皮疹加重和早期脱皮以及肛周潮红、脱皮是川崎病的特点。亚急性期也可出现新发过敏性皮炎。大疱性、水疱性皮疹和瘀点、瘀斑样皮疹通常不是川崎病的表现。卡疤红肿是指原卡介苗接种处急性炎症,是川崎病的一项相对特异的早期表现,发生率为 9.4%~49.9%;日本及新加坡报道卡介苗接种后 1 年内的川崎病婴儿,卡疤红肿阳性率可高达 69.7%,高于淋巴结肿大及四肢末梢改变的发生率。目前认为,即使没有全身其他皮疹表现,卡疤红肿也可作为川崎病的一项临床特征。

4. 双侧球结膜充血

发热后不久患儿可出现双侧球结膜非渗出性充血,通常不累及边缘和虹膜周围的无血管区;发热第 1 周,裂隙灯检查常可见到前葡萄膜炎;偶有结膜下出血及点状角膜炎。

5. 口唇和口腔改变

口唇和口腔改变包括口唇红、干燥、皲裂、脱皮和出血,草莓舌,以及口咽黏膜弥漫性充血。可伴发口腔溃疡和咽部渗出,但不是川崎病特征性表现。

6. 颈部淋巴结非化脓性肿大

常为单侧淋巴结肿大,直径≥1.5 cm,通常局限于颈前三角。

(二) 全身其他系统表现

川崎病为全身中小血管炎,除了以上 6 项主要临床特征外,还可有其他全身各个系统表现。

1. 心血管系统

心肌炎、心包炎、瓣膜反流甚至休克,CAL 以及其他中等大小体动脉的动脉瘤,主动脉根部扩张,周围性坏疽等。

2. 消化系统

呕吐、腹泻、腹痛、肝炎、黄疸、胆囊炎、胰腺炎、肠梗阻等。

3. 呼吸系统

咳嗽、流涕等,胸部 X 线片示支气管周围及间质渗出、少量胸腔积液甚至肺部结节等。

4. 肌肉骨骼

关节红肿、关节痛,大小关节均可受累(滑膜液细胞数增多),可持续较长时间。

5. 神经系统

易激惹,无菌性脑膜炎(脑脊液细胞数增多),面神经麻痹,感音神经性耳聋等。

6. 泌尿系统

无菌性脓尿,尿道炎或尿道口炎,鞘膜积液等。

（三）辅助检查

1. 实验室检查

（1）血常规示白细胞计数升高,以中性粒细胞为主;血红蛋白降低;血小板计数增多通常在病程第2周出现,第3周达高峰,4～6周恢复正常;少数患儿可出现血小板计数降低,多提示病情严重。

（2）尿常规示白细胞增多但尿培养阴性。

（3）CRP、血清淀粉样蛋白A(serum amyloid protein A,SAA)升高,ESR增快。

（4）血生化示转氨酶升高,总胆红素升高,肌酸肌酶及心肌同工酶升高,白蛋白和血钠降低等。

（5）血清炎性因子如IL-6、IL-1、TNF-α升高等。

（6）血浆BNP或NT-proBNP升高,PCT轻中度升高,血清铁蛋白、血浆D-二聚体升高等。

2. 超声心动图

临床诊断川崎病时应及早进行超声心动图检查,以了解心脏状况(如是否存在CAL),但诊断明确者不必等待超声心动图结果,应及早给予治疗。根据是否发生CAL以及心内膜、心肌、心包受累情况决定超声心动图随访频次,一般患儿在病程10～14天完成第2次检查。需要观察的内容如下。

（1）冠状动脉异常:除了常规观察并测量左右冠状动脉开口及主干外,还需要观察测量左前降支近段、回旋支近段以及右冠状动脉中段内径;如果出现冠状动脉扩张或冠状动脉瘤形成,需要观察更远端冠状动脉,并注意是否有血栓形成(图3-5-1)。

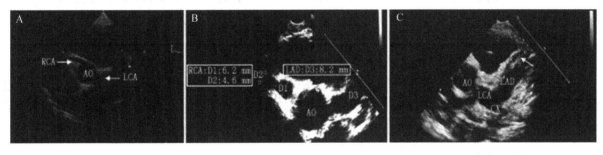

图3-5-1 正常儿童和川崎病患儿超声心动图图像

[A:正常儿童左、右冠状动脉自主动脉发出后似两条平行线向两侧走行(箭头);B:川崎病患儿右冠状动脉近、中段2个串珠状瘤样扩张,内径分别为6.2mm(D1)及4.6mm(D2),左前降支长段瘤样扩张,内径8.2mm(D3);C:川崎病患儿左前降支巨大冠状动脉瘤内血栓形成(箭头);RCA:右冠状动脉;AO:主动脉;LCA:左冠状动脉;LAD:左前降支;CX:回旋支]

（2）心肌功能异常:川崎病急性期可合并心肌炎症。有研究报道,诊断川崎病时,20%的患者存在左心室扩大伴收缩功能障碍,尽管左心室功能很快恢复,但左心室功能障碍预示着诊断后1周和5周发生CAL的可能性更大。因此,超声心动图需要常规测量心腔大小及心室功能,并观察是否存在CAL引起的节段性心肌运动不良、室壁瘤形成等。

（3）瓣膜和主动脉异常:川崎病急性期二尖瓣反流发生率为14.7%～27.0%,其次为三尖瓣反流,主动脉瓣反流较少见,但可合并主动脉根部扩张,有报道急性期主动脉根部扩张的发生率为8.0%。

（4）心包积液:川崎病可合并心包积液,因此超声心动图须注意是否有心包积液及积液量。川崎病患儿很少出现伴有血流动力学障碍的心包积液。

3. 心电图

川崎病心肌损伤的心电图表现包括心律失常、P-R间期延长、非特异性ST-T改变、QRS低电压等。

4. 超声

腹部超声可显示肝脏肿大、胆囊壁水肿、胆囊增大、腹部淋巴结肿大、腹腔积液等；颈部超声可显示淋巴结肿大性质及大小；血管超声可显示颈部、腋部、腹股沟等处的动脉瘤，但较少见。

5. 多层螺旋CT血管成像（multi-slice spiral computed tomography angiography，MSCTA）

MSCTA为川崎病非常规检测手段，可用于评估巨大冠状动脉瘤合并血栓形成、栓塞或CAL情况（图3-5-2）。

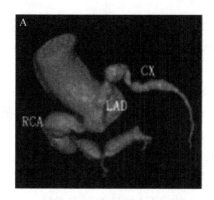
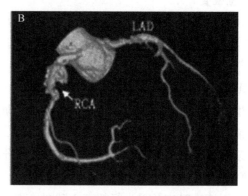

图 3-5-2　川崎病合并冠状动脉病变患儿多层螺旋CT冠状动脉造影的三维成像图

［A：右冠状动脉主干全程串珠样巨大冠状动脉瘤，左冠状动脉主干巨大冠状动脉瘤延及回旋支近中段，从主干瘤体发出的左前降支近乎闭塞，呈线样；B：右冠状动脉主干近段巨大冠状动脉瘤，瘤体内充盈缺损提示为血栓形成（箭头），左前降支主干近段不均匀轻度扩张；CX：回旋支；RCA：右冠状动脉；LAD：左前降支］

6. MRI

MRI亦为川崎病非常规检测手段。难治性川崎病或川崎病合并巨大冠状动脉瘤患儿可进行全身MRA检查，观察其他体动脉瘤形成，对于鉴别大动脉炎或结节性动脉炎也有一定价值。心脏MRI可评估心肌炎症以及CAL导致的心肌缺血情况，并可观察严重CAL。

7. 冠状动脉造影

冠状动脉造影亦为川崎病非常规检查手段，对于疑诊多个中型冠状动脉瘤或巨大冠状动脉瘤者，建议行冠状动脉造影评估CAL的病变程度。为减小血管不良事件发生风险，建议起病2个月之后进行冠状动脉造影检查。

（四）诊断标准

川崎病为临床综合征，诊断主要依靠临床表现并结合实验室检查，并排除其他疾病。川崎病包括完全性川崎病（complete Kawasaki disease，CKD）和不完全性川崎病（incomplete Kawasaki disease，IKD）两种类型。

1. CKD

发热，并具有以下5项中至少4项主要临床特征：① 双侧球结膜充血；② 口唇干红，草莓舌，口咽部黏膜弥漫性充血；③ 皮疹，包括单独出现的卡疤红肿；④ 四肢末梢改变，急性期手足发红、肿胀，恢复期甲周脱皮；⑤ 非化脓性颈部淋巴结肿大。

2. IKD

发热超过5天，但主要临床特征不足4项的患儿按图3-5-3流程评估是否为IKD。

川崎病的临床特征通常不会在单一时间点全部呈现，因此极少会在发热3天内确定诊断；有些临床特征也会在数天内消退，须仔细询问和检查先前的症状和体征以助于确定诊断。

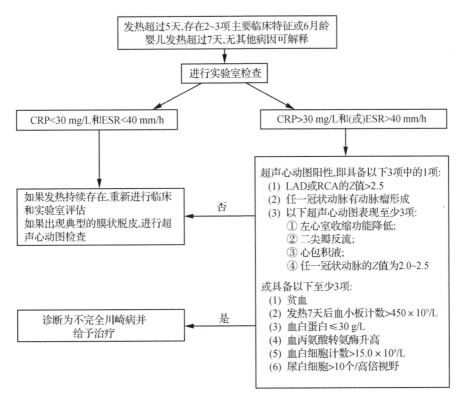

图 3-5-3 IKD 的诊断流程
（LAD：左前降支；RCA：右冠状动脉）

（五）鉴别诊断

川崎病须与以下疾病进行鉴别。

1. 麻疹

多有流行病学史，口腔内可见到颊黏膜麻疹黏膜斑，血常规示白细胞计数降低而淋巴细胞增高，CRP、SAA、ESR 常不高或轻度升高，麻疹的病原学检查和血清抗体阳性。

2. 猩红热

川崎病亦可出现猩红热样皮疹，但单纯的猩红热感染多数对抗生素治疗有效，抗生素治疗后症状改善，炎性指标明显下降。

3. 其他病毒感染

病毒（如腺病毒、肠道病毒）感染患者的血常规白细胞计数不高或降低而淋巴细胞增高，CRP、SAA、ESR 常常升高不明显，血液中病毒抗体可明显升高。

川崎病常发生在呼吸道病毒感染高发期，需要注意如果患儿符合川崎病诊断标准而同时呼吸道病毒的病原学检测阳性（如呼吸道合胞病毒、偏肺病毒、冠状病毒、副流感病毒或流感病毒等），并不能排除川崎病的诊断。小于6月龄的婴儿，如果长时间发热、易激惹、脑脊液细胞数增多（以单核细胞为主）而培养阴性，尤其是抗生素治疗效果不佳，需要考虑川崎病可能。婴幼儿发热和脓尿首先被诊断为尿路感染，随后出现皮疹、眼红和唇红常常考虑抗生素过敏而忽视川崎病诊断。以颈部淋巴结炎为首要表现的患儿（多见于年龄稍大儿童），有时被误诊为细菌性淋巴结炎或腮腺炎，部分患儿可并发咽后壁脓肿或蜂窝织炎，掩盖川崎病的诊断，可行B超检查协助诊断，川崎病时为多个淋巴结肿大，而化脓性淋巴结炎通常为中间低回声区的单个淋巴结肿大。消化道症状明显的患儿亦可能误诊为急腹症接受外科治疗，导致川崎病的其他表现常常被忽视。以上情况需要考虑川崎病并及时进行超声心动图检查，可以咨询有经验的川崎病专家协助诊断。另外，慢性活动性EB病毒感染也可引起发热、皮疹、肝脏增大、肝功能受损等表现，也引起冠状动脉扩张，需要与川崎病进行鉴别。EB病毒感染多同时累及主动脉瓣及主动脉，而且治疗困难，预后较差。

4. 葡萄球菌和链球菌毒素导致的脓毒症休克综合征

须与川崎病休克综合征(Kawasaki disease shock syndrome,KDSS)进行鉴别,尤其是抗生素治疗无效时,密切观察川崎病除发热外的其他5项特征性临床表现,并及时进行超声心动图检查。

5. Stevens Johnson 综合征等药物超敏反应

有敏感药物应用史,通常黏膜的表现更严重,而且眼部症状不单纯是结膜充血,常表现为卡他性、化脓性和假膜性结膜炎,可遗留眼部并发症。

6. 全身型幼年特发性关节炎(systemic juvenile idiopathic arthritis,sJIA)

主要表现为发热、皮疹、关节症状,通常无川崎病的口唇及口腔变化、四肢末端红肿、结膜充血等。

7. 特殊微生物感染

如立克次体感染、钩端螺旋体感染,有流行病学史。

(六) 重症川崎病

部分川崎病患儿可表现为重症,如 KDSS 和川崎病合并巨噬细胞活化综合征(macrophage activation syndrome,MAS),常合并血流动力学不稳定甚至危及生命,须及时识别、紧急处理。

1. KDSS

KDSS 是指持续存在下列任何一种情况并需要进行液体复苏或给予血管活性药物者:① 收缩压低于同年龄正常收缩压20%以上;② 合并组织低灌注的临床表现如心动过速、毛细血管充盈时间延长、四肢末端发凉、脉搏细弱、尿量减少或意识障碍。KDSS 发生率为 1.2%~6.9%,欧美国家发生率相对较高。KDSS 发生机制尚不明确,可能与强烈的全身性血管炎引起毛细血管渗漏、全身炎症状态和低蛋白血症、细胞因子对血管调节反应失衡、心肌功能障碍等多个机制共同作用有关。几乎所有的 KDSS 患儿具有明显 CRP 升高、白蛋白降低和持续低钠血症以及 BNP 显著升高等特征。KDSS 患儿大剂量 IVIG 无应答发生率明显增高;CAL 发生率高达 33.3%~72.8%,左心室射血分数降低和二尖瓣反流发生率也明显增高;患儿更易出现多脏器损伤,包括胃肠道受累(如呕吐、肝损伤、腹痛、腹泻、消化道出血等)、神经系统损伤(如无菌性脑膜炎、脑病和意识障碍等)、急性肾损伤(急性肾衰竭、蛋白尿等)、肺部受累(胸腔积液和肺炎)等,上述器官受累的发生率分别为 74.6%、53.9%、46.0%、33.3%。如能及时识别并给予积极治疗,大多数 KDSS 的预后良好。

2. 川崎病合并 MAS

MAS 是儿童全身炎症性疾病的严重并发症,主要见于 sJIA,在川崎病中罕见,属于继发性 HLH 的特殊类型,称为风湿免疫相关性 HLH。国际上尚无统一的 HLH 诊断标准,目前也没有专门的川崎病合并 MAS 的诊断标准。川崎病本身为高炎症反应性疾病,川崎病合并 MAS 的诊断标准原则上应低于风湿免疫相关性 HLH 的诊断标准,如果川崎病患儿血清铁蛋白进行性升高,合并以下中的2项及以上,须考虑合并 MAS:① 血小板计数急剧下降;② 天冬氨酸转氨酶数倍高于基线;③ 甘油三酯急剧升高;④ 纤维蛋白原明显降低;⑤ 骨髓或其他组织(淋巴结、肝脏、脾脏等)发现噬血细胞。

川崎病合并 MAS 报道的病例数较少,发生率为 1.1%~1.9%,5 岁以上的患儿尤其高发。MAS 可发生于川崎病的任何时期,包括急性期、亚急性期甚至恢复期,可早于川崎病诊断,但大多同时发生。川崎病合并 MAS 时 CAL 发生率高达 46%,13% 的患儿发生中枢神经系统并发症,病死率为 13%。因此需要早识别、早治疗,以快速控制炎症,避免病情恶化。

三、川崎病急性期的治疗

急性期治疗的目标是减轻并终止全身炎症反应、预防 CAL 发生和发展,并防止冠状动脉血栓形成。急性期治疗应一直持续到全身炎症消退以及冠状动脉内径稳定不再扩张。

1. 初始治疗

明确川崎病诊断后,应尽早开始初始治疗:① 大剂量 IVIG,2 g/kg,静脉输注时间通常控制在 10~12 h,

大体重患儿(如>20 kg)可采用每天 1 g/kg 的剂量,连用 2 天;② 阿司匹林抗炎,30~50 mg/(kg·d),分 3 次口服。如果川崎病患儿延迟诊断超过 10 天甚至更久,只要存在临床症状和(或)炎性指标仍异常,仍建议给予以上治疗;如果临床症状已消退、炎性指标恢复正常、超声心动图显示无 CAL,可不进行上述初始治疗,仅给予后续抗血小板治疗和随访。

患儿退热 48~72 h 后复查炎性指标(白细胞计数及 CRP)恢复正常,阿司匹林减量至 3~5 mg/(kg·d)顿服,发挥抗血小板聚集作用。对于无 CAL 或急性期冠状动脉轻度扩张但 30 天内恢复正常的患儿,阿司匹林持续应用至病程 2~3 个月。对于存在冠状动脉后遗症患儿,参照《川崎病冠状动脉病变的临床处理建议(2020 年修订版)》给予治疗和随访。

初始治疗须注意的相关事项如下:① 川崎病患儿使用大剂量 IVIG 后有发生溶血的风险,多发生于非 O 型血患儿,尤其是多次大剂量 IVIG 治疗者;② 建议大剂量 IVIG 应用 9 个月后再接种麻疹-流行性腮腺炎-风疹疫苗及水痘疫苗,避免干扰疫苗的免疫作用,但对于接触麻疹的高风险患儿可提早接种,在应用 IVIG 9 个月后须再补种 1 次;③ 合并流行性感冒(简称"流感")或水痘感染的川崎病患儿应用较大剂量阿司匹林有发生 Reye 综合征的风险,应避免应用,可单独应用大剂量 IVIG;后续抗血小板治疗选择氯吡格雷或双嘧达莫,但双嘧达莫对于巨大冠状动脉瘤或冠状动脉狭窄患儿有引起缺血的风险,故不建议选用;④ 长期口服阿司匹林的患儿如果出现流感或水痘症状或密切接触流感或水痘患者也须及时停用阿司匹林 2 周,用氯吡格雷替代,建议长期口服阿司匹林患儿在流感高发季节注射流感疫苗;⑤ 川崎病患儿急性期如果合并严重肝功能损伤,不建议应用阿司匹林,但肝功能恢复后可继续给予小剂量阿司匹林。

2. IVIG 无应答的挽救治疗

川崎病标准初始治疗结束后 36 h,体温仍高于 38 ℃;或用药后 2 周内(多发生在 2~7 天)再次发热,并出现至少 1 项川崎病主要临床表现者,排除其他可能导致发热的原因后,称为 IVIG 无应答,发生率为 7.5%~26.8%。针对 IVIG 无应答的治疗称为挽救治疗,包括下列方案。

(1) 第 2 次大剂量 IVIG,用法同初始治疗。

(2) 糖皮质激素:甲泼尼龙 2 mg/(kg·d),分 2 次静脉滴注,CRP 正常时逐渐减停;或大剂量甲泼尼龙 10~30 mg/(kg·d)静脉滴注冲击治疗,最大剂量 1 g/d,连用 3~5 天,继之以泼尼松 2 mg/(kg·d)口服,并逐渐减停。总疗程 2 周或以上,剂量及疗程根据病情严重程度以及激素反应和依赖程度而决定。部分重症患儿可选择大剂量 IVIG 和激素联合用药。

(3) 英夫利昔单抗:为 TNF-α 拮抗剂,在儿童甚至婴幼儿中应用耐受性均较好,在川崎病患儿作为 IVIG 无应答的挽救治疗或重症川崎病 IVIG 联合用药时,可起到较好的退热抗炎作用,用法为 5 mg/kg,2 h 缓慢静脉滴注,通常为单次用药,用前须排除结核、乙肝、EB 病毒及其他全身活动性感染。存在 MAS、肝功能异常或骨髓抑制的患儿慎用。常见不良反应为皮疹,用药过程中须注意观察;肝脏增大、感染等发生率较低。

(4) 其他可选择的治疗方案:对以上治疗反应均不佳或激素高度依赖的川崎病称为难治性川崎病,可选择其他免疫抑制剂。① 环孢素 A(cyclosporin A,CsA):钙调神经磷酸酶-活化 T 细胞的核因子通路的上调与川崎病发病以及 IVIG 无应答及 CAL 的发生有关,CsA 可通过靶向抑制此信号通路以治疗难治性川崎病及 CAL。CsA 在川崎病患儿中的具体用法尚未明确,借鉴 CsA 在儿童风湿免疫相关疾病中的应用建议,可给予 3~5 mg/(kg·d),最大剂量 150 mg/d,分 2 次口服,一般从小剂量开始,逐渐加量,根据炎症控制情况和受累血管(包括冠状动脉和体动脉)恢复情况决定 CsA 疗程,可达 3~6 个月。不良反应包括高钾血症、高血压、多毛、震颤、易感染、肾功能不全等,用药前也须排除感染,用药期间须监测肾功能。② 其他单克隆抗体或细胞毒性药物:如托珠单抗(抗人 IL-6 受体单抗)、阿那白滞素(人 IL-1 受体拮抗剂)和环磷酰胺等,但应用经验均有限。③ 血浆置换:国内外均有报道血浆置换对难治性川崎病有效并能降低 CAL 发生,但鉴于其应用的风险和创伤,建议在药物治疗均无效情况下再选用。单纯血浆置换无法彻底终止炎症,仍需要应用其他免疫抑制剂。

3. 重症川崎病治疗

诊断为 KDSS 或有发生 MAS 倾向的重症川崎病患儿,或开始治疗前已经出现 CAL 尤其是 CAL 进行性进展的患儿,建议在初始治疗基础上联合其他治疗,主要包括糖皮质激素和英夫利昔单抗,但尚未证实哪种方案效果更好。KDSS 或合并 MAS 患儿应用糖皮质激素时须尽早,疗程适当延长,建议大剂量甲泼尼龙 10~30 mg/(kg·d) 静脉滴注,连用 3~5 天,最大剂量 1 g/d,根据治疗效果间隔 3~5 天后可重复使用,冲击结束后以相当于泼尼松 2 mg/(kg·d)(总剂量 <60 mg/d)的激素分 2~3 次口服给药,并根据病情逐渐减停;糖皮质激素无法控制时可加用生物制剂或其他免疫抑制剂。急性期已经出现 CAL 且存在炎症的患儿可选择英夫利昔单抗或中小剂量糖皮质激素治疗。MAS 病情进展快、病死率高,常规治疗后仍然存在严重心肺功能衰竭的危重症患儿可应用体外膜肺氧合等生命支持技术。

4. 急性期合并 CAL 的抗血栓治疗

急性期已经发生 CAL 的患儿须给予抗血栓治疗。由于川崎病急性及亚急性期血管存在炎症和内皮功能障碍、血小板数量增高、血小板黏附性增加、凝血因子活化,以及严重扩张部位的异常血流等均是血栓形成的高危因素,因此川崎病急性期合并 CAL 患儿须更积极抗血栓治疗,尽可能降低严重心血管事件发生。抗血栓治疗药物包括抗血小板、抗凝和溶栓药物。抗血小板药物包括阿司匹林、氯吡格雷和双嘧达莫;抗凝药物包括低分子肝素(low molecular weight heparin,LMWH)及华法林;溶栓药物包括组织纤溶酶原激活剂。药物剂量及用法如下:① 阿司匹林,3~5 mg/(kg·d),每日 1 次口服。② 双嘧达莫,2~5 mg/(kg·d),每日 3 次口服。③ 氯吡格雷,我国尚无儿童用药说明,根据日本及美国川崎病诊疗指南、美国儿童及新生儿药物手册以及我国 5 年来临床应用该药经验制定以下剂量供临床参考,年龄 <2 岁,0.2~1.0 mg/(kg·d);年龄≥2 岁,1 mg/(kg·d),均为每日 1 次口服。④ LMWH,年龄 <1 岁,治疗量为 300 U/(kg·d),预防量为 150 U/(kg·d);年龄≥1 岁,治疗量为 200 U/(kg·d),预防量为 100 U/(kg·d),均为每日 2 次皮下注射。⑤ 华法林,0.05~0.12 mg/(kg·d),每日 1 次口服,3~7 天起效,调整 INR 为 1.5~2.5。⑥ 组织纤溶酶原激活剂,0.5 mg/(kg·h),微泵静脉注射,共 6 h。

冠状动脉轻度扩张或小型冠状动脉瘤[内径≤4 mm 或 Z 值为 2~5(不含 5)]应用 1 种抗血小板药物;中型冠状动脉瘤[4 mm <内径 <8 mm 或 Z 值为 5~10(不含 10)]需要 2 种抗血小板药物;巨大冠状动脉瘤(任 1 支冠状动脉内径≥8 mm 或 Z 值≥10)或多支复杂 CAL,选用 1 种抗血小板药物(阿司匹林或氯吡格雷)联合 LMWH 抗凝。如果超声心动图未显示血栓形成,给予预防量 LMWH;如果提示血栓形成,给予治疗量 LMWH,直至血栓消失、动脉瘤稳定不再继续扩大,过渡至华法林口服,并调整 INR 为 1.5~2.5。如果患儿发生急性血栓栓塞导致心肌梗死,12 h 内可给予溶栓治疗,超过 12 h 可给予 2 种抗血小板药物加治疗量的 LMWH。如果药物治疗无好转或病情恶化,紧急情况可给予经皮冠状动脉介入治疗进行血运重建,非常规应用。川崎病 CAL 的长期管理可参考《川崎病冠状动脉病变的临床处理建议(2020 年修订版)》。

典型病例

川崎病合并严重心脏损害

【病史简介】

患者男性,19 岁,因"体检发现心电图异常 1 月余"入院。

患者 1 月余前体检发现心电图异常,追问病史,得知患者 11 年前因发热就诊于外院,体温最高 40 ℃,伴睑结膜充血,颈部多发淋巴结肿大,血常规示白细胞计数 27.5×10^9/L,中性粒细胞占比 87.9%,ESR 92 mm/h,予抗生素治疗 8 天效果不佳。后出现全身散在针尖大小红色皮疹,伴手指关节处脱皮,诊断为川崎病。患者未接受丙种球蛋白及阿司匹林治疗,半个月后体温及血象恢复正常。外院住院期间行心电图示前壁 R 波渐进不良,检测心肌酶示肌酸激酶(CK)30 IU/L,CK-MB 18 IU/L。超声心动图示各心腔及瓣膜结构、功能正常;左室射血分数79%,冠状动脉主干显示欠清晰,内径 3.0 ~ 3.3 mm。患者出院后未服用药物,未定期复查,无劳力相关胸痛,活动耐力正常,入院前可参加足球比赛。1 个月前体检心电图示Ⅱ、Ⅲ、aVF 导联呈 qR 型;超声心动图示左房、左室扩大,左室壁弥漫性运动不良,左室射血分数35%,诊断为扩张性心肌病,现为进一步诊治收住入院。

查体:血压 110/80 mmHg,呼吸 14 次/分,脉搏 80 次/分。颈静脉无充盈,心界向左下扩大,心律齐,P2 > A2,二尖瓣区可闻及 2/6 级收缩期吹风样杂音,双肺呼吸音清,肝脏未触及,双下肢无水肿。

入院后心电图示Ⅰ、Ⅱ、aVF 导联 qR 型,T 波倒置;CK-MB 1.4 IU/L,肌钙蛋白 I 0.01 μg/L(正常)。生化及凝血功能未见明显异常。超声心动图示左室舒张末/收缩末内径6.9 cm/5.3 cm,左室侧壁、后壁、心尖心肌回声不均匀,左室壁弥漫性运动不良,左室射血分数34%,二尖瓣中度反流;右冠状动脉距开口 1 cm 处局限扩张呈球形,内径约 1.2 cm。冠状动脉 CT 示冠状动脉多发动脉瘤伴腔内血栓,局部血管重度狭窄,以前降支及右冠状动脉为著,伴侧支循环形成(图3-5-4)。心脏增强 MRI 示左室下后壁、后间隔陈旧性心肌梗死,前壁炎症性心肌损伤伴瘢痕形成可能(图3-5-5)。

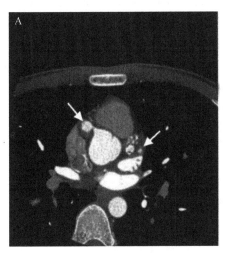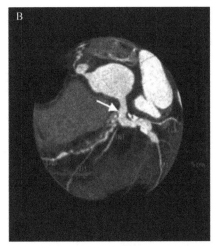

图 3-5-4　冠状动脉 CT 结果

[A. 右冠状动脉近段多发瘤样扩张,最宽处达 1.6 cm(箭头所示),管腔内可见大量血栓,管腔近闭塞。B. 前降支近中段呈多发迂曲团状血管影,管腔不规则重度狭窄,远端可见瘤样扩张;回旋支近段瘤样扩张,管壁可见纤维钙化混合斑块,第二钝缘支近段瘤样扩张,管壁可见弧形钙化斑(箭头所示)]

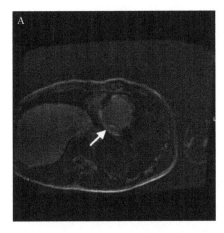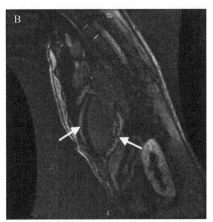

图 3-5-5　心脏增强 MRI 结果

[A. 左室扩大,下后壁、后间隔变薄,延迟成像示心肌弥漫线状延迟强化,累及全层,提示陈旧性透壁心肌梗死(箭头所示)。B. 左室前壁心肌弥漫线状延迟强化,累及心肌内 2/3,部分呈三明治样夹心表现,提示炎症性陈旧心肌损伤伴瘢痕形成;下后壁心肌弥漫线状延迟强化,累及全层,提示陈旧性心梗(箭头所示)]

24 h 动态心电图未记录到心律失常。行心电图运动试验阴性,动静态核素心肌显像示负荷影像中左室下后壁及后间隔可见放射性分布减淡缺损区,静息影像中少部分填充。

初步诊断:川崎病,冠状动脉瘤,冠状动脉内血栓形成,陈旧下壁、后壁心肌梗死,心肌炎后心肌病伴左室扩大,心功能 I 级(NYHA 分级)B 期。

予拜阿司匹林 0.1 g qd,比索洛尔 5 mg qd,福辛普利 10 mg qd,阿托伐他汀 10 mg qd,曲美他嗪 20 mg tid 治疗,出院随诊。

【讨论】

川崎病是一种原因未明的以全身变态反应性血管炎为病理改变的急性发热出疹性疾病,主要见于儿童,可导致冠状动脉炎、心肌炎及心内膜炎,成为儿童获得性心脏病的重要病因,部分川崎病患者成年后可出现严重的心血管系统后遗症。急性期丙种球蛋白和阿司匹林的治疗至关重要,目的是减轻冠状动脉炎症,预防冠状动脉瘤及血栓形成。

本例患者儿时曾患川崎病,未规范治疗及随访。冠状动脉瘤及严重冠状动脉狭窄,为冠状动脉炎的后遗症。缺血性心脏病,陈旧性下壁、后壁心肌梗死及前壁心肌损伤共同参与了心脏扩大及左室收缩功能下降。因患者冠状动脉瘤合并附壁血栓,病变复杂,已形成侧支循环,目前无严重心肌缺血证据,且已有心肌瘢痕形成,即使行血运重建治疗,对心功能改善也不多,故给予药物改善心肌缺血、抑制心脏重构并预防猝死治疗,建议患者定期复查,必要时考虑心脏移植。

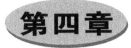

第四章 烧伤科疾病引起发热及典型病例

第一节 烧 伤

由热力引起的组织损伤统称烧伤,如火焰、热液、热蒸气、热金属、化学物质、放射物质等造成的损伤。电能损伤也属于烧伤范畴。烧伤是平时和战时均很常见的一种损伤。平时生活烧伤和意外灾害屡见不鲜;近代战争因燃烧武器的发展,烧伤占战伤总数的比例也不断增高。

对烧伤这一损伤的认识存在一个误区,即烧伤只是皮肤的一种损伤,从而出现了某种外用药就可包治烧伤的错误宣传。就小面积浅度烧伤而言,确实只是皮肤浅组织的损伤,只要按一般外科原则处理创面即可。但当烧伤面积广泛并达到某种深度时,则由量变转为质变,实际上已成为一种全身性疾病。虽然伤在表面,但对深部多系统、多器官的变化必须有所了解与防治。大面积深度烧伤后可出现严重休克,随之是复杂的感染和艰巨的大面积组织修复,在病程发展的过程中,又涉及电解质、免疫功能、营养代谢的紊乱,内脏损害及组织移植等医学基础问题。

一、伤情判断

判断烧伤严重程度最基本的标准是估算烧伤面积和深度,此外,还应估计呼吸道吸入性损伤的情况。

1. 烧伤面积的估算

为便于记忆,按体表面积划分为11个9%的等份,另加1%,构成100%的体表面积,即头颈部面积 = $1 \times 9\%$;躯干面积 = $3 \times 9\%$;双上肢面积 = $2 \times 9\%$;双下肢面积 = $5 \times 9\% + 1\%$,共为 $11 \times 9\% + 1\%$(表4-1-1,图4-1-1,图4-1-2)。

儿童头大且下肢小,可按下法计算:头颈部面积 = $[9 + (12 - 年龄)]\%$,双下肢面积 = $[46 - (12 - 年龄)]\%$(表4-1-1,图4-1-3)。此外,不论性别、年龄,患者并指的掌面约占体表面积1%,如医生的手掌大小与患者相近,可用医生手掌估算,此法可辅助九分法,测算小面积烧伤也较便捷(图4-1-4)。

表4-1-1 烧伤面积估算法(中国九分法)

部位		占成人体表面积/%	占儿童体表面积/%
头颈	发部	3	
	面部	3	9×1	$9 + (12 - 年龄)$
	颈部	3		
双上肢	双上臂	7		
	双前臂	6	9×2	9×2
	双手	5		

续表

部位		占成人体表面积/%	占儿童体表面积/%
躯干	躯干前	13	
	躯干后	13	9×3	9×3
	会阴	1		
双下肢	双臀	5		
	双大腿	21	$9\times5+1$	$9\times5+1-(12-年龄)$
	双小腿	13		
	双足	7		

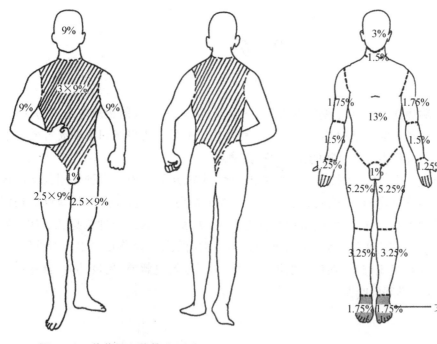

图 4-1-1 烧伤面积估算法（中国九分法）

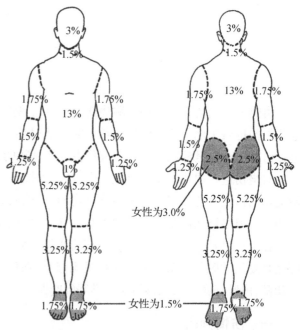

图 4-1-2 成年各部位体表面积

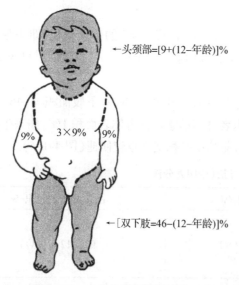

图 4-1-3 小儿体表面积估计法

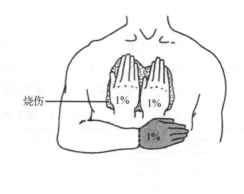

图 4-1-4 手掌估计法

2. 烧伤深度的识别

采用三度四分法，即分为Ⅰ度、浅Ⅱ度、深Ⅱ度、Ⅲ度烧伤。Ⅰ度、浅Ⅱ度烧伤一般称浅度烧伤；深Ⅱ度和Ⅲ度烧伤则属深度烧伤。组织损害层次见图 4-1-5。近年来，有学者建议将烧伤深达肌肉、骨骼时称为Ⅳ度烧伤。

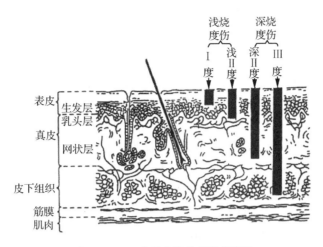

图 4-1-5 三度四分法的组织学划分

Ⅰ度烧伤:仅伤及表皮浅层,生发层健在,再生能力强。皮损表面红斑状、干燥,伴烧灼感,3~7天脱屑痊愈,短期内有色素沉着。

浅Ⅱ度烧伤:伤及表皮的生发层、真皮乳头层。皮损局部红肿明显,伴大小不一的水疱形成,含淡黄色澄清液体;水疱皮如剥脱,创面红润、潮湿、疼痛明显。上皮再生靠残存的表皮生发层和皮肤附件(汗腺、毛囊)的上皮增生,如不感染,1~2周内愈合,一般不留瘢痕,多数有色素沉着。

深Ⅱ度烧伤:伤及皮肤的真皮层,介于浅Ⅱ度和Ⅲ度之间,深浅不尽一致,也可有水疱,但去疱皮后,创面微湿,红白相间,痛觉较迟钝。由于真皮层有残存的皮肤附件,可赖其上皮增殖形成上皮小岛,如不感染,可融合修复,需时3~4周,但常有瘢痕增生。

Ⅲ度烧伤:全皮层烧伤,甚至达到皮下、肌肉或骨骼。创面无水疱,呈蜡白或焦黄色甚至炭化,痛觉消失,局部温度低,皮层凝固性坏死后形成焦痂,触之如皮革,痂下可显露树枝状栓塞的血管。因皮肤及其附件已全部烧毁,无上皮再生的来源,必须靠植皮而愈合。只有很局限的小面积三度烧伤,才有可能靠周围健康皮肤的上皮爬行而收缩愈合。

3. 吸入性损伤

吸入性损伤以往称呼吸道烧伤,是较危重的部位烧伤。因其致伤因素不单纯为热力,还有大量的化学物质吸入,这些化学物质有腐蚀气道和全身中毒的作用,如 CO、氟化物等,所以在火灾现场,死于吸入性窒息者甚至多于烧伤,即使被救出现场,合并严重吸入性损伤者仍为烧伤救治中的突出难题。曾有学者将呼吸道烧伤估算为6%体表面积烧伤,实际上不足以反映其严重程度。吸入性损伤的诊断:① 燃烧现场相对密闭;② 呼吸道刺激,咳出炭末痰,呼吸困难,肺部可能有哮鸣音;③ 面颈、口鼻处常有深度烧伤,鼻毛烧伤,声音嘶哑。

二、烧伤病理生理和临床分期

根据烧伤病理生理的特点,病程大致分为三期,但这是人为的分期,各期之间往往互相重叠。分期的目的是突出各阶段临床处理的重点。

1. 急性体液渗出期(休克期)

组织烧伤后的立即反应是体液渗出。急剧的体液渗出并非单纯地由热力损伤导致,而是由创伤引发的全身性炎症反应,多种炎症介质的释放导致全身性毛细血管的渗漏。一般要持续36~48 h。小面积浅度烧伤,体液的渗出量有限,通过自身代偿,不会影响全身的有效循环血量。烧伤面积大而深者,由于体液大量渗出和其他血流动力学变化,可急剧发生休克。烧伤早期的休克基本属于低血容量休克,但与一般的急性失血性休克不同之处在于,体液的渗出是逐步的,伤后2~3 h最为急剧,8 h达高峰,随后逐渐减缓,至48 h渐趋恢复,渗出于组织间的水肿液开始回收,临床表现为血压趋向稳定,尿量开始增多。

2. 感染期

烧伤水肿液回收期一开始,感染就上升为主要矛盾。浅度烧伤如早期创面处理不当,此时可出现创周炎症(如蜂窝织炎)。严重烧伤由于经历休克的打击,全身免疫功能处于低迷状态,对病原菌的易感性很高,早期暴发全身性感染的概率也高,且预后也最差。我国救治烧伤的一条重要经验,即"及时纠正休克",也有预防感染的含义。

感染的威胁将持续到创面愈合。烧伤的特点是广泛的生理屏障损害,又有广泛的坏死组织和渗出,是微生物良好的培养基。"有腐必有菌",坏死组织未清除前力求创面无菌是不可能的。热力损伤组织,先是凝固性坏死,随之为组织溶解,伤后2~3周为组织广泛溶解阶段,又是全身性感染的另一峰期。与此同时,与健康组织交界处的肉芽组织也逐渐形成,坏死组织如能及时清除或引流,肉芽组织屏障多数在2周左右形成,可限制病原菌的侵入。如处理不当,病原菌可侵入邻近的非烧伤组织。大面积的侵入性感染,痂下组织菌量经常超过$10^5/g$,并可随时间推移而继续增多,称为烧伤创面脓毒症。创面表现晦暗、糟烂、凹陷,出现坏死斑,即使细菌未侵入血液,也可致死。为此,近年来多采用早期切痂或削痂手术,及时给予皮肤移植以消灭创面。当创面基本修复,并发症明显减少。

3. 修复期

组织烧伤后,在炎症反应的同时,组织修复也已开始,浅度烧伤多能自行修复。深Ⅱ度烧伤靠残存的上皮岛融合修复,但常见瘢痕增生。Ⅲ度烧伤因属全皮层烧伤,须进行皮肤移植修复。

切除烧伤坏死组织和皮肤移植的工作,目前多数已在感染期进行,修复期实际上只是对一些残余、零星小创面的补遗性修复,并对一些关节、功能部位进行防挛缩、畸形的措施与锻炼。大面积深度烧伤的康复需要较长的时间,有的还需要做整形手术。

三、治疗原则

小面积浅度烧伤按外科原则,及时给予清创、保护创面,大多能自行愈合。大面积深度烧伤的全身反应重、并发症多、死亡率和伤残率高,治疗原则包含以下几点。

(1)早期及时补液,迅速纠正低血容量休克,维持呼吸道通畅。

(2)使用有效抗生素,及时有效地防治全身性感染。

(3)尽早切除深度烧伤组织,用自体或异体皮移植覆盖,促进创面修复,减少感染来源。

(4)积极治疗严重吸入性损伤,采取有效措施防治脏器功能障碍。

(5)实施早期救治与功能恢复重建一体化理念,早期重视心理、外观和功能的恢复。

四、烧伤休克

烧伤休克是严重烧伤常见并发症,可危及生命。烧伤休克主要为烧伤局部或远隔部位毛细血管通透性增加导致体液丢失所致,早期迅即发生的心肌损害导致循环动力减弱也是烧伤休克发生与发展的重要因素。烧伤休克的发生时间与烧伤严重程度关系密切,面积越大、深度越深者,休克发生越早且越重。休克期表现不平稳者多因补液延迟、长途转送或因气道不通畅等问题未予解决。较长时间的组织缺血、缺氧,既容易引发感染,又可造成多脏器损害,从而影响全病程的平稳及能否成功救治。

1. 临床表现

(1)心率增快、脉搏细弱,听诊心音低弱。

(2)血压的变化:早期脉压变小,随后血压下降。

(3)呼吸浅、频率快。

(4)尿量减少:低血容量休克的一个重要标志,成人每小时尿量低于20 mL常提示血容量不足。

(5)口渴难忍,在小儿特别明显。

(6)烦躁不安,是脑组织缺血、缺氧的一种表现。

(7)周边静脉充盈不良、肢端凉,患者诉畏冷。

(8) 血液化验：常出现血液浓缩（血细胞比容升高）、低钠血症、低蛋白、酸中毒。

2. 治疗

烧伤休克一般发展较缓慢，且体液丧失量多可以从烧伤严重程度进行预测，若及时给予适当处理，常可预防其发生或减轻其严重程度。液体疗法是防治烧伤休克的主要措施。患者入院后，应立即寻找一较粗且易于固定的静脉行穿刺或切开，以保持一条通畅的静脉输液通道。这对严重烧伤患者早期救治十分重要。

补液是防治烧伤休克最重要的措施。常根据患者的烧伤面积和体重按下述公式计算补液量。

(1) 伤后第 1 个 24 小时补液量：成人每 1% Ⅱ 度、Ⅲ 度烧伤面积每千克体重补充胶体液 0.5 mL 和电解质液 1 mL，广泛深度烧伤者与小儿烧伤的胶体液和电解质液的比例可改为 1∶1，另加基础水分 2 000 mL。伤后前 8 小时内输入一半，后 16 小时输入另一半。

(2) 伤后第 2 个 24 小时补液量：胶体液及电解质液均为第 1 个 24 小时实际输入量的一半，5% 葡萄糖溶液补充水分 2 000 mL（小儿另按年龄、体重计算）。

上述补液公式，只是估计量，应仔细观察患者尿量[应达 1 mL/(kg·h)]、精神状态、皮肤黏膜色泽、血压和心率、血液液缩等指标，有条件者可监测肺动脉压、肺动脉楔压、中心静脉压和心排出量，随时调整输液的量与质。

由于患者伤情和个体的差异，抗休克治疗时应严密观察，根据患者对治疗的反应，随时调整输液的速度和成分。简便的几项观察指标包括：① 每小时尿量每千克体重不低于 1 mL；② 患者安静，无烦躁不安；③ 无明显口渴；④ 脉搏、心跳有力，脉率在 120 次/分以下；⑤ 收缩压维持在 90 mmHg、脉压维持在 20 mmHg 以上；⑥ 呼吸平稳；⑦ 有条件者可检测中心静脉压、血气、血乳酸等。如出现血压低、尿量少、烦躁不安等现象，则应加快输液速度。在输液的同时，应特别注意呼吸道的通畅。

五、烧伤全身性感染

感染是烧伤救治中的突出问题。感染如未能控制，其结果是内脏并发症接二连三地出现，终因脓毒性休克、多器官功能衰竭而死亡。烧伤感染的原因主要有：① 广泛的皮肤屏障破坏、大量坏死组织和渗出成为微生物良好的培养基；② 严重烧伤虽伤在体表，但肠黏膜屏障有明显的应激性损害，肠道微生物、内毒素等均可移位，肠道可成为一个重要的内源性感染来源；③ 吸入性损伤后，继发肺部感染的概率高；④ 长时间静脉输液，静脉导管感染是最常见的医源性感染。

烧伤全身性感染的预后严重，关键在早期诊断和治疗。

1. 诊断

烧伤全身性感染的主要依据包括以下几点。

(1) 性格的改变，初始时仅有些兴奋、多语、定向障碍，继而可出现幻觉、迫害妄想，甚至大喊大叫；也有表现为对周围淡漠者。

(2) 体温的骤升或骤降，波动幅度较大（1~2 ℃）。体温骤升者，起病时常伴有寒战；体温不升者常提示为革兰阴性杆菌感染。

(3) 心率加快（成人常在 140 次/分以上）。

(4) 呼吸急促。

(5) 创面骤变，常可一夜之间出现创面生长停滞、创缘变锐、干枯、出血坏死斑等。

(6) 白细胞计数骤升或骤降。

(7) 其他：如尿素氮、肌酐清除率、血糖、血气分析都可能变化。

2. 防治

防治的关键在于对感染发生和发展的规律性认识。应理解烧伤休克和感染的内在联系，及时积极地纠正休克，维护机体的防御功能；认识到烧伤感染途径的多样性，包括外源性与内源性及静脉导管感染等，才能全面予以防治。

（1）及时积极地纠正休克：防治组织器官缺血缺氧损害、维护机体的防御功能，保护肠黏膜的组织屏障，对防止感染有重要意义。

（2）正确处理创面：烧伤创面特别是深度烧伤创面是主要感染源，对深度烧伤创面进行早期切痂、削痂植皮，是防治全身性感染的关键措施。

（3）抗生素的应用和选择：抗生素的选择应针对致病菌，并在病菌侵入伊始及时用药。因此，平时应定期行细菌培养以掌握创面的菌群动态及其药敏情况，一旦发生感染，及早有针对性地用药。一般烧伤创面的病菌多为多菌种，耐药性较其他病区为高，病区内应避免交叉感染。对严重患者并发全身性感染时，可联合应用一种第三代头孢菌素和一种氨基糖苷类抗生素，待细菌学复查报告后，再予调整。需要注意的是，感染症状控制后，应及时停药，不能等到体温完全正常，因为烧伤创面未修复前，一定程度的体温升高是不可避免的，不及时停用抗生素，反而会导致体内菌群失调或二重感染（如真菌感染）。抗感染是烧伤感染防治及烧伤脓毒症治疗的关键，但滥用抗生素可导致菌株耐药以及具有更强毒力与侵袭力的菌株存活，故合理应用抗生素尤为重要。烧伤患者一旦确诊为全身感染，应尽早经验性全身抗感染治疗，近年烧伤科常见耐药菌及耐药性较低的抗生素见表4-1-2。其中，多重耐药铜绿假单胞菌可选用亚胺培南或美罗培南＋头孢哌酮/舒巴坦或阿米卡星，头孢哌酮/舒巴坦＋阿米卡星或环丙沙星，头孢哌酮/舒巴坦＋阿米卡星或环丙沙星＋哌拉西林或头孢他啶，头孢哌酮/舒巴坦或头孢他啶＋大环内酯类抗生素（如红霉素、克拉霉素、阿奇霉素等）等联合治疗；耐碳青霉烯类铜绿假单胞菌可选用多黏菌素E＋头孢哌酮/舒巴坦联合治疗；多重耐药鲍曼不动杆菌可选用亚胺培南＋头孢哌酮/舒巴坦或阿米卡星，多黏菌素＋米诺环素（多西环素）或利福平，头孢哌酮/舒巴坦＋米诺环素等联合治疗；耐碳青霉烯类鲍曼不动杆菌可选用替加环素＋头孢哌酮/舒巴坦联合治疗。

表4-1-2 烧伤科常见耐药菌及耐药性较低的抗生素

病原菌	耐药性较低的抗生素
金黄色葡萄球菌	万古毒素、利奈唑胺、替考拉宁、替加环素等
铜绿假单胞菌	头孢哌酮/舒巴坦、阿米卡星、头孢吡肟、亚胺培南与美罗培南、多黏菌素E等
鲍曼不动杆菌	替加环素、多黏菌素E、米诺环素、头孢哌酮/舒巴坦、亚胺培南、美罗培南等
真菌	白色念珠菌、热带念珠菌、近平滑念珠菌首选氟康唑，备选其他唑类或棘白菌素类药物；曲霉菌首选伏立康唑，备选棘白菌素类药物、两性霉素B或伊曲康唑；接合菌纲（犁头霉菌、毛霉菌、根霉菌）选用两性霉素B或泊沙康唑，必要时联合外科治疗

（4）其他综合措施：包括营养支持、水与电解质紊乱的纠正、脏器功能的维护等。营养支持可根据患者具体情况应用肠内或肠外营养，尽可能用肠内营养，因其接近生理状态，可促使肠黏膜屏障的修复，且并发症较少。

烧伤感染的主要致病菌是革兰阴性杆菌，抗生素在杀灭细菌的同时，还会使细菌大量释放内毒素，其致病作用除对细胞有直接损害外，更主要的是介导多种炎症介质的释放，导致脓毒性休克和多器官功能损害，这是当前抗感染治疗需要解决的难题。

六、创面处理

Ⅰ度烧伤不需要特殊处理，能自行消退。但应注意保护创面，如烧灼感重，可涂薄层油脂。

小面积浅Ⅱ度烧伤清创后，如水疱皮完整，应予保存，只需抽去水疱液，消毒包扎，水疱皮可充当生物敷料，保护创面、减痛，且有利于创面愈合。如水疱皮已撕脱，可以无菌油性敷料包扎，除非敷料浸湿、有异味或有其他感染迹象，不必经常换药，以免损伤新生上皮。如创面已感染，应勤换敷料，清除脓性分泌物，保持创面清洁，多能自行愈合。

深度烧伤由于坏死组织多，组织液化、细菌定植难以避免，应正确选择外用抗菌药物。常用的有效外用药有1%磺胺嘧啶银霜剂、碘伏等。外用抗菌药物只能一定程度抑制细菌生长。烧伤组织由开始的凝固性坏死经液化到与健康组织分离,需要2~3周,在这一过程中,随时都存在侵入性感染的威胁,因此多主张采用积极的手术治疗,包括早期切痂(切除深度烧伤组织达深筋膜平面)或削痂(削除坏死组织至健康平面),并立即皮肤移植。早期外科手术能减少全身性感染发病率,降低脏器并发症,提高大面积烧伤的治愈率,并缩短住院日。

大面积深度烧伤患者健康皮肤所剩无几,需要皮肤移植的创面大,手术治疗中最大的难题是自体皮"供"与"求"的矛盾。我国学者创用大张异体(种)皮开洞嵌植小块自体皮、异体(种)皮下移植自体微粒皮,以及充分利用头皮为自体皮来源(头皮厚,血运好,取薄断层皮片5~7天可愈合,可反复切取,不形成瘢痕也不影响头发的生长)。如仍遇自体皮供应不足的困难,则大面积Ⅲ度烧伤的创面可分期分批进行手术。

以下为临床常用取皮器械(图4-1-6~图4-1-8)。

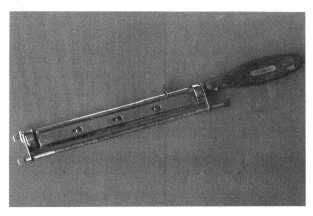

图4-1-6 滚轴式取皮刀

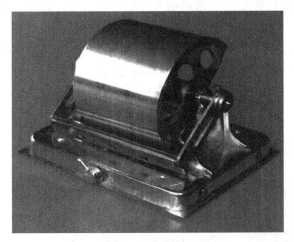

图4-1-7 鼓式取皮机

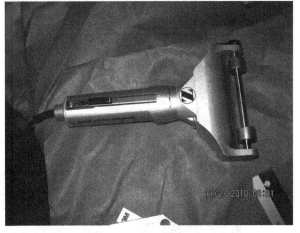

图4-1-8 电动取皮机

典型病例

深度烧伤伴院内感染致发热

【病史简介】

患者男性,39岁,未婚,为铝板厂打工人员,因"右足及踝热铝水烧伤后麻木不适2 h余"入院。

患者入院前2 h余工作时右足不慎落入热铝水中,自诉热铝水温度>700 ℃,患者即刻卧倒地面滚动身体后快速脱离热源,脱离后快速脱掉鞋履,并用冷水浸泡右足约1 h。患者为求治疗至苏州大学附属第一医院就诊,烧伤科拟"右下肢Ⅲ度烧伤"收治入院。自受伤来,患者感右足麻木,右踝疼痛,神志清、精神可,无烦躁、昏迷,无恶心、呕吐等症状。

入院时专科查体:患者右足及右踝广泛皮肤烧伤创面,右足肿胀。足背及内外侧可见皮肤剥脱,暴露创面呈蜡白色,并可见树枝状栓塞血管,无明显痛觉;足底皮肤存在,痛觉灵敏;右踝部创面红白相间,少许创面红色湿润,痛觉灵敏。右足背动脉搏动有力,右下肢各关节活动尚可,末梢血运可(图4-1-9)。

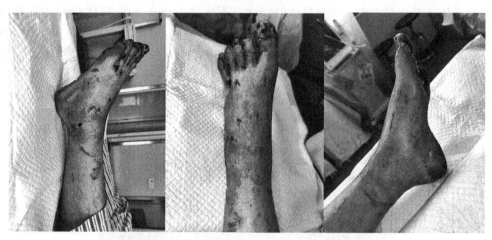

图4-1-9　右足及踝部广泛Ⅲ度烧伤焦痂,质地坚硬

患者急诊入院,急查血常规无明显异常,查生化示 ALT 131.9 U/L,余无明显异常,入院时体温36.5 ℃。初步诊断:踝和足Ⅲ度烧伤(右)。

【治疗及思路分析】

患者急诊入院,予抬高患肢、暴露创面、脱水消肿、预防性应用抗菌药物等对症处理。考虑患者右足血运尚可,暂予密切观察病情变化,拟择期焦痂切除术。但是患者入院第2天见右足严重肿胀,右足背动脉搏动未及,右足趾血运差、足趾活动受限。遂于当天急诊行"皮肤焦痂切开术+皮肤和皮下坏死组织切除清创术",焦痂切开即刻右足血运得到改善,等待数分钟后右足背动脉搏动可及、搏动有力度(图4-1-10)。

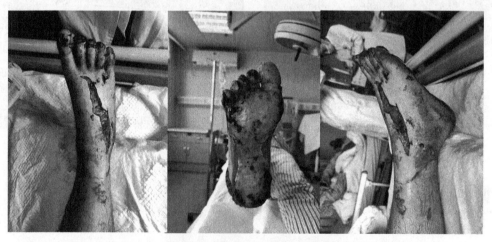

图4-1-10　焦痂切开后右足血运得到改善,末梢循环可

焦痂紧急切开后,创面予碘伏纱布湿敷后包扎,继续抬高患肢、静脉输注广谱抗生素等对症治疗。术后第2天(入院第3天),患者右足出现大量脓性渗出,创面周围出现广泛糜烂,包扎敷料呈现绿色沾染,且能闻到恶臭味,彼时分泌物培养结果尚未报告,但是根据多年临床工作经验,考虑患者可能感染铜绿假单胞菌,且同时间段内,病区多位患者创面同样感染了铜绿假单胞菌,因此推测该患者属院内活动性感染。此时患者体温已上升至38.9 ℃(图4-1-11)。

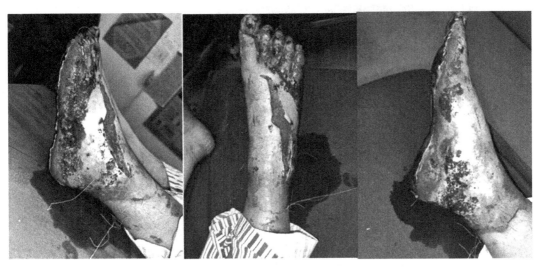

图 4-1-11　创面糜烂，脓性渗出

患者右下肢烧伤创面出现感染，且伴有高热，因此当务之急是去除感染灶。积极术前准备，于入院第 3 天在全麻下行"右足焦痂切除术＋感染伤口的切除性清创术＋异种皮移植术＋创面封闭式负压引流术"，切除右足焦痂后，见右足背部分创面少许肌腱外膜裸露（图 4-1-12），予异种生物膜覆盖。术后予补液、抗感染等对症处理。

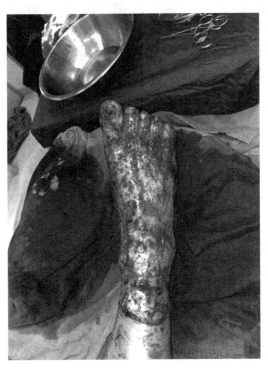

图 4-1-12　焦痂切除后见右足背肌腱外膜裸露

病程中见右足创面脓性渗出增多、异味重（图 4-1-13），患者体温再次上升，热峰超过 39 ℃，细菌培养示铜绿假单胞菌感染。

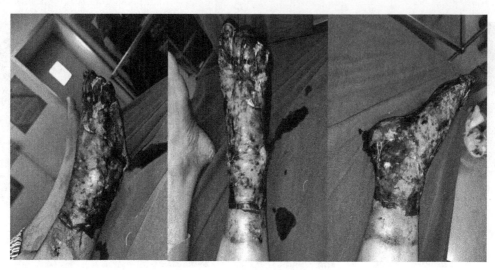

图 4-1-13　创面明显绿染,恶臭味

此时局部感染依旧是主要矛盾,根据药敏结果选择敏感抗生素,立即去除异种生物敷料,创面再次清创,术后创面行封闭式负压引流术(图 4-1-14)。

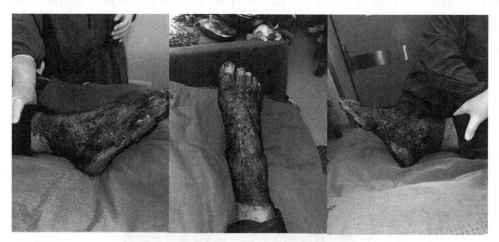

图 4-1-14　去除异种生物敷料后清创,创面肉芽形成

清创术后对症支持治疗,包括抗感染、补液、消肿等。治疗后患者病情得到控制,体温在 37～38 ℃ 之间浮动,检验结果提示白蛋白略低,与创面渗出量大,消耗过量有关。患者为青壮年,能正常进食,对该类患者一般建议加强营养后白蛋白即可得到补充。感染控制后 1 周,在全麻下行"右足清创术 + 人工皮肤移植术 + 自体游离皮肤移植 + 创面封闭式负压引流术",手术顺利,术后予抗感染、止痛、止血、补液等对症处理。直至患者出院,植皮区皮色红润有弹性、植皮成活(图 4-1-15)。

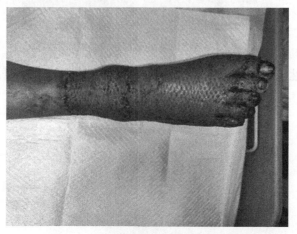

图 4-1-15　术后第 6 天,植皮 100% 成活

【讨论】

烧伤是临床常见的意外伤害类型之一，其发生率较高。调查显示，我国烧伤的发生率为1.5%～2.0%，在各类意外伤害中排第二位。烧伤主要是由于热液、火焰、射线、电流、摩擦力或化学物质等热力原因造成的组织损伤。有数据统计，每年我国遭遇烧伤的人数在2 000万左右。烧伤患者由于天然皮肤屏障的完整性被破坏，毛细血管通透性增加，使得病原微生物极易穿过破损皮肤或受损的肠黏膜侵入机体，同时烧伤创面多伴有大量坏死组织和炎性渗出，促炎和抗炎信号通路的激活，使得先天和适应性免疫反应失调，最终导致烧伤患者感染发生率居高不下。轻度烧伤患者的创伤面小而浅，创面愈合比较快，而重度烧伤患者的烧伤面积比较大，创面损伤严重，容易出现细菌感染，尤其是发生耐甲氧西林金黄色葡萄球菌等多重耐药菌感染后，会出现溃疡，形成难愈性创面。感染难愈性创面是烧伤患者发生败血症，最终死亡的重要影响因素。烧伤创面感染不仅会导致创面延迟愈合、瘢痕组织增生，而且一旦病原体侵入真皮下的组织层还可能会导致菌血症、败血症和多器官功能障碍综合征等，危及患者生命。

从世界范围来看，医院感染已经成为全球主要公共卫生问题之一，日益受到重视。流行病学数据显示，全球每年烧伤患者人数达1亿以上，其中死亡人数达19.5万以上。烧伤患者皮肤完整性遭到破坏，体表防御屏障受损，使得病原菌极易入侵从而引起感染，因此烧伤患者医院感染的发生率远高于其他疾病患者。创面感染是对烧伤患者生命最严重的威胁之一，应引起烧伤科医务人员高度重视。一旦烧伤患者出现创面感染，使组织遭受破坏，延缓创面愈合，甚至引起严重脓毒血症、感染性休克以至于危及患者生命。烧伤面积、烧伤深度和残余创面情况均被证实为创面感染的危险因素，即烧伤面积越大，形成的各种渗液越多，对机体正常功能和防御机制影响越显著，病原菌越容易定植于创面，故创面感染率高；烧伤深度越深，创面溶痂后坏死组织及分泌物越多，病原菌越容易定植于创面，故创面感染率高；烧伤患者虽伤在体表，但机体肠黏膜屏障具有显著的应激损伤，肠道内毒素和病原微生物等有可能成为创面的一个内源性感染来源，因此患者烧伤面积越大、深度越深，对患者的损伤程度越严重，患者的抵抗力越差，越易引发创面感染。针对引起烧伤感染的原因，对于大面积深度烧伤患者，应选择合适时机切痂、削痂，并以生物敷料封闭创面，使暴露、敞开的创面变成相对健康的全封闭创面，从而阻遏坏死组织及病原菌对健康组织的侵袭，以达到减少创面感染的目的。

烧伤创面及时、合理的处置一直是防治烧伤感染的关键。随着覆盖科技的进步，大面积烧伤的切痂植皮的时机已趋向早期，一次切痂的范围也更广，但前提是要有充足的自体皮或异体皮，一些广泛的Ⅲ度烧伤仍需分批施行。笔者所在的医院，通过多年救治烧伤患者，总结出一些成功控制烧伤感染的经验，即：① 尽早抗休克治疗，尽早经验性应用抗生素，选择广谱抗生素；② 待患者病情稳定后尽快切削痂手术，术中自体皮或异种皮覆盖保护创面；③ 病程中定期采样创面渗出液，进行血培养及药敏试验，针对性调整抗生素的使用；④ 糖尿病患者及时纠正血糖，对于一些危重患者必要时转入重症监护病房密切监护治疗。

【总结】

深度烧伤有其特有的病理生理演变过程，极易出现各种并发症，尤其感染是烧伤后比较突出的问题。本例患者为青壮年，平时身体素质尚可，其感染主要因为皮肤屏障被破坏，大量坏死组织和渗出成为微生物良好的培养基。此外，患者所在的烧伤科病房一直有慢性创面、烧伤等感染严重的其他患者，难免发生院内感染，结合同时间段内多位住院患者创面确诊铜绿假单胞菌感染，因此该患者感染来源属于院内获得性感染，后期的细菌培养结果也证实了这个推断。

铜绿假单胞菌为非发酵革兰阴性杆菌中毒力最强的一种细菌，其对外界环境适应力强，潮湿环境中能长期生存，污染医用水源或医疗器械后，易形成生物被膜难以清除，是院内感染病例中常见的致病菌，具有易定植、易变异和多耐药的特点。铜绿假单胞菌的耐药性给临床抗感染治疗带来了很大的挑战，耐药机制复杂，通常是多种机制联合作用的结果。铜绿假单胞菌的治疗尚未取得明显进展之前，预防与控制仍将是各级医院的临床重点工作之一，在日常临床工作中应严格规范操作，根据培养和药敏结果选用抗菌药物，定期分析和发布病原菌的分布和耐药情况，为临床诊治提供参考。

第二节 褥疮

褥疮又称压力性损伤,既往称压疮,是指局部组织持续受压,血液循环障碍,产生缺血、缺氧、营养不良,造成组织坏死而形成的溃疡,通常发生在有骨突起的部位。病变可从表浅的皮肤溃破到皮下脂肪、筋膜、肌肉以及骨关节等深部组织,患者常因继发感染、败血症等导致全身衰竭而死亡。

一、病因

局部组织受压是褥疮发生的主要原因,这一点已被广泛认可。褥疮常见于截瘫和长期卧床患者,缺乏自我翻身能力,使身体某些部位长期受压而导致受压组织血液循环中断,继而坏死。褥疮也常见于骨折的中晚期,系外固定(石膏、小夹板)、长期卧床导致躯干或四肢皮肤受压而引起皮肤损伤,继而出现感染、坏死性改变。压力造成的组织破坏与压力的强度及持续时间的长短有关。当压力的强度达到毛细血管动脉端压力的2倍,即70 mmHg时,持续2 h即可产生不可逆转的组织损伤和缺血坏死。如作用时间短暂,即使压力达到240 mmHg也仅引起轻微的组织改变。褥疮发生的部位与多种因素(包括患者的卧床姿势、肌肉的瘫痪状态等)有关。长期卧床的患者通常取仰卧位,骶尾部与肩部受压最明显,为褥疮易发部位。患者取侧卧位时,股骨粗隆、膝关节内外侧等部位,俯卧位时的髂前上棘、髌骨、胫前、足背等部位易患褥疮。常坐轮椅的患者,坐骨结节部的皮肤软组织极易破溃形成褥疮。

机体全身营养状况差的患者,如老年体弱患者,由于营养不良,局部组织的抗张能力降低,可促进褥疮的发生、发展。伴有神经系统病变的患者,如瘫痪的患者,由于皮肤感觉的减退或丧失、肌张力的改变以及组织的神经营养性变化等,亦可促进褥疮的发生、发展。

二、病理及临床表现

显微镜下检查结果无明显特异性改变。在病变早期阶段,血管舒张,间质水肿。继而出现上皮细胞分离,毛细血管出血、凝固,肌纤维呈蜡样退行性变,空泡形成和组织细胞坏死。病变中有白细胞和淋巴细胞浸润,巨噬细胞增加,坏死区周围有间质增殖形成的周界。溃疡边缘与基底有大量胶原纤维沉积,血管栓塞,组织坏死,肌纤维中可见钙质沉淀。根据病史及临床表现可诊断褥疮,但应排除其他皮肤疾病,发生感染时须做细菌培养。

褥疮初起时,受压区皮肤呈现潮红,逐渐肿胀,出现水疱、淤紫,继而溃烂。此时若能消除压迫,适当医治,病变可逆转并康复。如处理不当,任其继续发展,病变向深部进展,各层组织包括皮肤、皮下组织、筋膜、肌肉和骨关节均可累及。典型的褥疮经反复破坏和愈合,溃疡边缘瘢痕坚韧,上皮菲薄,基底为致密的瘢痕组织,肉芽苍白、污秽,伴有脓性分泌物积滞,病变周围的皮下或筋膜下层可形成潜在的脓性腔隙和窦道。创面培养常显示有多种病菌生长。按照美国压疮专家组/欧洲褥疮咨询专家组(NPUAP/EPUAP)压力性损伤分级系统,褥疮根据其溃烂的深浅程度可分为四度:Ⅰ度,溃疡深达真皮层;Ⅱ度,溃疡深达皮下脂肪层;Ⅲ度,溃疡累及肌肉层;Ⅳ度,溃疡累及骨或关节。经久不愈的褥疮,由于发生反复的组织破坏,边缘上皮的增生角化明显,可发生恶性病变。对病程超过10年或外观呈菜花状的褥疮,应高度警惕溃疡恶变的可能。

三、诊断

对于褥疮感染的诊断应结合患者临床表现和实验室检查(包括伤口组织病原学检查和血生化检查)综合评估。

综合《国际压力性损伤指南(2019年)》《跨专业团队压力性损伤评估与管理(第1版)》,不同感染状态对应的临床症状和体征如下。

（1）局部感染：创面愈合延迟；创面进展；出现恶臭。

（2）感染扩散：创面愈合延迟；创面红肿扩散；伤口分离、断裂；出现硬结；出现骨擦音；出现波动感；出现淋巴管炎；精神状态改变，尤其是老年患者。

（3）生物膜：创面不能愈合；创面愈合延迟；创面渗出增加；肉芽组织增生；创面组织发红；出现慢性炎症；出现继发感染。在规范抗菌药物治疗后出现上述症状提示生物膜形成。

四、治疗

治疗原则为局部治疗结合全身治疗。褥疮大多发生在长期卧床的老年患者或截瘫患者，全身营养及局部软组织条件差，创面愈合能力低，治疗困难。巨大褥疮尤其是多发性褥疮，常伴有贫血和低蛋白血症，术前应加强营养，必要时输注少量新鲜血浆或人血白蛋白。小而浅的褥疮通常可用非手术方法治愈，但疗程长，且褥疮创面是以瘢痕组织形式愈合，不耐磨，易复发；大而深的褥疮，由于褥疮创面及四周皮下组织内形成已感染的滑液囊，潜在无效腔大，褥疮周围瘢痕组织血运差，甚至继发深层的骨感染，使治疗非常困难。显微外科的发展，带血管蒂皮瓣、肌皮瓣的临床应用为巨大褥疮的治疗提供了新的技术，使一期修复褥疮成为可能，明显缩短了疗程，提高了治愈率，使褥疮治疗达到了新的水平。

1. **全身治疗**

巨大褥疮尤其是多发性褥疮，由于蛋白质摄入不足和丢失过多，可呈负氮平衡，将影响创面愈合和组织修复。全身治疗的目的为改善机体的一般状况，增强身体抵抗力和组织的修复能力。治疗措施有以下几个方面。

（1）增加营养，采用高蛋白、高热量、高维生素膳食，提高总蛋白水平，纠正低蛋白血症。对进食困难的患者采用胃管鼻饲或高营养素静脉滴注。必要时可定期输血，纠正贫血。

（2）减轻和避免组织受压是预防和治疗褥疮最重要的手段之一，应做到定期翻身或变换体位。床垫要柔软、干净、平整。采用羊皮垫、水波床、气垫床或电动转身床等，使支持体重的面积大而均匀，以减少骨隆突部位皮肤上所受到的压力。

（3）加强大小便管理，保持会阴部清洁和干燥。

（4）对有肢体痉挛者，可用夹板制动，减少因肢体间的摩擦而造成组织损伤。

（5）有急性炎症者，可根据创面培养及药敏试验的结果，选用有效抗生素以控制褥疮和身体其他部位的感染。

2. **局部治疗**

局部治疗的目的是变污秽伤口为清洁伤口，促进溃疡愈合或为手术切除做术前准备。局部治疗分保守治疗和手术治疗两个方面。

（1）保守治疗：主要措施是加强伤口的敷料更换，清除伤口内的坏死组织。一般不推荐使用含有抗菌药物的软膏，可以使用碘钙聚体、磺胺嘧啶银、含银水纤维和含银聚氨酯泡沫等新型材料。目前尚缺乏全身使用抗菌药物治疗褥疮效果显著的报道。鉴于控制伤口感染至关重要，并且重症感染有导致脓毒血症危及生命的可能，因此当出现以下情况时建议全身使用抗菌药物：局部或全身炎症迹象出现或加重、细菌培养阳性、炎症指标异常、褥疮引起的浅部组织感染、褥疮引起的远处组织感染、骨髓炎、败血症和脓毒血症等。多项关于褥疮病原菌的研究发现，金黄色葡萄球菌、奇异变形杆菌、铜绿假单胞菌和肠球菌等是与褥疮感染最相关的微生物，革兰阴性菌以大肠埃希菌最多见，革兰阳性菌以金黄色葡萄球菌最多见，亦可有真菌感染。另外，病原菌的分布与褥疮损伤严重程度及部位相关。Ⅳ度褥疮患者以革兰阳性菌最为多见，约占53%。不同身体部位的褥疮合并感染菌的种类也有不同，具体须送检细菌培养。

针对全身应用抗菌药物的选择，对有感染体征的患者经验性用药，待细菌培养结果和药敏结果出来后选择敏感抗菌药物。一项回顾性研究纳入某三甲医院2011年2月至2020年12月老年褥疮创面感染患者258例，发现多重耐药菌感染患者66例，占25.58%。多项关于褥疮创面深部分泌物、深部化脓组织标本、血和(或)气管分泌物以及尿送检培养和药敏试验研究结果提示,对革兰阴性菌抗菌活性较强的药物有亚胺培南、阿米卡星,而对革兰阳性菌抗菌活性较强的药物有替考拉宁、左氧氟沙星、莫西沙星、利奈唑胺和万古霉素。

溃疡面大、污染较重的伤口,在全身情况允许的前提下进行手术清创,去除失活的组织和死骨,创面用生理盐水或抗生素溶液湿敷,保持引流通畅。持续的负压引流技术的应用,有利于创面清洁和肉芽生长,褥疮创面经积极的处理后,基底的肉芽组织转为鲜红,边缘上皮开始生长。小的溃疡常可自行愈合。面积较大的溃疡可用中厚皮片移植,暂时消灭创面或等待手术切除、修复。

(2) 手术治疗:浅在的或面积较小的褥疮经保守治疗后能自行愈合。但大多数褥疮须采用手术方法彻底切除并用正常的血运良好的组织修复缺损,以获得持久的愈合。手术要求切除全部溃疡及其周围的瘢痕组织;切除病骨,修整骨突起,降低骨隆突部位皮肤上承受的压力;妥善止血;消灭无效腔和创面,应用皮瓣、筋膜皮瓣或肌皮瓣修复。

Ⅰ度褥疮:加强护理、保持皮肤干燥清洁,解除石膏或小夹板压迫。褥疮患者应勤翻身,以此改善皮肤受压缺血。局部可用聚维酮碘或生理盐水擦拭或外敷硫酸镁。

Ⅱ度褥疮:此期水疱易破裂,应严防感染,因此除以上措施外,避免摩擦皮肤导致水疱破裂,大的水疱可用空针抽吸,然后以无菌纱布覆盖。

Ⅲ度褥疮:此期皮损已达真皮层,应加强换药,预防和控制感染。已发生感染者合理使用抗生素。如有皮肤坏死,应及时剪除。

Ⅳ度褥疮:除加强换药和使用抗生素治疗感染外,往往需要外科清创。如创面过大,待感染控制后行二期植皮。

典型病例

骶尾部褥疮伴发热

【病史简介】

患者男性,73岁,上海人,书法家,因"骶尾部破溃流脓8月余,高热1周"入院。

患者2022年7月30日走路时不慎被汽车撞倒,当时失去意识。由救护车送至苏州大学附属第一医院急诊就诊,入院后患者意识逐渐清醒,感头面部、腰背部及双下肢疼痛。8月1日入住急诊外科病房,予对症支持治疗,后于8月4日转入中心ICU监护治疗。排除手术禁忌后,于8月9日在全麻下行"胸椎椎板切除减压术+椎弓根钉内固定术"、8月15日在全麻下行"胫骨平台骨折切开复位内固定术(左)+腓骨骨折切开复位内固定术(左)+胫骨外固定术(左)"、8月17日行"气管切开术"、8月31日在局麻下行"输尿管支架取出术"。给予吸痰、抗感染等综合支持治疗,病程中患者骶尾部皮肤出现破溃,予定期换药、翻身等对症处理。待病情稳定后入住康复科继续治疗。患者骶尾部创面逐渐增大,渗出脓液较多,后出现反复发热,体温最高可高于39 ℃,排除新型冠状病毒感染后予物理及药物降温,效果不佳。烧伤整形科会诊后拟"骶尾部褥疮"收入烧伤整形科病房。病程中患者神志清、精神可,气管切开状态、套管在位,饮食饮水无呛咳,睡眠差,保留导尿中,大便控制差。

患者既往有高血压病10余年,不规律服药,血压控制尚可;强直性脊柱炎30余年,未服药;帕金森病6年。2022年7月车祸伤,2022年8月行多次手术治疗,其间有输血史。否认糖尿病、肾病病史,否认肝炎、结核等传染病史。否认药物、食物过敏史。

入院时专科查体:患者右侧卧被动体位,双下肢肌张力高,骶部至双足无明显知觉;骶尾部可见约12 cm×14 cm范围皮肤病损,病损湿润有渗出。皮损中央可见约3 cm×4 cm皮肤溃疡,以示指循外口向内探查,可及约 7 cm 深的窦道,按压周围组织可见大量脓性液体流出,周围皮肤红肿(图 4-2-1)。

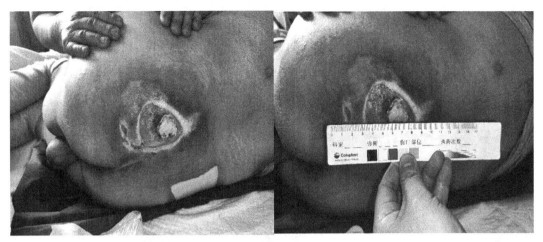

图 4-2-1　骶尾部Ⅳ期褥疮

初步诊断:骶尾区Ⅳ度褥疮;软组织感染;截瘫;脊髓损伤;肺部感染;神经源性膀胱;多处骨折;高血压;强直性脊柱炎;帕金森综合征;营养风险。

【诊疗分析】

患者为外伤后高位截瘫,长期卧床,骶尾部骨性凸起处持续受压,血液循环障碍,产生缺血、缺氧、营养不良,造成组织坏死而形成的溃疡。该患者褥疮侵及骶骨外膜,病程长、感染重,已出现高热等全身症状。结合病史及体格检查,不难确诊。

值得注意的是,该患者为气管切开状态,应排除是否为上呼吸道感染引起的高热。了解该患者个人情况得知,其家庭经济条件非常好,自行雇佣一位阿姨定期吸痰、翻身等,患者痰的量、质地及颜色未见异常,且胸部 CT 无炎性改变,因此排除呼吸道感染;尿常规也未见异常;故最终考虑褥疮感染引起的高热。该患者为骶尾区Ⅳ度褥疮,分泌物细菌培养提示肺炎克雷伯菌,排除其他原因后,该患者高热最大可能性为褥疮合并感染。

【治疗】

患者为高位截瘫,平素饮食正常,因此营养不算太差,组织愈合潜能尚可。但是其为巨大褥疮,且侵及骶骨外膜,由于褥疮创面及四周皮下组织内形成感染的滑液囊,潜在无效腔大、脓液渗出多,使治疗非常困难。因此考虑分期手术,先行扩创控制感染,可借助负压引流技术改善创面,待感染控制后予皮瓣修复创面。

随着医学技术的进步,真空封闭引流(vacuum sealing drainage,VSD)技术已逐步用于各类感染性创面和软组织缺损的处理,并取得了较好的效果。这种技术的核心是将聚乙烯乙醇的水化海绵和多侧孔引流管道相结合,使用一种半透性的黏附膜来将引流区与外界隔离开来,在连接了负压的引流源之后,可以产生持续的压力,从而将坏死组织、分泌物和创面完全清除掉,有效地控制创面的感染,促进创面新生肉芽组织的生长。VSD 的优势在于:能够去除坏死性和脓性组织,促进创面加速愈合;对创面进行消毒处理,防止感染,减少局部的炎性反应,减少组织的水肿;增加创面血供,去除死皮及致病菌,加快肉芽组织生长及细胞增生,形成微循环;降低组织中的过氧化作用,促进局部的新陈代谢,从而减少了缺血的损害,对缺血的组织起到了一定的保护作用。此外,与传统的换药方法比较,VSD 可明显降低换药频率、加速创面愈合、降低抗菌药物使用、缩短住院天数、降低医疗成本等。

考虑该患者褥疮感染重、渗出多,因此先对其行两次清创术,第三次手术才行皮瓣覆盖创面。每次清创后予 VSD 治疗,不仅能起到对皮肤组织的保护作用,而且能加快皮下组织脓液的排出,从而减少组织中细菌的增殖,降低感染率,促进皮瓣处组织的养分供给,加速创面愈合。然而,在使用过程中也要特别留意,在进行治疗之前,应该给予全面的清创,并结合抗感染的治疗,让创面处于干净的环境中,避免负氮平衡及水电解质的失衡。此外,持续的负压吸引也会造成创面的坍塌和引流管的阻塞和漏气,应该要强化对患者的护理,及时发现并进行处理。首次手术清创时充分扩创,切开皮下潜行腔隙(图4-2-2),术后持续负压引流,术后第2天患者体温已降至38℃以下。术后前三天每日引流量500~1 000 mL,引流液为褐色脓性物质,注意每日营养补充,根据药敏结果选择合适抗生素(药敏结果显示对复方新诺明、替加环素、头孢他啶/阿维巴坦敏感)。

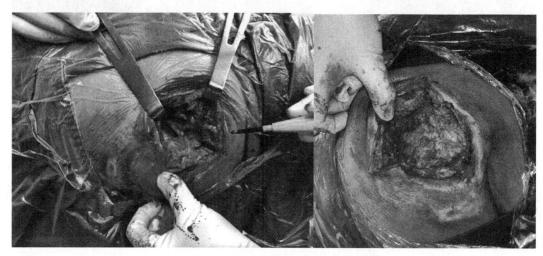

图4-2-2　首次扩创,彻底打开潜行腔隙清创

第一次手术后1周行第二次手术,发现创面较之前清洁了很多,创面肉芽形成,但还是有部分筋膜继续坏死(图4-2-3),因此该次手术依旧是清创,切除坏死筋膜及骶骨外膜,用刮匙刮除部分骶骨骨质,术毕依旧行VSD治疗。第二次术后引流液清亮,无发热。

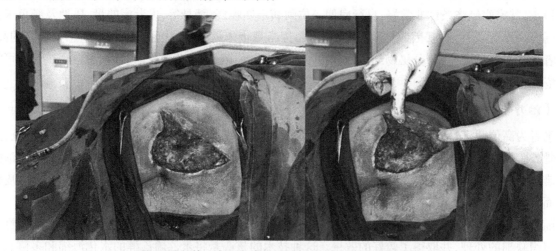

图4-2-3　第2次手术清创,创面内依旧有少许坏死筋膜

继续完善术前检查,间隔1周后在全麻下行"骶尾部清创术＋带蒂皮瓣移植术＋创面封闭式负压引流术",术中发现创腔内肉芽新鲜,但是创周皮瓣在负压的吸引下有所收缩,因此术中设计局部带蒂皮瓣,旋转转移覆盖创面,皮瓣下留置引流管1根(图4-2-4)。术后第5天拔除引流管(图4-2-5),术后第25天随访,患者恢复良好(图4-2-6),继续至康复科康复治疗。

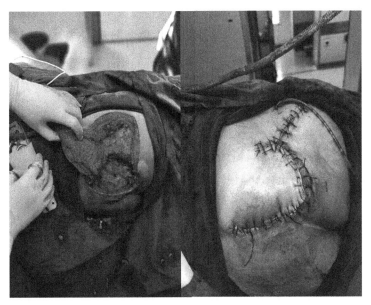

图 4-2-4　第 3 次手术,术中设计局部带蒂皮瓣

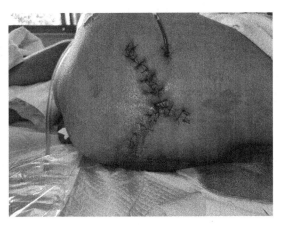

图 4-2-5　术后第 5 天,予拔除引流管

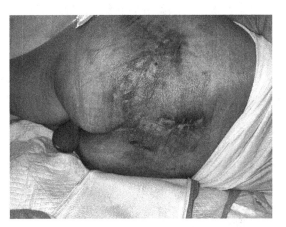

图 4-2-6　术后第 25 天,骶尾部愈合良好

【讨论】

褥疮影响着全世界数百万患者。随着人口老龄化和合并症的增加,褥疮意味着越来越大的挑战和社会经济负担。褥疮在欧洲国家的患病率为 7%~23%,在美国的患病率为 9%~29%,而加拿大的患病率为 5%~30%。术后患者褥疮最常见的部位是颅骨枕部、肩胛骨、肘部,尤其是骶骨区和足跟,成年人最常见的位置在骶骨和髋关节区域的骨隆突处,新生儿和儿科患者最常见于枕部。一项多中心研究,纳入来自全球 90 个国家 117 个 ICU 中心 13 254 例患者,其中压力性损伤患者 6 747 例中的 3 997 例是在 ICU 住院期间获得,总患病率为 26.6%。另有一项研究发现,压力性损伤在成年 ICU 患者中十分常见,随着压力性损伤严重程度的增加,死亡风险也逐渐增加。因此,褥疮分度以及尽早诊断是否合并感染对 ICU 住院患者的治疗十分重要。

褥疮感染本身不是原发疾病,临床上多见于脊柱骨折或脊髓神经肿瘤后的截瘫,或老年髋关节骨折术后护理不当,以及脑血管疾病后的并发症,大多是由于长期卧床或截瘫后未经良好护理而造成。由于病程较长、慢性消耗与摄入不足导致全身和局部组织营养障碍,加之骨突压迫,汗液、尿液、粪便的刺激等因素会影响皮肤的防御功能,从而更容易发生褥疮,褥疮部位常伴有不同程度感染,严重者可致全身感染甚至死亡。

因此褥疮感染重在预防和监测,入院患者定期进行皮肤的评估和护理,保持皮肤清洁干燥,避免摩擦,使用适当尺寸的医疗器械,每 4 h 评估器械周围的皮肤和组织,定期更换设备并适时评估设备是否必要。定期变换体位,检查骨突位置,悬置足跟,对风险皮肤进行敷料涂抹预防。长期卧床患者可使用气垫床。石膏或小夹板固定时,防止石膏凹凸不平或塑型不佳,缠包时松紧度合适。此外,应注意观察骨骼突出部位皮肤情况,早发现、早治疗。

【总结】

褥疮常见于长期卧床患者,长期受压是直接因素,一般因褥疮引起高热的病例少见,在确定发热原因之前一定要认真排查。对该类患者的治疗不能急功近利,首先要清除感染灶控制感染,后续再修复创面。因骶尾部是受压部位,植皮不易成活,而皮瓣耐磨性好,因此皮瓣覆盖对该类患者是不错的选择,术后注意勤翻身,使用气垫床对此类患者而言也是很好的护理方式。

第三节　坏死性筋膜炎

坏死性筋膜炎(necrotizing fasciitis,NF)是皮下组织和筋膜进行性水肿、坏死并伴全身严重中毒症状的急性感染性疾病。感染沿筋膜组织快速、潜行蔓延,但并不累及肌肉组织,属于软组织化脓性感染范畴。NF 本质上是由病原菌侵入深部组织导致的感染。据统计,NF 在人群中的发病率仅为 0.3/10 万人～15/10 万人,但其死亡率高达 25%～35%。NF 的死亡率如此之高的原因与该疾病的发展速度快及其早期症状不明显有关,这种特征会增加诊断的困难性,影响后续干预。熟悉 NF 的病因、临床特征、诊断及治疗思路,对于 NF 的早期诊断和治疗预后具有重要意义。

一、病因

引起 NF 的原因较多,主要为各种创伤,如刺伤、挫伤、擦伤、昆虫叮咬、不清洁注射等导致局部感染;也有在某些空腔脏器手术、肛周脓肿引流、拔牙后发生坏死性筋膜炎的情况。常有多种致病菌,包括链球菌、葡萄球菌、革兰阴性杆菌、厌氧菌等。多数常见的致病菌在生理情况下毒性较低,不会引起炎症感染,但在各种危险因素的驱动下,一旦出现皮肤、消化道等组织因外界侵袭造成损伤,就会产生强毒性,引发严重的局部或全身感染。

糖尿病(diabetes mellitus,DM)、肝炎、肾炎等慢性疾病,自身免疫类疾病及免疫抑制药物应用,肿瘤、人类免疫缺陷病毒(human immunodeficiency virus,HIV)感染、溃疡、营养不良、肥胖、重大手术的创伤、烧伤、撕裂伤和皮肤活检造成的创伤等,这些都是 NF 发生的易感因素,特别是 DM 在 NF 的发展进程中起到促进作用。目前已发现的 DM 促进 NF 发生的机制包括周围感觉神经病变导致对轻微创伤的易感性增加,及 DM 导致的血管疾病和潜在的免疫缺陷引起的组织缺氧。即使有大量证据表明 DM 在 NF 病因学中起到促进作用,但目前还尚未发现 NF 的死亡率与 DM 之间有直接关系。

二、临床表现

NF 可以发生在身体的任何部位,但以四肢尤其是下肢多见,其次为腹壁、背部、臀部、会阴部和颈部。疾病早期,有时局部症状和体征还比较轻微,但已有严重的全身中毒症状,如寒战、高热,因大片组织水肿致严重失水、水和电解质平衡紊乱、低蛋白血症、中毒性休克等,甚至并发多器官功能障碍或衰竭。60%～90% 的患者可出现贫血。局部病变发展迅速,开始时受累皮肤轻微红肿,界限不清,触痛明显,局部发热,呈弥漫性蜂窝织炎表现。发病后 1～3 天,皮肤颜色逐渐发紫、发黑,出现散在水疱或血疱,溃破后露出黑色真皮层,同时皮下脂肪和筋膜水肿、发黑、液化坏死,坏死呈潜行状,伴有血性浆液性渗出,可有奇臭,有时皮下积气,并可继发皮肤坏死。通常不累及肌肉。

NF 患者伴随着皮温升高、瘀斑、发热和软组织水肿,可能会经历极度的压痛或疼痛,最终可发展为血流动力学不稳定和组织坏死。临床上,蜂窝织炎与 NF 通常难以辨别,因为两者早期的临床表现很难区分。同时,NF 的临床表现可能会因使用 NSAIDs 掩盖部分体征而更加难以辨别,如发热和逐渐增强的疼痛等。

在 NF 中,由于局部感染的菌群和与重要器官位置的关系存在差异,损伤的部位会影响临床表现的严重性。在早期阶段,患者可基本无症状,或仅有轻微的局部体征和症状,此时患者症状较轻,活动度尚好,需要立即采取进一步治疗。NF 最典型的表现是浅表性红斑、水肿、疼痛及皮温升高等感染特征。感染处于晚期时会发生大疱和水疱等皮肤损伤,这一表现可以帮助临床医生将 NF 与其他感染(如蜂窝织炎)区分开来。尽管 NF 的分类不同,病因在微生物学上也存在细微差别,但总体诊断和治疗思路基本相同。

三、诊断

由于早期临床表现的不典型性,NF 缺乏确定性的诊断方法,早期及时诊断 NF 可能有一定困难。有研究人员开发了"NF 实验室风险指标(laboratory risk indicator for NF,LRINEC)",以帮助临床医生通过实验室指标,包括血清白细胞总数、血红蛋白、钠、葡萄糖、肌酐和 CRP 等来协助诊断 NF。他们提出,实验室检查应包括完整的血细胞计数、完整的代谢指标、凝血常规、肌酸激酶、CRP 等指标。临床医生可以通过 LRINEC 来协助诊断 NF。

一旦怀疑 NF,就需要进行进一步的影像学检查。一方面,普通 X 线片不能为 NF 提供明确的影像学诊断;另一方面,尽管 MRI 相比于 CT 可能会提供更好的结果,但 CT 比 MRI 更常用于急诊的影像学检查,CT 是目前首选的影像学检查。CT 的另一个好处是,非放射科的临床医生可以在正式的成像报告出来之前迅速评估 CT。有学者提出,床旁超声也可以辅助诊断 NF,但对于低风险的 NF 患者,床旁超声提供的诊断报告大多与 NF 无关,相比于 CT,其准确性更低。截至目前,手术探查仍是诊断 NF 的"金标准"。

以下特征对诊断 NF 有参考价值:①皮下、筋膜广泛坏死,并向四周潜行扩散;②病变不累及肌肉;③严重的全身脓毒症症状;④创面渗液涂片染色或培养未发现梭状芽孢杆菌;⑤筋膜和邻近组织坏死和微血管栓塞。

四、治疗

1. 外科治疗

一经确诊,应立即手术,充分切开,彻底清除坏死的皮下组织和筋膜,切缘应到健康皮肤和皮下组织,不可姑息,否则病变会继续蔓延。外科手术是在怀疑或诊断为 NF 后的最佳治疗手段,对于受累组织,应当及时进行手术探查和清创。手术探查期间应获取革兰染色和培养标本,这对于确定感染的病因及指导经验性治疗至关重要。在初次大面积清创术后,应每天进行持续清创,直至确定已清除所有的坏死组织。手术伤口通常会排出大量坏死的组织液,因此患者需要在手术后进行长期的体液置换。有研究证明,早期的手术干预可以提高生存率,手术干预越早,患者预后越好。

除术中清创外,术后充分引流对于创面的恢复至关重要。VSD 技术是一种新兴的生物技术,可以通过外接的负压吸力,使创口内外产生压力差,促使创口内血流灌注,改善创口部位组织血管的氧气供应,有利于新生细胞增殖,促进肉芽组织生长,进而缩短创口愈合时间。有国外学者报道,相较于传统换药,VSD 可使创面愈合率提高 61%,且术后治疗成本也可大大减少。对于 NF 的患者,术后采用负压引流治疗也可以大大减少感染并发症的发生率,减轻患者痛苦,相较于传统术后的每日换药,VSD 对于患者的预后具有明显的优势。

2. 抗生素治疗

通常情况下,多病原菌感染的伤口可培养出 5 种以上病原菌,因此在确定病原菌类型和抗生素敏感性前,经验性的抗生素治疗需要广泛覆盖需氧菌和厌氧菌,如哌拉西林他唑巴坦或碳青霉烯类药物(如美罗培南、亚胺培南等)。由于克林霉素对某些病原菌(金黄色葡萄球菌等)释放的毒素有影响,因此也被用于 NF 的治疗中。也有学者建议使用青霉素与克林霉素联合治疗 A 组链球菌坏死性的感染,同时按临床反馈和细菌培养、药敏试验结果调整用药。

3. 支持疗法

坏死性筋膜炎引起水肿、创面大量渗出等造成脱水、低蛋白血症和低血容量时,必须注意维持水、电解质平衡并给予营养支持。

典型病例1

外伤致坏死性筋膜炎伴发热

【病史简介】

患者男性,苏州常熟人,62岁,平素打零工为生,身体素质一般。

主诉:外伤后右下肢及右腰部疼痛肿胀不适1月余。

现病史:患者入院前1月余(约2023年2月初)骑电动车时不慎摔倒,仰面倒地,当时无明显疼痛,可正常步行。受伤1周后感右侧腹股沟处疼痛,疼痛逐渐加剧,后至当地医院就诊,予对症处理。后疼痛逐渐扩散并累及右大腿,同时患者出现高热,最高超过39 ℃。入院前1周至苏州大学附属第一医院急诊就诊,予对症处理,患者症状未见任何缓解,且出现呼吸急促、乏力、右侧腰部亦出现肿胀疼痛,右下肢活动受限等症状。2023年3月15日急诊值班医生联系B超室行超声定位下置管脓肿引流术,当时引出大量灰褐色脓液,症状未见明显减轻,并且右腰部红肿加重、范围扩大,呼吸困难。CT示右下肢、右侧腰大肌、髂腰肌、臀肌等多处广泛大范围脓肿(图4-3-1)。急诊行补液、抗感染、吸氧、心电监护、患肢抬高等对症处理。烧伤整形科急会诊后发现该患者右下肢及右腰部严重肿胀,右足背动脉未及波动,遂急诊收治入院。病程中患者有畏寒、高热,乏力,气喘胸闷,恶心伴食欲差,睡眠差,大小便可。

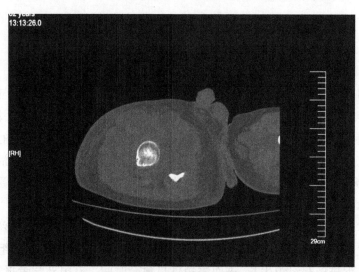

图4-3-1 右下肢CT结果

既往史:患者既往高血压病史4年,自行口服降压药,自诉血压控制可。否认糖尿病、肾病病史,否认肝炎、结核等传染病史。2019年11月7日因空肠恶性肿瘤于本院行CT引导下肝肿瘤穿刺活检术,术后恢复可。否认其他外伤史。无输血史。否认药物、食物过敏史。

入院时查体:体温38.6 ℃,脉搏105次/分,血压140/84 mmHg,SpO$_2$ 97%,神志淡漠、精神差,贫血貌,全身浅表淋巴结未触及肿大。患者强迫体位,双下肢严重肿胀、凹陷性水肿,以右下肢为甚。右下肢外展外旋位,右大腿及右小腿红肿、皮温高,触痛明显、不可活动;右大腿上段内、外侧可见穿刺引流管在位,穿刺口可见脓性液体溢出;右足背动脉搏动不明显;右侧腰部肿胀、质硬,边界不清(图4-3-2)。

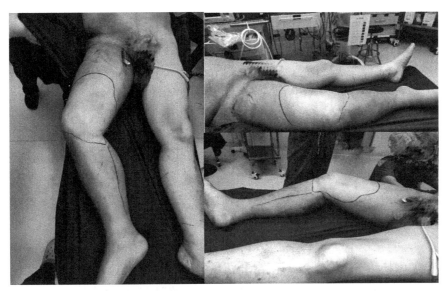

图4-3-2　右下肢红、热、痛,边界不清,活动受限

辅助检查:CT示右大腿脓肿引流术后;右侧腰大肌、髂肌、臀小肌、臀中肌、臀大肌、髂腰肌及大腿多发肌群肿胀伴积液;腹盆壁软组织肿胀;右股骨后缘骨皮质不光整,局部骨质破坏可能;双肺下叶渗出;双侧少量胸腔积液。血常规示白细胞计数 11.15×10^9/L,血红蛋白60 g/L,CRP 59.02 mg/L。生化全套示白蛋白21.5 g/L,血清钙1.02 mmol/L,钠离子124.0 mmol/L,氯离子91.9 mmol/L,铁测定3.49 μmol/L。血培养示需氧培养及厌氧培养均无菌生长。引流液药敏示头孢他啶、左氧氟沙星、头孢哌酮钠舒巴坦钠敏感。胸痛组套示BNP 2 532 pg/mL,肌红蛋白285.1 ng/mL。

【病例总结】

(1) 患者老年男性,急性病程1月余,近期病情加重。

(2) 患者有明确外伤史,右下肢逐渐出现肿胀,近期高热,伴呼吸困难。

(3) 患者既往有空肠恶性肿瘤史,平素身体健康状况一般,既往高血压病史4年。

(4) 体格检查示患者双下肢严重肿胀、凹陷性水肿,以右下肢为甚。右下肢外展外旋位,右大腿及右小腿红肿、皮温高,触痛明显、不可活动;右大腿上段内、外侧可见穿刺引流管在位,穿刺口可见脓性液体溢出;右足背动脉搏动不明显;右侧腰部肿胀、质硬,边界不清。呼吸急促,双肺可闻及湿啰音。

(5) 既往抗感染等保守治疗效果不佳。

【初步诊断】

(1) 坏死性筋膜炎(右)。

(2) 下肢骨筋膜室综合征(右)。

(3) 下肢软组织感染(右)。

(4) 低蛋白血症。

(5) 胸腔积液。

【诊断思路】

该患者右下肢严重肿胀,表现为弥漫性大范围且边界不清,大腿及右小腿红肿、皮温高、触痛明显,局部炎症诊断明确。患者当时已出现发热、低蛋白血症、胸腔积液等全身炎症反应现象。超声定位下置管脓肿引流术,引出大量灰褐色脓液,但是症状并未改善。考虑患者有外伤史,且平素身体素质一般,曾经于2019年11月因空肠恶性肿瘤于本院行CT引导下肝肿瘤穿刺活检术,具备NF发生的易感因素。CT示右侧腰大肌、髂肌、臀小肌、臀中肌、臀大肌、髂腰肌及大腿多发肌群肿胀伴积液;右股骨后缘骨皮质不光整,局部骨质破坏可能。结合CT、外伤史、肿瘤病史,初步诊断为NF,但是手术探查仍是诊断NF的"金标准"。

【鉴别诊断】

1. 急性蜂窝织炎

急性蜂窝织炎是皮下、筋膜下或深部疏松结缔组织的急性化脓性感染,感染大多发生在皮肤或软组织损伤后,致病菌主要是溶血性链球菌和葡萄球菌,偶见大肠埃希菌。主要表现为局部红、肿、热、痛,表面色暗红,界限不清,中央较周围色深,感染潜在且组织疏松者,肿胀明显;深部感染时局部肿胀不明显,但疼痛剧烈。急性蜂窝织炎易并发淋巴管炎、淋巴结炎等。伴产气性细菌感染时,局部可有捻发音。可有不同程度的全身症状,如畏寒、发热等。主要依据局部症状作出诊断。治疗上包括局部处理与全身治疗。炎症早期局部可做物理治疗,或外敷50%硫酸镁溶液、如意金黄散等,如有脓肿形成,则须切开引流;全身治疗按感染程度选用口服抗生素,如第一代头孢菌素、左氧氟沙星等,或肌内注射、静脉滴注苯唑西林、氯唑西林、第一代头孢菌素等。

2. 丹毒

丹毒是皮肤及其网状淋巴管的急性炎症,由β-溶血性链球菌从皮肤、黏膜的细小伤口侵犯皮肤、黏膜网状淋巴管引起。好发于下肢,炎症呈片状红疹、肿胀,边缘略隆起,界限清楚,用手指轻压,红色即可消退。局部有压痛,区域淋巴结常肿大、疼痛。随着局部炎症的发展,中央红色消退,脱屑。患者常有畏寒、发热。治疗上可以局部物理治疗或外敷50%硫酸镁溶液、如意金黄散等。抗菌治疗效果相当显著,可用磺胺类药物肌注,静脉滴注大剂量青霉素或第一代头孢菌素。

3. 痈

痈是多个相邻毛囊和皮脂腺或汗腺的化脓性感染,或是由多个疖肿融合而成。病原菌主要是金黄色葡萄球菌,近几年来凝固酶阴性葡萄球菌的感染也日趋增多。其次为链球菌,但相当一部分为多种细菌的混合感染。痈好发于颈后部、背部,也可见于腹壁、上唇,常见于身体较衰弱或糖尿病患者。最初局部红肿、疼痛、呈一片紫红色炎性浸润硬结,病灶略高出皮肤,边界不清。随后表面出现多个脓头,中央部皮肤逐渐坏死、溃烂,形成粟粒样大小或更大的脓栓,脓栓脱落后中心部塌陷,形似"火山口",溢脓血性分泌物。全身症状也较重,可有寒战、发热、乏力、食欲减退等。唇痈也有导致颅内海绵窦炎和血栓形成的危险。治疗上可以局部外用2%莫匹罗星软膏、50%硫酸镁或70%乙醇外敷,超短波和紫外线照射对控制感染扩散、促进炎症消散有一定效果,小部分痈可早期取出脓栓。换药后,坏死组织脱落,创面逐渐愈合。大部分患者尤其是病变范围大,多个脓栓破溃后呈蜂窝状时,常须手术切开引流。引流切口应做成"十"字形或"十十"形,长度超过病变范围,深达筋膜或筋膜下,切断所有纤维间隔。根据药敏结果针对性应用抗菌药,注意营养支持,维持水电解质平衡,糖尿病患者应积极控制血糖。

4. 软组织NTM感染

大部分NTM是腐物寄生菌,为机会致病菌,毒力弱,存在于自然环境中,如水、土壤、灰尘等,它主要引起肺部病变,但也能引起全身其他部位感染,如淋巴结炎、皮肤软组织感染、骨骼系统感染等。软组织NTM感染者多数有外伤、手术史,或有微小损伤,或有肌内、皮下注射史。NTM感染有多种临床表现,受累组织不同,其临床表现也各异。皮肤及软组织NTM感染多发生在局部创伤后2~3周或更晚。可具有与结核病临床表现相似的全身中毒症状,如乏力、食欲不振等,体温可升高至38℃左右,但也有全身情况良好者。局部红、肿、硬结,逐步形成脓肿,穿破后经久不愈,或时愈时破,或经抗生素治疗和切开引流后暂时愈合,但不久又破溃而形成慢性窦道。有报道病程长达数年不愈,而普通细菌培养阴性。

由于NTM为机会致病菌,故患者常存在易感情况,如免疫损害、恶性肿瘤,尤其是艾滋病。创口分泌物或坏死组织的抗酸染色涂片可给出初步提示,但正确的菌型鉴别是诊断NTM感染的关键。菌型鉴定的方法仍以培养为基础,但阳性率低,费时很长。核苷酸探针杂交、高效液相色谱、气相色谱及以PCR为基础的自动DNA序列分析等,在分枝杆菌菌型鉴别上已表现出极大优势,但由于实验室条件的限制尚未能推广普及。

NTM感染目前尚无统一治疗方案。过去对NTM使用抗结核药,但多数NTM已有获得性耐药,故效果差。近年来有一些新的抗分枝杆菌药,如利福霉素类的利福喷丁,喹诺酮类的氧氟沙星、司氟沙星,大环内酯类的克拉霉素、罗红霉素,还有亚胺培南、头孢西丁、阿米卡星等。在抗 NTM 治疗时,为延迟耐药,提高疗效,多数主张联合应用抗菌药物,但使用过程中须注意药物不良反应。

【治疗】

患者病情重,时间紧迫,入院后立即行深静脉穿刺,予补液抗休克、吸氧、心电监护,积极术前准备,于入院当天行急诊切开引流术。坏死性筋膜炎范围广,因此术中以大切口切开患处充分引流,术中清除所见脓液及坏死筋膜,分离肌肉间隙,钝性剥离坏死筋膜(图 4-3-3)。

虽然患者右侧腰大肌、髂腰肌、臀肌等多处亦有肿胀,考虑患者病情重,全身情况已经不能耐受多处太大范围切开,也为了手术安全,急诊手术仅做了"右下肢单侧切开减张术",术后张力得到释放,术毕将负压引流材料塞入创腔内行负压封闭式引流治疗。术中出血约 1 000 mL,积极输血输液。考虑患者病情重,有感染性休克可能,术后转入本院中心 ICU 密切监护治疗。术后前三天,患者右下肢每日引流液大于 1 500 mL,为脓血性液体,因此予输血、静脉输注人血白蛋白、利尿等对症支持治疗,由于患者术前已经出现严重低蛋白血症,并发胸腔积液(图 4-3-4),病程中又予"胸腔闭式引流术"。

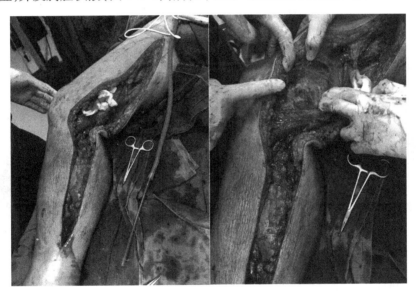

图 4-3-3　右下肢内侧全长切开,充分引流

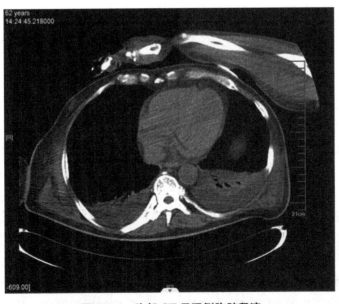

图 4-3-4　胸部 CT 示双侧胸腔积液

坏死性筋膜炎的治疗不是一蹴而就的，这种疾病本身就是严重感染，因此对于这种感染创面一般先是一期开放引流，后续根据病情变化及创面恢复情况选择再次手术时机，本例患者一共经历5次手术，包括再次扩创、带蒂皮瓣手术、创面自体游离皮肤移植等（图4-3-5）。术后1年随访，患者恢复良好（图4-3-6）。

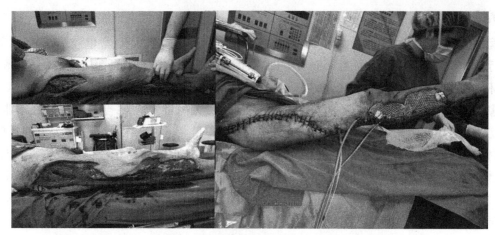

图4-3-5　历经多次手术，封闭创面

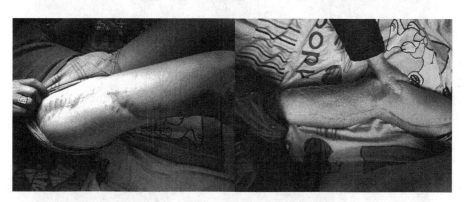

图4-3-6　术后1年随访，患者恢复良好

典型病例2

糖尿病性坏死性筋膜炎伴发热

【病史简介】

患者男性，68岁，江苏省宿迁人，退休中学教师。

主诉：背部疼痛不适20余天，加重1周。

现病史：患者入院前20余天因左肩关节不适至当地医院就诊，予肩部注射治疗（具体药物不详），注射后感左肩部疼痛不适。1周后出现发热、左背部疼痛，至当地医院静脉输注抗菌药物治疗，无明显改善，体温最高可达39.8℃，遂入住苏州大学附属第一医院感染病科，予保肝、护胃、抗感染及内科综合支持治疗。患者依旧高热，且左肩背部疼痛剧烈，为求进一步诊治拟"背部脓肿"收住烧伤整形科。病程中，患者偶有畏寒、寒战，无咳嗽、咳痰，无夜间盗汗，无胸闷、气急，无胸痛、咯血，无腹痛、腹泻，无尿频、尿急、尿痛，无腰酸、腰痛，无头痛、头晕，无神志改变，无皮疹，无关节、肌肉酸痛。患者食纳欠佳，二便如常，睡眠可。

既往史：患者既往体质一般，有高血压病史10余年，平素口服波依定每日1片，血压控制尚可；有糖尿病病史10余年，胰岛素皮下注射降糖治疗，血糖控制不佳；发现视网膜脱落1月余；否认肝炎、结核等传染病史。否认药物、食物过敏史。

入院时专科查体：左背部皮肤略隆起，范围约 12 cm×15 cm，皮色略红，触之坚硬，边界欠清晰，触痛明显，不可移动，皮温略高，周围淋巴结未及肿大。左肩关节活动受限，末梢血运可。

辅助检查：MRI 示左侧冈下肌异常信号，其内密度不均，脓肿形成（图 4-3-7）。生化全套示白蛋白 30.1 g/L。入院后复查 CT 示左冈下肌片状低密度影、脓肿形成（图 4-3-8），跟之前的 MRI 结果相比脓肿范围扩大，且患者肺部出现炎症，胸腔积液，提示患者病情加重、全身情况变差。

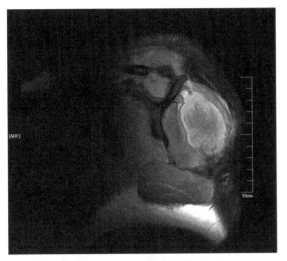

图 4-3-7　入院前 9 天 MRI 结果（左肩背部皮下脓肿形成）

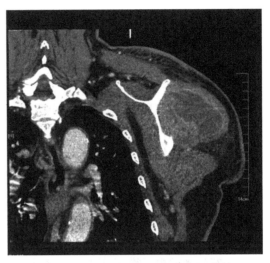

图 4-3-8　CT 结果（左冈下肌片状低密度影）

【初步诊断】

(1) 坏死性筋膜炎。
(2) 2 型糖尿病伴有周围循环并发症。
(3) 高血压。
(4) 低蛋白血症。
(5) 视网膜脱离。

【诊断思路】

患者糖尿病病史 10 余年，血糖控制不佳，提示体内高糖环境。患者有背部注射史，提示有皮肤破溃口，细菌易从破溃口入侵机体，在体内高糖的环境下滋生繁殖进而导致感染。患者发病后 1 周入住感染病科行抗感染治疗，予控糖、静脉输注广谱抗生素等对症支持治疗，治疗 2 周后症状并未得到缓解，反而左侧肩背部肿胀范围增大，疼痛加剧，甚至导致患者彻夜难眠。此种情况下高度怀疑皮下脓肿形成可能，但是体格检查见左肩背部仅略隆起，边界范围并不清晰，由此推断脓肿可能位于深部层次。入住烧伤整形科第 2 天曾尝试于隆起最明显处穿刺抽脓，多个角度及深度反复穿刺抽吸，仅少许浓稠液体抽出（图 4-3-9），因此进一步推断患者脓肿并不局限于一处，极有可能被纤维隔分隔成多处，导致脓液很难被抽出，结合患者入院前 MRI 检查，糖尿病性坏死性筋膜炎可能性大。

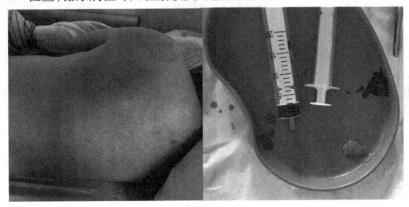

图 4-3-9　左肩背部皮肤隆起，穿刺抽出少许脓液

【鉴别诊断】

1. 脂肪瘤

脂肪瘤好发于躯干,如肩背、颈项、乳房和臀部,其次也见于面部、头皮与外生殖器。脂肪瘤通常表现为单发或多发的皮下扁平圆形肿块,或呈分叶状、蒂状,质地柔软,覆盖的皮肤多无明显异常。肿块大小不一,可自芝麻至拳头大。80%的脂肪瘤直径小于5 cm,但也有个别病例大于20 cm。大约80%为单发,但部分病例呈多发性,尤其是年轻男性患者。脂肪瘤的生长具有一定的自限性,大多数脂肪瘤仅在最初表现为隐匿性生长,到一定体积以后则几乎没有明显的变化,终生存在,有时也偶见自发萎缩现象。脂肪瘤本身多无自觉症状,较大肿块可致行动障碍,或引起神经压迫症状。

2. 皮肤纤维瘤

皮肤纤维瘤又称良性纤维性组织细胞瘤,是反应性增生性病变,而非真性肿瘤。多见于中年女性,可发生于身体各个部位,但最常见于四肢,其次为躯干,偶见于面部。病灶多为单个半球形结节,少数病例可为多发结节。质地坚硬,界清,直径多在1 cm以内,可呈淡红、棕红或更深的颜色,多能长期存在并保持稳定,无自觉症状。鉴别诊断主要依赖于免疫组织化学及电镜下检查。

3. 皮脂腺囊肿

皮脂腺囊肿亦名粉瘤,是由于皮肤中皮脂腺囊管开口闭塞或狭窄而引起的皮脂分泌物潴留淤积,腺体逐渐肿大而形成。位于皮肤浅层,呈圆球状,部分可突出于皮肤表面。一般体积不大,小的犹如米粒,大者可如花生米或鸡蛋状,生长缓慢。囊内充满白色粉膏状的皮脂腺分泌物和破碎的皮脂腺细胞,以及大量胆固醇结晶,有恶臭味。囊壁为上皮细胞构成,没有角化现象。皮脂腺囊肿可发生在任何年龄,但以青春发育期最易发生,好发于头面、背臀等部位,呈一个或多个柔软或较坚实的圆球体,表面常与皮肤有粘连,但基底可移动。表面皮肤上有时可查到一个开口小孔,挤压时有少许白色粉状物被挤出。囊肿可存在多年而无自觉症状,但亦易感染,化脓破溃,并易复发。皮脂腺囊肿偶见发生癌变,多数转化为基底细胞癌,少数则成为鳞癌。皮脂腺囊肿的治疗为手术摘除。

【治疗】

患者疼痛剧烈,且有病情恶化趋势,因此入院后积极术前准备,予降糖、静脉补充人血白蛋白、吸氧、镇痛等对症处理,术前备血,入院第2天即在全麻下行"背部脓肿切开引流术+坏死组织切除清创术+创面封闭式负压引流术",术中见冈下肌严重肿胀,部分肌肉外膜破裂,大量脓液自外膜溢出,遂予切开冈下肌肌膜,又见大量坏死脓血性液体溢出,吸尽脓液,钝性剥离予充分打开肌间隙,并切除所见坏死糜烂筋膜(图4-3-10),考虑坏死筋膜边界不清,无法完全彻底地清除坏死组织及脓液,因此首次手术未封闭创面,而是将负压材料直接塞入创腔内,术后行创面持续性负压引流,继续将残余脓液渗液排出体外。手术顺利,术中出血较多,予输注血浆及红细胞,术中生命体征平稳。术后予抗感染、消肿、补充白蛋白等对症支持治疗,患者术后病情平稳。

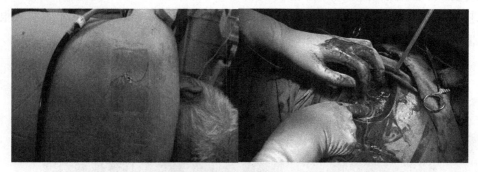

图4-3-10 大切口充分暴露术野,清除坏死组织及脓液,出血较多

首次手术后,前3天每日引流液为脓血性,量约500 mL,因此术后及时足量补液,继续加强抗感染、控糖等对症处理。术后复查CT,见组织肿胀较前明显减轻(图4-3-11)。

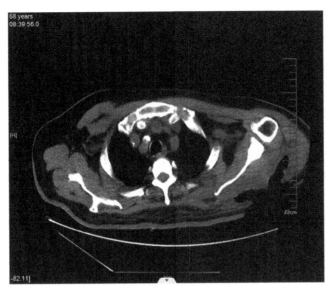

图 4-3-11　术后复查 CT 结果

患者首次术后第 7 天时,每日引流液低于 50 mL 且生命体征平稳,拆除负压材料,见创腔内肉芽新鲜,肌肉活力好(图 4-3-12)。因此二期手术封闭创面,皮下置入引流管一根,继续引流残余液体(图 4-3-13)。该患者二期术后第 8 天出院,恢复良好(图 4-3-14)。

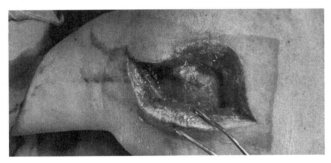

图 4-3-12　创腔内肉芽新鲜,肌肉活力好

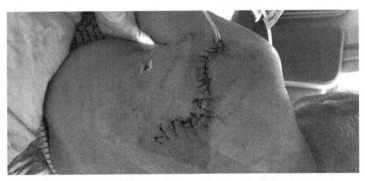

图 4-3-13　二期封闭创面,留置皮下引流管一根

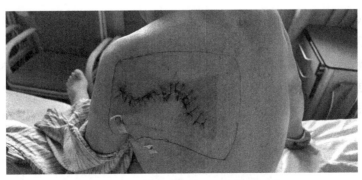

图 4-3-14　二期手术后第 8 天,术区恢复可

【讨论】

NF主要发生在中老年患者中,患者常合并糖尿病,长期服用激素致身体免疫力低下,以及腰椎间盘脱出、骨折、截瘫致下肢活动障碍,促使感染扩散,从而发生急性NF。NF早期表现类似蜂窝织炎、丹毒等一般感染性疾病,往往延误早期诊治,CT检查能够早期显示病变部位的炎症情况、筋膜坏死情况,有利于及时给予相应治疗措施。发生急性NF的患者早期病情危重,常于急诊或ICU及相关外科治疗,笔者近些年所见患者首诊科室有急诊外科、泌尿外科、口腔科、内分泌科、感染病科、普通外科等,大部分患者因创面修复后续转入烧伤整形科治疗。分析发现,首诊在烧伤整形科的患者住院时间相对首诊其他科室的患者短,在某种程度上提示烧伤整形科医生早期参与治疗,可能有利于NF患者的康复。

尽早切开引流是治疗NF的关键。及时多切口、大切口切开充分引流,尽量清除坏死皮肤、皮下及筋膜坏死组织,最大限度保留进入皮肤的穿支血管,降低皮肤坏死的可能。但是,临床发现单纯切开引流效果不佳,并不能有效控制感染扩散。扩创清除坏死组织,放置VSD促进渗出液主动排出、持续有效地清除筋膜间隙坏死组织和渗液,促进肉芽组织增生,是临床治疗NF的有效措施。应用VSD技术治疗严重坏死性筋膜炎须注意以下方面。

(1)按病程早晚决定负压泡沫敷料放置部位:急性期放置于皮下、深筋膜浅面及筋膜间隙,使材料填充腔隙,利于有效引流;后期负压泡沫敷料放置于皮肤表面,引流管置于皮下,双负压内引流、外持续加压有利于快速消除皮下筋膜死腔,缩短病程。

(2)放置负压引流装置次数及时间:主要依据坏死组织及分泌物多少、是否堵塞引流管、肉芽组织生长等情况而定,通常每7~10天更换,次数不等。

(3)负压吸引压力及方式:通常负压值设定为80~125 mmHg,一定是持续负压吸引,有研究报道,125 mmHg的压力值下创面具有最理想的血流变化情况。但有关研究表明,125 mmHg的负压值对于创面肉芽组织生长良好的患者可能会引起较明显的疼痛,而设置为80 mmHg时同样可达到最佳效果的85%,更低的负压可减轻患者创面的疼痛感。

(4)对于会阴、阴囊及肛门周围的NF患者,由于体腔周围毛发生长、潮湿及关节活动,难以使VSD贴膜闭合形成负压,可早期扩创后用皮瓣转移修复肛周及阴囊皮肤缺损,皮瓣下置入引流管,在下腹及大腿内上侧安置VSD装置。对于大面积、广泛的皮下深筋膜间隙,闭合创面困难,可行手术清除不健康肉芽组织、纤维板层及大部分脂肪组织,形成真皮下血管网皮瓣或中厚皮回植创面,外置VSD引流及加压,能及时有效修复创面。

非手术治疗方面,应积极治疗基础疾病及并发症,同时须注意加强患者营养支持。针对一般情况良好的患者,可采用肠内营养的方式,摄入高热量、高蛋白、富含维生素饮食;而一般情况较差的患者,可根据情况结合肠内及肠外营养支持。保护器官功能及提供生命支持,必要时通过输注成分血、血浆及人血白蛋白及时纠正贫血、低蛋白血症等可能导致伤口愈合不良的因素。对于糖尿病患者,应于入院早期即关注其血糖控制情况,应调节其空腹血糖控制在8~10 mmol/L,餐后血糖控制在10~13 mmol/L。此外,因为NF的致病菌往往涉及多种需氧菌或厌氧菌,故早期抗感染方案应经验性地选用广谱抗生素,并且于手术清创时注意留取创面组织或分泌物进行培养,后期可根据细菌培养及药敏结果针对性使用敏感抗生素以提高治疗效果。

总而言之,尽管NF的诊疗方法有了长足的进步,但因其发病隐匿、进展快速,病死率和截肢率仍居高不下。快速的诊断、早期完全的清创、适合抗生素的选择及对症支持治疗是NF诊疗的重中之重。在临床上,微生物学检测可确定致病菌种类型并为抗菌药物的选择提供依据,但其培养时间长,具有一定滞后性。此外,除常规清创及抗生素治疗外,其他辅助治疗手段也有待进一步开发,如IVIG、HBOT、低剂量RT等治疗方法的使用尚缺少充分有力的实验证据。如何快速检测病原体以及辅助治疗手段的开发仍需进一步探讨。

【总结】

（1）NF快速、潜行蔓延，发展速度快，但其早期症状不明显，一般会被误诊为丹毒而未进行必要的影像学检查，从而延误治疗。

（2）NF患者多有糖尿病或外伤史等，平素健康水平一般，一旦出现皮肤、消化道等组织因外界侵袭造成损伤，就会产生强毒性，引发严重的局部或全身感染。

（3）一旦怀疑NF，即应立即行CT检查并尽快手术，充分切开、彻底清除坏死的皮下组织和筋膜，切缘直到健康皮肤和皮下组织，不可姑息，否则病变会继续蔓延。

第四节　糖尿病足

糖尿病是现代社会中一类常见的慢性病，患者体内代谢紊乱，常伴有各类急性和慢性并发症。其中，糖尿病足（diabetic foot，DF）是糖尿病中最棘手的慢性并发症之一，糖尿病合并神经病变及各种不同程度末梢血管病变导致的足部感染、溃疡或坏疽，也是患者住院医治的常见原因。DF的高致残、致死率给患者及其家庭、社会带来了沉重的经济负担。DF发病机制复杂，病因不明确，如何有效地治疗DF、降低其截肢率已成为当今世界最为关注的话题之一。

一、流行病学特点

DF是指穿透糖尿病患者脚踝下方真皮层（皮肤深层血管和胶原质内层）的全层性伤口，是糖尿病患者足或下肢组织破坏的一种病理状态。2021年国际糖尿病联盟（International Diabetes Federation，IDF）数据显示，在全世界范围内，20～79岁人群中有5.37×10^8名糖尿病患者，且绝大部分为2型糖尿病。预计到2030年与2045年，将分别达到6.43×10^8人与7.83×10^8人。中国糖尿病的患病率近年也呈快速增长趋势，据统计，15%～25%的糖尿病患者会并发DF溃疡，约20%的糖尿病患者入院治疗是由于足部溃疡问题。糖尿病患者的下肢截肢率是非糖尿病患者的15倍，其中50%～70%的截肢是由DF造成的。此外，DF溃疡造成的年死亡率高达14.4%，截肢（包括大截肢和小截肢）后的5年死亡率高达40%。DF对患者造成严重的生理、心理负担及经济、生产力方面的损失，已成为世界范围内的重大公共卫生问题。因此针对糖尿病患者，积极做好对DF溃疡的防治，降低DF患者的截肢率及死亡率尤为重要。

二、发病机制

组织缺血、周围神经病变和感染是DF的病理基础。神经病变、足部负荷异常、反复的微创伤及骨代谢异常的复合病变将导致骨溶解、骨折、脱位甚至畸形，最终形成DF。神经病变包括感觉神经病变、自主神经病变和运动神经病变，多与血管病变并存。感觉神经病变会导致肢体末梢的保护性感觉功能障碍，使患者行走方式异常，从而引起骨关节损伤和（或）畸形，最后在外部压力及摩擦力的共同作用下发生足部软组织损伤，甚至溃疡；自主神经病变会造成皮肤温度调节、排汗调节和血运调节功能减退或丧失，使皮肤变得干燥、开裂，降低了作为抵御微生物入侵的屏障作用，进而增加感染的风险；运动神经病变影响了足部生物力学，使足部的伸肌和屈肌之间不平衡并导致关节活动受限、足部畸形等变化。另外，患者升高的血糖也会导致免疫系统紊乱及白细胞活性和补体功能受损，促进了侵袭性组织感染的产生；当皮肤和（或）软组织破损时，细菌会迅速渗透到软组织深处，产生足部溃疡感染甚至脓毒症。

DF创面愈合延迟的原因尚不完全清楚，多认为与丰富的细菌感染类型、生物膜的产生及现有治疗方式的选择性差等有关。其中，DF创面的多菌（葡萄球菌、链球菌、肠球菌、大肠埃希菌和其他革兰阴性菌）感染会导致溃疡持续时间延长、感染面积增大，糖尿病骨髓炎的发病率上升。近年来临床上DF分离的菌株中已有50%以上表现为多重耐药，多重耐药菌感染率的增加也使得DF创面愈合延迟。此外，伤口表面生物膜的形成是糖尿病患者伤口持续感染的关键因素。生物膜是微生物针对不利环境而形成的一种保护性生长方式，在生物膜中细菌之间更容易沟通和交流，对机体产生持续刺激并发生炎性反应，最终造成多重耐药的发生，延迟创面愈合。DF溃疡的深层组织暴露在各种病原菌中导致溃疡表面形成生物膜，且高糖水平会进一步促进生物膜的形成。国外有研究在162例DF溃疡病例中发现，67.9%的病例中有生物膜的形成。在糖尿病血脂异常小鼠的模型中，也发现铜绿假单胞菌或金黄色葡萄球菌产生的生物膜会延迟伤口的愈合。在一项对临床DF中分离的53株葡萄球菌进行的研究中发现，生物膜细胞对抗生素的耐受性比浮游细胞高10~1 000倍。总的来说，DF中的多种类型生物膜通过加强固有细胞间的代谢合作和基因调控来适应各种环境变化，增加了治疗难度，使得DF创面愈合延迟。

三、微生物学特点

DF溃疡一般属于感染性创面。据报道，DF的主要致病菌是金黄色葡萄球菌，其次是铜绿假单胞菌和大肠埃希菌。在我国DF的致病菌中，革兰阳性菌与革兰阴性菌占比大致相等，排在前列的分别是金黄色葡萄球菌（17.1%）、铜绿假单胞菌（13.1%）、奇异变形杆菌（9.8%）、大肠埃希菌（9.3%）、凝固酶阴性葡萄球菌（8.3%）。近期也有研究表明，DF溃疡以混合细菌感染为主，且多重耐药菌占比最多。DF浅层感染以革兰阳性菌为主，深层感染以革兰阴性菌为主，且深层感染的病情更重，耐药率、截肢率更高。

四、临床表现及诊断

糖尿病患者出现足部感染、溃疡或组织破坏，通常伴有神经病变和（或）周围动脉疾病（peripheral artery disease，PAD），患者通常表现为患肢疼痛、间歇性跛行，足趾可发黑坏疽。糖尿病足感染（diabetic foot infection，DFI）通常发生于创面（多为神经性溃疡），出现至少2种典型的炎症表现（红、热、肿胀、疼痛或压痛）或脓性分泌物。出现以上表现时即可诊断为DF。值得注意的是，发生于皮肤软组织的感染也可连续地向深层蔓延累及骨头而引发糖尿病足骨髓炎（diabetic foot osteomyelitis，DFO）。DFO使DF的临床诊治变得更加复杂。

五、治疗

1. 全身治疗

DF的管理涉及多学科的交叉，不可忽视的是，糖尿病患者容易发生感染的根本原因是体内葡萄糖平衡的破坏。因此，针对DF的所有干预措施的基石是优化血糖控制。另外，减轻足底组织压力、全身营养支持、改善循环、营养神经等综合处理也对延迟感染发作、限制感染扩散至关重要。抗感染治疗是DF管理中的关键一环。在充分清创的基础上，规范合理地使用抗菌药物可有效控制感染并限制感染的播散。临床医生为DF患者留取合格的创面或组织标本后，即可综合患者的自身情况（感染部位的特征及严重程度、既往微生物学结果与抗菌药物的使用情况及疗效、住院史、手术清创史、有无合并骨髓炎等）与当地的流行病学，评估患者感染的病原菌类型，尽早选用合适的抗菌药物进行经验性治疗。后续可根据微生物学结果和患者的治疗反应调整用药，转换至目标治疗，改善预后。

（1）药物选择：针对轻度DF患者的经验性抗感染治疗，多使用能够覆盖革兰阳性球菌的抗菌药物，如阿莫西林-克拉维酸、头孢氨苄、多西环素、复方磺胺甲噁唑等。对于中重度感染，尤其是先前接受过抗菌治疗的患者，多为混合感染，病原菌可囊括革兰阳性球菌、革兰阴性杆菌、厌氧菌等。尽管分离出的菌株有多大的临床意义尚不能完全明确，为尽可能覆盖致病菌，临床医生仍倾向于选用广谱抗菌药物作为中重度感染者的初始治疗药物。可针对不同病原菌选择氨苄西林-舒巴坦、替卡西林-克拉维酸、哌拉西林-他唑巴坦，直至厄他培南、美罗培南、亚胺培南，必要时联合万古霉素、利奈唑胺或达托霉素进行治疗。针对DFO患者的抗感染治疗，需要额外考虑抗菌药物的骨渗透性和抗生物膜活性。克林霉素、氟喹诺酮类、利奈唑胺、利福平等具有良好的口服生物利用度，并在骨、生物膜和坏死组织中具有较高的渗透性。

(2) 目标治疗：又叫病原治疗，是建立在标本培养和获得药敏试验结果的基础上进行的。若患者经验性抗感染治疗的反应良好，即使药敏试验显示为耐药，也不应更换抗菌药物。若患者病情恶化，则可根据药敏试验的结果做相应调整或联合用药。另外，针对多重耐药菌包括耐甲氧西林金黄色葡萄球菌（Methicillin-resistant Staphylococcus aureus, MRSA）、产超广谱 β 内酰胺酶（extended-spectrum beta-lactamase, ESBL）的肠杆菌目细菌和耐碳青霉烯类铜绿假单胞菌等引起的感染，其治疗仍面临着严峻的挑战。考虑或证实为 MRSA 引起的感染时可用万古霉素、去甲万古霉素、利奈唑胺或达托霉素。此外，国内还可尝试选用较新上市的康替唑胺和奈诺沙星。康替唑胺是一种新型噁唑烷酮类抗菌药物，该药对革兰阳性菌包括耐药菌株 MRSA 有高度的抗菌活性。相比利奈唑胺，有研究提示康替唑胺引起血液学毒性的风险更低。奈诺沙星是一种无氟喹诺酮类抗菌新药。与氟喹诺酮类抗菌药物相比，奈诺沙星对革兰阳性球菌，特别是耐多药革兰阳性球菌，包括 MRSA 具有更高的抗菌活性。一项奈诺沙星治疗 DF 的研究中，受试者每天口服 1 次 750 mg 奈诺沙星，疗程 7~28 天（平均 10.5 天）。在可评价的 23 例中，治愈检验期（test-of-cure, TOC）和治疗结束（end-of-treatment, EOT）访视时的临床治愈率分别为 95.7% 和 100%。这 2 种新型抗菌药可为 DFI 的治疗提供新选择，但目前尚缺乏大量的试验数据。考虑或证实为产 ESBL 的肠杆菌目细菌以及耐碳青霉烯类铜绿假单胞菌，可选用哌拉西林-他唑巴坦、碳青霉烯类和阿米卡星等抗菌药物。值得注意的是，近年上市的酶抑制剂合剂头孢他啶-阿维巴坦是目前临床治疗部分耐碳青霉烯类肠杆菌目细菌和铜绿假单胞菌的新型药物，该药可能成为耐碳青霉烯类肠杆菌目细菌和铜绿假单胞菌所引起的 DFI 的治疗用药，但仍需更多随机对照试验数据的支撑。

(3) 用药途径：大多数轻度感染的患者口服相对窄谱的抗菌药物治疗即可，而中重度感染者通常需要静脉给予广谱的抗菌药物。若患者无法耐受口服制剂或致病菌对口服制剂耐药，也应静脉给药。待患者病情缓解，可考虑过渡至口服用药。目前供 DFI 患者使用的大多数口服药都能被机体很好地吸收并达到足够的血清和组织水平，如氟喹诺酮类、克林霉素、复方磺胺甲噁唑、利奈唑胺和多西环素等。另外，口服治疗还可减少外周导管的使用、缩短住院时间且费用相对较低。

(4) 高压氧治疗：高压氧对抗生素有协同和增效作用，通过增加氧弥散，使创面血氧含量增加、氧分压提高，纠正病灶组织的氧供，增强白细胞杀菌能力；能降低全血黏度、血浆黏度和血小板聚集率，可增加红细胞变形能力，改善微循环；还能促进侧支循环的建立，改善毛细血管通透性，有效阻止血浆水分的外渗，减轻创面水肿。

2. 外科治疗

外科治疗是用外科手段干预溃疡创面，实现由污染（黄色、黑色或二者混合型）创面向相对清洁（红色）创面、由无愈合准备向愈合准备创面转化。DF 足创面不同于其他创面，同一创面内并存不同形态的组织，局部血运差，肉芽老化，感染菌种繁杂。这就决定清创要分步、多次实施：遵循"先易后难、先边缘后中心、先血运好的部位后血运差的部位"；清除坏死组织应先深层（骨、肌肉、肌腱），后浅层（脂肪、皮下组织）；坚持"清除坏死组织"与"保护肉芽（皮岛）"同步；判定失活组织应坚持新的"3c"标准，即"切之不出血、触之软如泥、夹之不收缩"。除外科清创外，生物清创疗法也被推崇。利用蛆清创（蛆能分泌蛋白水解酶，使坏死组织崩解、溶化并吞噬，而不破坏正常组织，还可促进结缔组织生成，加快溃疡创面的愈合）。

1962 年温特（Winter）首先提出"伤口湿性学说"，直到 20 世纪 80 年代诞生第一代保湿敷料，保湿疗法才逐渐应用并被公认。它顺应人体生命规律，减少治疗中的继发损伤，调动人体再生本能，创造适宜组织细胞再生的生理性湿性环境，达到原位再生干细胞复制组织，生理性修复溃疡的目的。保湿疗法强调：不再刺激或损伤创面，不使创面疼痛，保持创面不出血，湿润但不浸渍。从临床观察来看，相对传统纱布、棉垫包扎疗法，经保湿疗法的创面愈合快、疼痛轻、瘢痕少，可明显提高患者的满意度并降低费用。创面保湿可采用保湿敷料、鸡蛋内膜、封闭式持续灌洗、恒定负压吸引装置等。

(1) 清创：创面切开引流后采用"蚕食"清创法分批次清除创面坏死组织、液化物及污染物等，可在尽可能保护创面活性组织不受损伤的同时，将感染或污染创面转变为洁净创面、将慢性创面转变为急性创面，从而促进创面启动修复程序。目前，临床上常用的清创方法主要有手术锐性清创、超声刀清创、生物(蛆虫)清创、自溶性清创、化学(蛋白溶解酶)清创等,可根据患者的创面情况选择合适的清创方法,以最大程度地保证清创效果。

(2) 创面 VSD 技术:通过使用聚乙烯醇-明胶海绵组成的医用高分子复合材料,作为修复和覆盖软组织创面的一种新治疗技术,其原理是以此材料作为引流管与引流面的中介,使引流由点到面,变开放创面为相对闭合创面,防止污染和继发感染;在负压作用下,创面血流量增加,刺激肉芽组织生长,同时有压迫止血作用。已有临床证明,VSD 技术有较明显的优点:① 持续高负压吸引彻底清除创面及腔隙内的渗液,保证了创面洁净;彻底引流,避免局部渗液积聚,加速组织消肿,改善局部循环,刺激肉芽组织健康、快速生长,促进罹患组织的修复,有利于感染创面早期修复。② 与早期采用常规换药和引流治疗的同类患者相比,需要二期处理的时间、总住院时间明显缩短,换药次数及材料消耗大为降低,患者住院的总费用降低,效率/费用比高。③ 在引出渗液的同时使引流腔壁内陷,材料逐渐退出后,腔壁紧密闭合,防止了残余脓肿及无效腔的形成。④ 生物透性薄膜具有良好的透氧、透湿性,防水隔菌,能有效地避免交叉感染。⑤ 负压封闭引流可保持 5~10 天,不需要更换敷料。减轻了频繁换药给患者带来的痛苦及医护人员的工作量。⑥ 接受 VSD 治疗的患者中,无全身和局部的毒副作用,无创面的继续出血,其使用的安全性是可靠的。⑦ 局部创面或创腔冲洗和清创后使用 VSD 治疗,能缩小缺损面积,缩短修复时间,消除已有的感染,为皮瓣转移、植皮等后期处理创造了条件。

(3) 血运重建:通过血运重建恢复下肢供血可从根本上解决 DF 患者的下肢缺血、缺氧。目前,临床上常用的血运重建术主要包括经皮血管腔内介入、外科血管旁路重建等。其中,经皮血管腔内介入主要包括经皮球囊血管扩张、支架植入、经皮内膜旋切术等,可使狭窄的血管得到充分扩张,明显加快肢体远端的血流速度,特别是近年来新型长球囊及支架的应用,明显提高了长段动脉闭塞的疗效,减少了血管内膜撕裂、血管痉挛等急性并发症的发生率;外科血管旁路重建主要包括动脉内膜剥脱、自体血管旁路移植及人造血管移植等,适用于能够耐受手术且下肢远端有较好动脉流出道的患者。

(4) 各种皮瓣、肌皮瓣、植皮手术的应用:原则为彻底切除坏死组织,连同四周及基底的瘢痕组织,伤及骨质时应将坏死骨组织一并去除。遗留的空腔最好选用邻近的皮瓣或肌皮瓣覆盖。皮片移植后因皮片抗摩擦力弱,极易复发,故一般不作为首选,除非病情严重,为防止蛋白质大量丧失,在转移皮瓣之前用于暂时性封闭创面。选用局部旋转皮瓣或皮管等,利用皮瓣修复创面目前仍然是一种十分有效的手段。因其丰富的血运和良好的抗感染能力以及在耐压、耐摩擦方面的优势得以发挥,且可改善局部血运,提高生长因子的生物效应,有利于清除残余坏死组织,促进创面愈合。

(5) 截肢:糖尿病患者终身发生 DF 溃疡的风险高达 25%。糖尿病患者发生非创伤性下肢截肢的风险比一般人群高 15~40 倍。全球范围内平均每 20 s 就有 1 例 DF 患者发生截肢。既往研究显示,DF 截肢患者 5 年死亡率高达 50%~68%,甚至高于一些癌症患者的 5 年病死率,截肢后 10 年存活率仅为 24%。同时,DF 治疗及截肢费用高昂,甚至超过癌症的治疗费用,DF 患者的总费用和住院时间随时间显著增加,我国 DF 患者平均每次住院费用已超过 2.18 万元。既往研究显示,DF 截肢患者的生活质量与其伤残接受度水平密切相关,患者截肢后更容易出现严重的生理及心理问题,显著降低了患者的治疗依从性和积极性,影响了血糖控制和伤口愈合,进而导致患者的生活质量下降。

统计数据表明,有 14%~24% 的 DF 患者须行截肢(趾)治疗。目前,尽管对于严重肢(趾)体坏疽创面或感染等,截肢(趾)可以控制感染、促进愈合、挽救患者生命,但其同时也将严重影响患者的自主步态、生活方式、生存质量甚至预后,特别是大截肢患者,5 年生存率仅约 30%。因此,正确选择是否截肢(趾)、确定截肢(趾)平面、力争截肢(趾)后创面尽早愈合,对于 DF 的治疗有着非常重要的临床意义。近年来,国内外已有关于 DF 治疗的专家共识或指南、截肢(趾)治疗的基本原则等指导性意见,但如何确定 DF 患者是否需要截肢(趾),需要大截肢还是小截肢(趾),以及具体截肢(趾)平面的确定等仍存在诸多争议。

典型病例

糖尿病足伴发热

【病史简介】

患者老年男性,68岁,苏州人,已退休。因"右足破溃、流脓、肿胀1月余,加重1周"入院。

患者入院前1月余自行拔除右足足底硬茧后,出现足底皮肤破溃流血,后创口周围逐渐发红肿胀,并蔓延至右足背,随后右足整个出现发红肿胀,破溃口增大,局部皮肤出现暗红甚至发紫,同时患者出现高热。患者自行服用活血止痛胶囊后出现恶心、呕吐,呕吐物为胃内容物,伴胸闷、气促,无呕血,有泡沫尿,有手足麻木,无头晕、头痛,无腹痛、腹泻,无反酸、烧心等,遂就诊于苏州大学附属第一医院急诊,内分泌科以"2型糖尿病、糖尿病性酮症、糖尿病足"收住入院。入院时右足发红肿胀,皮温高(图4-4-1);血常规示白细胞计数12.96×10^9/L,中性粒细胞占比87%,红细胞计数3.42×10^{12}/L,血红蛋白106 g/L;生化全套示白蛋白绝对值18.03 g/L,总蛋白44.3 g/L,钾2.35 mmol/L。入院后予补液、小剂量胰岛素降糖、法克抗感染、洛凯护胃及营养支持等治疗。1周前患者右足部破溃流脓症状加重,触之有大量泥浆样坏死组织溢出,烧伤整形科前去会诊,将患者收治烧伤整形科继续治疗。

患者既往糖尿病13年,平素口服安达唐10 mg qd+二甲双胍3粒qn,血糖控制一般。否认高血压、肾病病史,否认肝炎、结核等传染病史。无手术史,无输血史。否认药物、食物过敏史。生于苏州,久居本地。否认疫区、疫水接触史。否认毒物、放射性物质接触史。否认烟酒嗜好。

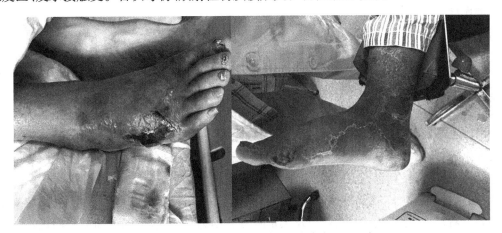

图4-4-1 患者入住内分泌科期间,感染尚局限于右足

入院时查体:体温36.8 ℃,脉搏84次/分,呼吸15次/分,血压140/84 mmHg。发育正常,贫血貌,表情自然,自主体位,轮椅推入病房。神志清楚,查体合作。右足背皮肤发黑破溃无血运,触之有大量泥浆样坏死组织溢出,伴有恶臭;右足底可见创口,右足严重肿胀,右足背动脉搏动弱;右小腿红肿,按之有捻发音,按压右小腿可见大量脓性恶臭样液体从右足部创口流出。右踝关节背屈、跖屈受限,右足及右小腿皮温高(图4-4-2)。

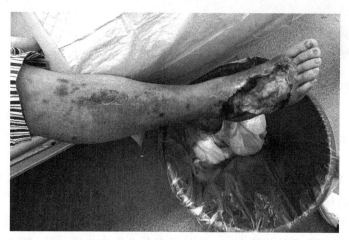

图 4-2　患者入住烧伤整形科后第 2 天,感染快速蔓延至右小腿上段

入住烧伤整形科复查生化全套示总蛋白 44.8 g/L,白蛋白 18.6 g/L,钾 2.63 mmol/L,钠 135.5 mmol/L,氯 96.8 mmol/L,钙 1.83 mmol/L,超敏 CRP>15.36 mg/L。可以看到,患者内环境稳态丧失,白蛋白只有 18.6 g/L,同时还有低钾、低钠、低钙、低氯等紊乱。

【入院诊断】

(1) 右足坏疽。

(2) 右下肢感染。

(3) 低蛋白血症。

(4) 糖尿病。

(5) 低钾血症。

【诊断思路】

患者糖尿病病史多年,平素血糖控制不佳,近期曾因糖尿病酮症酸中毒入院治疗,提示近期血糖水平较高,血糖控制不佳。糖尿病患者本身常常伴有组织缺氧、周围神经病变等,询问病史得知患者入院前 1 月余自行拔除右足足底硬茧,后出现足底皮肤破溃流血,后创口周围逐渐发红肿胀,并蔓延至右足背,随后右足整个出现发红肿胀,破溃口增大,局部皮肤出现暗红甚至发紫,同时患者出现高热。说明患者已经出现糖尿病性感染,并出现全身炎症反应表现。体格检查见患者右足背皮肤发黑破溃无血运,触之有大量泥浆样坏死组织溢出,伴有恶臭,右足底可见创口,右足严重肿胀,右足背动脉搏动弱;右小腿红肿,按之有捻发音,按压右小腿可见大量脓性恶臭样液体从右足部创口流出。右踝关节背屈、跖屈受限,右足及右小腿皮温高。右足出现红、热、肿胀、疼痛及大量脓性分泌物,糖尿病足的诊断即可明确。一旦确诊,一般均需全身治疗及外科处理。

【鉴别诊断】

在临床工作中,糖尿病足溃疡需要与恶性肿瘤的皮肤表现、自身免疫性疾病的皮肤表现、结核性溃疡、下肢静脉性溃疡等鉴别。

(1) 癌性溃疡(恶性肿瘤溃疡):原发或继发的体表癌性溃疡,久治不愈,创面组织细胞处于无序和不可控制的增殖与分化过程(图 4-4-3)。

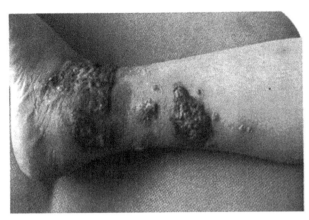

图 4-4-3　左小腿及足癌性溃疡

（2）自身免疫性皮肤表现：因患者自身处于高免疫状态，对自身正常组织或伤口分泌物过敏，产生细胞或体液免疫，溃疡逐渐扩大、加深，迁延数年乃至数十年。

（3）结核性溃疡：属特殊性感染，好发于淋巴组织聚集丰富的部位，如颈部、腹股沟及骨关节处。其特点是增殖与坏死同时存在，迁延数年，常合并窦道。

（4）压迫性溃疡：指因局部受压，造成皮肤或皮下组织缺血坏死而形成的溃疡。褥疮是其中之一，临床较为常见。好发于卧床老年患者的骨性突出部位，如骶尾部、足跟部等。这些地方软组织少，耐压能力弱，固定体位、较长时间压迫就可产生溃疡（图 4-4-4）。

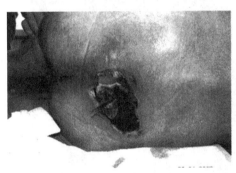 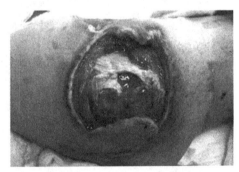

图 4-4-4　压迫性溃疡

（5）血管性溃疡：指由下肢静脉曲张、脉管炎引起的下肢溃疡，以小腿远端及踝部多见，是下肢慢性功能不全的晚期并发症。发病机制是静脉回流严重受阻，局部静脉压增高，水肿，导致氧弥散障碍、皮肤营养缺乏。有长期的静脉原发病史，创面一般为单个，较为表浅，创基晦暗，创周皮肤粗糙且有明显的色素沉着，局部皮肤温度很低。常规创面换药疗效很差，即使行断层皮片移植，疗效也极不可靠（图 4-4-5）。

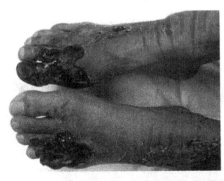 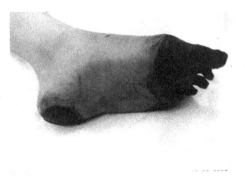

图 4-4-5　血管性溃疡，足干性坏死

（6）创伤性溃疡：有明确的外伤史，如车祸、枪伤、挤压或热力所致的烧（烫）伤；晚期可形成残余溃疡创面，深及皮肤层或深层的肌肉、肌腱、关节与骨组织；烧伤后形成的广泛性不稳定性瘢痕，可因局部张力或感染导致创面时愈时破，反复不愈，若病程过久还可引发癌变，形成马氏溃疡（图 4-4-6）。

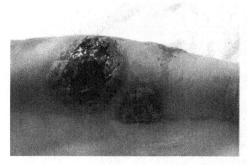
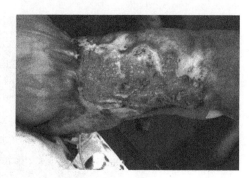

图 4-4-6　马氏溃疡

【治疗】

患者糖尿病足诊断明确,予双下肢 CTA 检查,影像结果显示右下肢脓肿已经侵犯至右侧髌骨下缘水平,右下肢血管显影尚可、通畅(图 4-4-7)。患者右足感染重、进展迅速,且并发低蛋白血症、贫血、高热等,入院后积极对症治疗:① 置入胰岛素泵控制血糖;② 积极补钾、补钠、补钙,静脉输注人血白蛋白,对症治疗 2 天后患者电解质紊乱有很大改善,但仍未达到正常水平,主要因为患者创面迅速扩大,渗出量多,营养流失迅速;③ 分泌物送细菌培养＋药敏,药敏结果出来之前全身性应用抗菌药物,使用三代头孢＋奥硝唑静脉给药;④ 局部采取患肢抬高、创面予过氧化氢溶液每日冲洗两次,冲洗过后以聚维酮碘溶液湿敷纱布后包扎;⑤ 患者高热,予对乙酰氨基酚口服及物理降温。

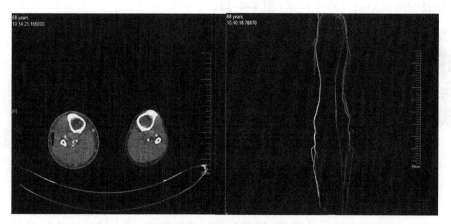

图 4-4-7　双下肢 CTA 结果

考虑到患者入院短短 2 天时间,感染从右足迅速扩散至右小腿上段,且有继续向近心端侵犯趋势,病情极其凶险。因此,经过多方讨论、与患者及其家属反复沟通,决定对其实施右下肢截断术,截断水平在右侧髌骨上缘(图 4-4-8)。积极术前备血,术中生命体征平稳,术后安返病房,术后继续对症支持治疗。

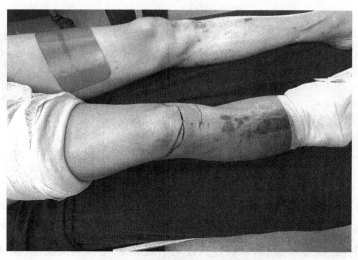

图 4-4-8　术前设计截断平面及皮瓣设计

术后第 1 天,患者各项营养指标均比较低,但是有改善趋势(白蛋白 19.8 g/L,钾 3.96 mmol/L);术后第 4 天,患者白蛋白已上升到 24.1 g/L,血钾已达到正常水平(4.67 mmol/L),体温也降至正常范围。

患者药敏结果出来以后,调整治疗方案,改用敏感抗菌药替加环素+吗啉硝唑,继续维持治疗直至患者出院。患者无特殊不适症状,术后第 9 天复查生化全套示白蛋白 30.0 g/L,总蛋白 54.9 g/L,葡萄糖 11.07 mmol/L,钾 3.87 mmol/L,予出院。

术后三年半随访,患者恢复良好,目前生活幸福美满(图 4-4-9)。

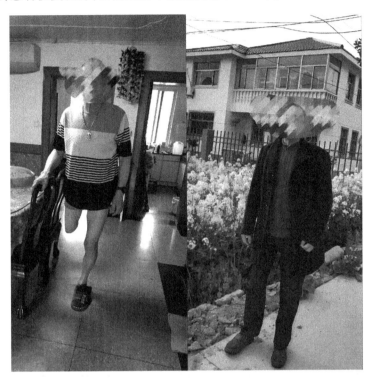

图 4-4-9　术后三年半随访

该患者谈吐之间尽显幽默风趣,自诉感觉自己的右脚还在,没有其他不舒服。这是幻肢综合征,是一种常见的神经性疼痛疾病,通常发生在截肢后的一段时间内。患者常常感觉到被截除的肢体仍然存在,有的会伴随着疼痛、麻木、痒等不适感。该病的确切病因尚不清楚,但可能与大脑重新组织感觉输入有关。当肢体被截除后,大脑需要重新分配和调整感觉输入,以适应身体的新状态。在此过程中,可能会发生感觉神经元的异常重组或异常放电,导致幻肢感觉的出现。治疗幻肢综合征的方法包括药物治疗、物理治疗、心理治疗等。药物治疗包括抗抑郁药、抗癫痫药等,可以缓解疼痛和不适感。物理治疗包括针灸、按摩等,可以帮助患者逐渐适应截肢后的新状态。心理治疗包括认知行为疗法、放松训练等,可以帮助患者调整心态,减轻焦虑和抑郁情绪。此外,患者的生活习惯也与幻肢综合征的发生有关。保持良好的生活习惯,包括饮食均衡、适量运动、保证充足的睡眠等,有助于减轻症状和提高生活质量。同时,避免过度使用止痛药或滥用药物,以免加重症状或对身体造成损害。

【讨论】

糖尿病是目前最常见的慢性疾病之一,也是导致全球疾病负担的第八大原因。糖尿病足是糖尿病患者致残的主要原因之一。因糖尿病足患者多合并心血管及肾脏疾病等多种疾病,治疗较困难且预后较差,故全面评估患者病情,明确诊断,多学科协作,积极治疗基础疾病对糖尿病足的防治至关重要。另外,虽然目前负压封闭引流技术、干细胞移植、中西医结合等方法在糖尿病足的治疗中均取得了较好的临床疗效,降低了糖尿病足的截肢率,但及早发现糖尿病足的危险因素并予以干涉,做好预防才是真正降低糖尿病足发生及发展的关键。

2023 年 5 月国际糖尿病足工作组(International Working Group on the Diabetic Foot,IWGDF)更新了其

关于糖尿病相关足部疾病预防和管理指南的指南(简称"新指南"),糖尿病足感染诊治部分由IWGDF和美国感染病学会(Infectious Diseases Society of America,IDSA)共同更新。新指南介绍了有关糖尿病足病中心建设和发展以及多学科团队合作的内容,对于糖尿病足病中心的工作模式、流程、无缝衔接的成效、质量建设的标准及其重要性、必要性进行讨论,指南也提到国外有代表性的糖尿病足病中心的建设与发展以及糖尿病足病防治的多学科团队合作和分级管理经验,我们可以从中得部分经验及建议。

澳大利亚糖尿病中心学会糖尿病足管理路径和转诊流程见图4-4-10,急性糖尿病足病管理路径见图4-4-11,我们可以从中获得启发。

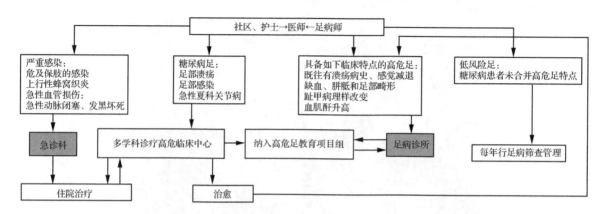

图4-4-10 澳大利亚糖尿病中心学会糖尿病足管理路径和转诊流程

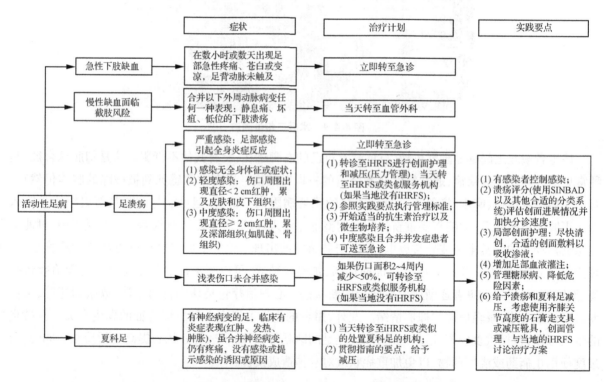

图4-4-11 澳大利亚糖尿病中心学会急性糖尿病足病管理路径

总之,因糖尿病足患者多合并心血管及肾脏疾病等多种疾病,治疗较困难且预后较差,故全面评估患者病情,明确诊断,多学科协作,积极治疗基础疾病对糖尿病足的防治至关重要。及早发现糖尿病足的危险因素并予以干涉,做好预防才是真正降低糖尿病足发生及发展的关键。